Jane Graves

Smoking et Layette

Traduit de l'anglais (États-Unis) par Mélanie Rouger

Milady Romance

Milady est un label des éditions Bragelonne

Titre original : *Black Ties and Lullabies*

Photographie de couverture :
© Kyoshino – George Mayer / iStockphoto

ISBN : 978-2-8112-0770-0

Bragelonne – Milady
60-62, rue d'Hauteville – 75010 Paris

E-mail : info@milady.fr
Site Internet : www.milady.fr

À Michele Bidelspach, l'éditrice dont tous les auteurs rêvent,
pour sa patience, son soutien et sa perspicacité.

Chapitre premier

Bernadette Hogan rêvait de pouvoir envoyer paître Jeremy Bridges à la fin de cette soirée. Elle était certainement dix fois moins émotive que la plupart des gens mais, si elle devait encore passer une nuit à regarder ce type draguer des blondasses juste pour s'amuser, elle allait péter les plombs. D'accord, il participait à des tas d'événements caritatifs en tant que P.-D.G. philanthrope de *Sybersense Systems*, mais cela ne prouvait aucune générosité. Il s'agissait uniquement pour lui d'ajouter des conquêtes à son impressionnant tableau de chasse.

Toutefois, on ne demandait pas à Bernie son avis sur les passe-temps de ses clients. Son travail consistait à protéger cet homme, où qu'il décide de se rendre. À cela s'ajoutait bien sûr la question de la coquette somme qu'il lui versait pour entretenir cette absurdité ; de l'argent dont elle aurait désespérément besoin dans les années à venir. Ainsi, elle gardait sa lettre de démission dans un coin de sa tête, où elle la relisait patiemment dès qu'elle se sentait sur le point de craquer.

Cette nuit s'annonçait comme un de ces moments-là.

Au volant de la limousine, Carlos s'engagea dans l'allée du *San Moritz Hotel*, derrière une file de véhicules inhabituellement petits et modestes. Ce soir, les richards de Dallas semblaient avoir laissé leurs Mercedes, leurs BMW et leurs gros 4 x 4 dans leur garage à cinq places, préférant leurs autos hybrides ou électriques.

— Alors, quelle cause environnementale soutenons-nous, ce soir ? soupira Bernie.

Jeremy fronça les sourcils d'un air pensif.

— Euh… Bonne question. (Il fouilla dans sa poche de poitrine et en sortit une invitation.) Ah ! La lutte contre le réchauffement de la planète, plus particulièrement contre la diminution de l'habitat des ours polaires.

— Et vous venez en limousine. Aux dernières nouvelles, ça consomme à peu près vingt-six litres aux cent kilomètres. Tout le monde nous regarde.

— Tout le monde est hypocrite.

— C'est vrai, mais tout est question d'apparences.

— Tout est question de confort, répliqua Jeremy. Je ne me suis pas fait autant d'argent pour me tasser dans une voiture de la taille d'une boîte à chaussures.

— Ça n'a pas l'air de vous déranger, quand vous vous tassez dans votre Ferrari.

— Ça ne compte pas. La Ferrari est le seul véhicule au monde qui vaille la peine que je renonce à mon minibar et à ma télé HD.

Sur ce, il vida son verre de Glenlivet et le posa avec un soupir de satisfaction. Jeremy se refusait peu de choses en matière de confort matériel. Il buvait le meilleur whiskey, sa villa valait des millions de dollars, il voyageait partout dans le monde et fréquentait des femmes belles à tomber par terre mais avec un pois chiche à la place du cerveau. « Agréables à l'œil, avait-il dit à Bernie plus d'une fois, et elles ne risquent pas de casser l'ambiance comme ces casse-pieds d'intellectuelles. »

Bernie soupira. Avec cette remarque, il réussissait à lui seul à ramener le féminisme cinquante ans en arrière.

Il fut un temps où Bernie laissait son professionnalisme guider son comportement vis-à-vis de Bridges : « Oui, monsieur. Non, monsieur. Entendu, monsieur. » Mais, plus elle travaillait pour lui, plus elle lui parlait ouvertement. Cette attitude ne signifiait pas qu'elle ne prenait pas son emploi au sérieux ; il s'agissait simplement d'un exutoire à l'irritation de chaque instant qu'il provoquait en elle. Heureusement, Jeremy étant un homme riche qui s'ennuyait et refusait toutes formes de règles, une garde du corps ayant réponse à tout lui convenait parfaitement. Tant mieux, car si elle avait dû tenir sa langue avec lui, elle aurait sûrement fini par le tuer de ses propres mains.

— Vous comptez nouer cette cravate, ou pas ? l'interrogea-t-elle.

Jeremy regarda la cravate qui pendouillait autour de son cou.

— L'invitation spécifie de porter une cravate, mais sans préciser comment.

— Est-ce qu'elle indique de venir en chaussures de sport, aussi ?

— Non, répondit-il en souriant. Ça, c'est ma touche personnelle.

En toute franchise, Jeremy pouvait porter n'importe quoi – un vieux bermuda, un maillot des Texas Rangers et des tongs –, on le laissait toujours entrer. S'il avait signé un chèque au montant substanciel, on lui aurait permis de venir à moitié nu, mais ce n'était pas son genre. Il s'habillait toujours assez bien pour qu'on l'accepte sans trop rechigner, mais suffisamment négligé pour que ses hôtes grincent des dents. Maintenant qu'il avait trente-sept ans, Bernie se disait qu'il aurait pu laisser tomber toutes ces excentricités et se conformer aux convenances, mais les poules auraient des dents avant que cela se produise.

Au fil des années, la presse s'était penchée sur le passé de Jeremy dans l'espoir de déterrer des ragots expliquant son excentricité mais, en dehors de quelques platitudes, sa vie restait un mystère. Né de mère inconnue, il avait grandi à Houston et étudié à la prestigieuse Texas Southwestern University. Après une courte expérience d'ingénieur programmeur, il avait monté sa propre société, devenue *Sybersense*. À l'exception de quelques activités professionnelles et civiques, son dossier ne contenait rien d'autre.

Devant le défilé des riches qui paradaient vers l'hôtel, Bernie soupira.

— Est-ce vraiment nécessaire ?

— Oui, Bernie. C'est un événement exceptionnel. Après tout, quand a-t-on la chance de soutenir une cause aussi remarquable au côté des plus grandes fortunes de cette ville ?

— Environ une fois par semaine.

— Exactement ! Pas assez souvent. Venez, c'est l'heure de faire la fête.

— Moi ? Faire la fête ?

— OK. Je fais la fête et vous me protégez des méchants. Chacun à sa place.

Bernie lui lança un regard noir.

— La menace est réelle, cette fois, vous savez.

— Comme chaque semaine.

Il avait raison. Quand on possédait autant d'argent et d'influence que Jeremy, on faisait toujours l'objet de convoitises. Bernie pensait que la menace de mort reçue récemment par Jeremy avait un rapport avec son programme de management médical, qui devait sortir au début de l'année suivante. Une rumeur courait selon laquelle ce logiciel révolutionnaire changerait pour toujours le fonctionnement de l'industrie de ce secteur et rapporterait des sommes incalculables à Bridges. On prétendait également que, pour arriver à ses fins, il avait racheté pour une bouchée de pain deux de ses plus grands rivaux, parvenant ainsi, entre autres, à récupérer la fine fleur des programmeurs et autres employés lui permettant de développer et de commercialiser son nouveau produit. Puis il s'était débarrassé des salariés excédentaires. Malheureusement, cela avait laissé sur la touche de nombreux directeurs anciennement puissants et grassement payés, leur donnant une raison de souhaiter la faillite de *Sybersense* ou la mort de Jeremy. Voire les deux.

Si Bernie en jugeait par sa propre expérience, la menace pouvait également venir d'un chauffeur de taxi ou d'un laveur de vitres ayant décidé qu'il n'aimait pas les riches. Elle devait donc rester vigilante.

Bernie avait beau se répéter que cette soirée se déroulerait sans remous, ainsi que les apparences l'annonçaient, ni Bridges ni elle ne pouvaient en être absolument sûrs. Sa seule certitude était que, dès qu'elle essayait de comprendre pourquoi Bridges agissait avec une telle désinvolture, elle se rendait compte de l'inutilité de la manœuvre et se contentait de se concentrer sur sa fonction : le garder sain et sauf.

— Vous n'en avez jamais marre de faire ça ? s'enquit-elle.

— Quoi ? De participer à des œuvres de charité ?

— Non. De participer à des œuvres de charité et de vous taper des sosies de Paris Hilton.

— Ah ! Oui, vu comme ça… (Il esquissa un rictus prétentieux.) Non. Je n'en ai pas marre du tout.

— Bon Dieu ! J'espère que vous vous protégez, au moins.

— Bien sûr. On ne sait jamais quand une vilaine maladie peut pointer le bout de son nez. Je suis touché par votre sollicitude.

— Sollicitude, mon cul ! Je veux juste que vous rendiez service à l'humanité en gardant votre patrimoine génétique pour vous.

— Aucun risque, la rassura-t-il en tapotant la poche de son pantalon. Je suis prêt en toutes circonstances.

Bernie secoua la tête. À lui seul, cet homme faisait vivre le marché du latex.

— Pourquoi prendre la peine d'assister à ces événements ? demanda-t-elle. Pourquoi ne pas rester chez vous et vous faire livrer ?

— Me faire livrer ?

— Sortir votre petit carnet, y choisir un nom au hasard et envoyer Carlos chercher l'heureuse élue.

— Mais si je faisais ça, je n'aurais pas l'occasion de… qu'est-ce qu'on est venus faire, déjà ?

— Sauver les ours polaires.

— Ah oui ! Il faut penser à la nature.

— Ne vous foutez pas de moi, Bridges ! La seule espèce que vous voulez préserver, c'est celle des célibataires endurcis. Malheureusement, le monde n'en manquera jamais.

— Bien au contraire, Bernie. Vous vous trompez. Les ours polaires occupent mes pensées vingt-quatre heures sur vingt-quatre.

— Mais bien sûr ! Je vous croirai quand les ours polaires auront des cheveux blonds et de gros seins.

— Si cette soirée vous déplaît tant, restez dans la limousine. J'ai fait le plein de DVD : *Terminator*, *Alien*, *Piège de cristal*… Tous vos films préférés.

— Je suis payée pour ne pas vous lâcher d'une semelle.

— Ne me collez pas trop. Vous avez tendance à jouer les rabat-joie.

— J'ai plutôt tendance à vous sauver la vie, oui.

— N'exagérez pas, non plus.

Bernie plissa les yeux.

— Vous oubliez l'incident de Londres ?

— C'était un accident.

— C'était un automobiliste qui avait perdu le contrôle de son véhicule de façon peut-être pas si involontaire que ça.

— On n'en sera jamais certains.

— D'accord. Allez mourir. On verra si ça me fait quelque chose.

— Bien sûr que oui. Seriez-vous capable d'insulter un autre client que moi ?

— Je vous demande pardon ?

Jeremy se pencha en avant et toqua à la vitre en Plexiglas.

— Carlos ?

La glace s'ouvrit.

— Oui, monsieur ?

— D'après vous, l'attitude de Bernie à mon égard est-elle insultante ?

— Oh ! Oui, monsieur. Absolument.

— Merci, Carlos.

Comme la fenêtre se refermait, Jeremy se retourna vers Bernie.

— Cet homme-là sait qui signe son chèque à la fin du mois.

Bernie foudroya Carlos du regard.

— Lèche-cul.

— Dites-moi, Bernie, reprit Jeremy.

— Quoi ?

— Où cachez-vous vos armes, exactement, quand vous portez une jupe ?

— Ça ne vous regarde pas, rétorqua-t-elle, impassible.

Jeremy baissa les yeux vers la poitrine de Bernie, puis ses cuisses, avant de relever le regard avec désinvolture.

— Vous m'obligez donc à faire preuve d'imagination.

Un instant, elle ressentit un étrange éclair d'excitation, comme si elle était l'une de ces pin-up manucurées et siliconées dont il raffolait. Au simple son de sa voix, elle sentit les battements de son cœur accélérer légèrement. Et ces magnifiques yeux verts…

Bon sang ! Je comprends pourquoi les femmes tombent comme des mouches à son passage.

Il l'allumait sans vergogne et cela semblait l'amuser. Jeremy adorait déstabiliser les gens et n'hésitait pas à utiliser tous les moyens dont il disposait pour y arriver, y compris la séduction. Savoir cela ne dispensait pas Bernie d'être attirée et, quand il la regardait ainsi, elle ne pouvait empêcher des pensées érotiques de se former dans son esprit.

Quoi qu'il en soit, dans quelques minutes il foncerait sur une éblouissante fille à papa ou une élégante divorcée, et sa garde du corps échapperait instantanément à son champ de vision. En fin de compte, elle n'était qu'une employée de plus à son service, comme sa gouvernante ou le responsable de l'entretien de sa piscine. Cela convenait très bien à Bernie.

— Bas les pattes, Bridges. Tout ce que vous avez besoin de savoir, c'est que je suis armée et dangereuse, et que je vous ramènerai chez vous en un seul morceau, que ce soit bon pour l'humanité ou pas.

— En fait, je doute que vous ayez besoin d'une arme, déclara Bridges. Il paraît qu'un jour vous avez tué un homme avec un simple bâtonnet d'esquimau glacé.

— Un bâton de glace ? C'est ridicule ! s'esclaffa-t-elle.

— Donc, la rumeur est fausse ?

— Évidemment, confirma-t-elle avant de marquer une pause. C'était un coton-tige.

Jeremy se contenta de sourire avant de reporter son attention sur une resplendissante poupée Barbie qui patientait à l'entrée de l'hôtel à côté d'un pot de pervenches. Ses jambes d'un kilomètre de long étaient presque entièrement révélées par un fourreau de tissu argenté qui moulait son corps comme du Cellophane, tandis que sa magnifique crinière blonde scintillait sous les lumières de l'hôtel.

Quand la voiture qui les précédait s'éloigna, Carlos alla immédiatement se garer juste devant l'entrée. Un homme en livrée ouvrit la porte de la limousine en affichant un sourire courtois à l'intention de Jeremy.

— Bonsoir, monsieur.

Puis il se tourna vers Bernie et son sourire vacilla. Elle lut son regard aussi clairement que s'il lui hurlait : « Qu'est-ce qu'une femme comme vous fabrique avec un type comme lui ? »

Il s'éclaircit la voix.

— Euh… bonsoir, mademoiselle.

« Mademoiselle ? » Bernie eut un mouvement de recul. Personne ne l'avait appelée « mademoiselle » depuis… depuis toujours, en fait. Et ce qu'elle faisait avec Jeremy ne regardait pas ce type, de toute façon.

Il lui tendit consciencieusement la main, comme si elle avait besoin d'aide pour descendre de la voiture. Sans prêter attention à lui, elle sortit en sondant rapidement les environs. Rien d'anormal. Au côté de Jeremy, elle se rendit à la porte d'entrée de l'hôtel, où elle vit la blonde de près pour la première fois.

La femme portait suffisamment de mascara pour faire couler un paquebot, pourtant Bernie crut la reconnaître. Deux jours auparavant, elle avait remarqué une femme qui les observait depuis sa voiture, garée en face du portail de chez Bridges. La garde du corps se souvenait aussi de cette inconnue qu'elle avait vue traîner la veille devant un restaurant où Jeremy déjeunait avec son directeur financier. Bernie n'aurait pu jurer avec certitude qu'il s'agissait de la même, mais son intuition la trompait rarement. Voir deux fois la même personne, cela relevait de la coïncidence. Trois fois, cela devenait une habitude. De plus, même si cette femme s'était mise sur son trente et un, elle ne cadrait pas avec le public sophistiqué de cette soirée. Elle semblait plus adaptée à la tournée des bars du West Village qu'à un gala de charité : son maquillage était excessif, sa robe trop voyante, ses talons trop hauts. Quand une personne ne collait pas avec le profil de l'événement, elle devenait immédiatement suspecte.

Comme ils passaient devant elle pour pénétrer dans l'hôtel, l'inconnue pivota lentement et gratifia Bridges d'un sourire suggestif. Sans surprise, Jeremy le lui rendit, mais l'attitude de cette femme dépassait le jeu de séduction auquel Bernie avait assisté des centaines de fois dans la haute société.

Puis l'inconnue reporta son attention sur elle.

Son sourire s'effaça, cédant la place à une expression étrangement agacée. Un frisson parcourut la nuque de Bernie. Bien qu'elle soit arrivée au côté de Jeremy, la grande blonde n'avait aucune raison de la considérer comme une rivale. Il s'agissait d'autre chose. Bernie allait devoir garder un œil sur elle pour le reste de la soirée.

En entrant dans la salle de bal, Jeremy éprouva la même impression de déjà-vu qu'à chaque soirée de ce genre. Toujours le même genre d'hôtel, le même genre de cause et le même genre de flatteurs qui n'en avaient que pour son argent.

Un buffet d'un kilomètre de long, une enchère silencieuse, un bar plein à craquer dans chaque coin, des femmes du monde, belles et sexy, à la recherche d'un mari. Au moins une fois, il aurait aimé voir un peu de nouveauté à l'un de ces événements. Une fontaine de margarita ou une tireuse à bière, par exemple. Un groupe de rock au lieu d'un orchestre symphonique. Un karaoké. Un concours de tee-shirts mouillés.

N'importe quoi, pourvu que cela lui évite de s'ennuyer à mourir.

Non. En s'affichant dans ce genre de soirée, il consolidait la réputation de leader philanthrope dont jouissait *Sybersense*, ainsi que sa propre image de riche célibataire excentrique. Et puis, en fin de soirée, il disposait toujours d'un panel de femmes incroyablement attirantes parmi lesquelles choisir une compagne de jeu pour la nuit. Quant aux œuvres de charité elles-mêmes, il se fendait la poire devant l'expression des vieilles bonnes femmes qui essayaient de faire fi des mauvais tours qu'il ne manquait jamais de préparer. Ces vieilles chouettes ne juraient que par le respect des convenances. Enfin, presque. Dans cette assemblée, l'argent prenait l'avantage sur le bon goût, mais à peu de choses près.

— Monsieur Bridges ! Bonsoir !

Faisant volte-face, il vit l'une de ces bonnes femmes se dandiner dans sa direction : Genevieve Caldwell, une petite vieille dodue, aux cheveux argentés, à la voix cuivrée et au portefeuille doré plein de gisements pétrolifères dans le monde entier.

— Je suis absolument enchantée de votre présence parmi nous ce…

Ah ! Elle venait de découvrir sa cravate ballante et ses Nike usées. Sa voix s'éteignit et, pendant un quart de seconde, Jeremy reconnut ce regard réprobateur, cette expression qui disait « vous n'êtes pas des nôtres », cette aura de supériorité qui émanait des plus aisés en présence des moins fortunés. Toutefois, comme à son habitude, il se consola en songeant qu'il avait les moyens de la racheter, elle et toutes ses richesses, pour dix fois leur valeur.

Malgré son impair passager, la vieille peau se ressaisit comme une pro et lui tendit la main avec un grand sourire.

— … ce soir, termina-t-elle.

Jeremy la salua d'un baisemain avant de lui décocher un sourire éblouissant.

— Madame Caldwell. Quelle joie de vous revoir !

L'intéressée en trembla presque de plaisir, sa désapprobation passagère balayée par une vague de pure extase.

— Madame Caldwell, reprit Jeremy en désignant Bernie ; j'aimerais vous présenter Bernadette, une amie de la famille. Elle nous vient de l'Arkansas. De la campagne. Elle a profité d'une période de calme à la ferme pour enfiler sa plus belle robe, sauter dans un bus et venir se joindre à nous.

Jeremy vit Bernie lever les yeux au ciel furtivement. Mme Caldwell, pour sa part, fit la grimace comme si elle venait de sentir un œuf pourri : les mots « campagne », « ferme » et « bus » dans la même phrase faisaient grimper son dégoût au-delà de son seuil de tolérance.

— C'est une joie de vous rencontrer, articula-t-elle alors qu'elle n'éprouvait clairement pas le moindre plaisir. Mais je suis sûre de vous avoir déjà vue quelque part, ajouta-t-elle en inclinant la tête d'un air interrogateur. Savez-vous que vous ressemblez étonnamment à l'astrologue de M. Bridges ? demanda-t-elle en plissant les yeux.

— À mon astrologue ? répéta Jeremy.

— Oui. Il y a trois mois, au Sunshine Gala consacré à l'énergie solaire, votre astrologue vous accompagnait. Vous disiez que, d'après elle, votre lune en Poissons vous dictait de donner 1 000 dollars de plus. (Elle se retourna vers Bernie.) Il y a vraiment un air.

— Ah ! C'est parce que Bernadette est aussi mon astrologue, répliqua Jeremy. Je n'avais pas précisé notre lien de parenté, la dernière fois ?

— Eh bien, non. Je ne crois pas. (Elle reporta son attention sur Bernie). Faites-vous également des prédictions pour d'autres personnes ? s'enquit-elle.

Puis elle ajouta en souriant :

— Je ne peux qu'espérer que la lune soit de nouveau en Poissons ce soir.

— Ce n'est rien de plus qu'un hobby, pour elle, intervint Jeremy. Elle ne prendrait pas la responsabilité d'influencer le cours de la vie d'autrui.

— Mais vous serez ravie d'apprendre que la lune de Jeremy est en Gémeaux aujourd'hui, déclara Bernie. Les jumeaux. Ce qui signifie qu'il donnera deux fois plus d'argent qu'au Sunshine Gala.

— C'est merveilleux ! s'exclama Mme Caldwell, rayonnante. Vous êtes tellement généreux, monsieur Bridges ! Avec un don comme le vôtre, les ours polaires vivront encore plusieurs générations. (Elle jeta un coup d'œil par-dessus l'épaule de Jeremy.) Je vous prie de bien vouloir m'excuser, je dois saluer d'autres invités. Je vous souhaite une charmante soirée, à vous et à votre amie !

Quand Mme Caldwell partit vers sa prochaine victime, Jeremy se tourna face à Bernie.

— Vous venez de me délester de 12 000 dollars, marmonna-t-il. Merci bien.

— Voyez ça comme une pénitence. Peut-être que vous n'irez pas en enfer pour vos mensonges.

— Ça rachètera peut-être ce mensonge-ci, mais que faites-vous de tous les autres ?

— Vous n'éprouvez aucun respect pour ces gens, pas vrai ?

— Leurs petits jeux ne m'amusent pas.

— Donc, vous jouez selon vos propres règles.

— Exactement.

— Évitez juste de faire de moi votre conseiller financier, à l'avenir. Je ne comprends strictement rien à la Bourse.

Sur ce, elle pivota et scruta la foule avec sa concentration habituelle, sans une seconde de détente et sans se fendre d'un sourire. Bernie était trop prévisible. Elle portait toujours la même robe noire banale chaque fois qu'elle le suivait dans ce genre de soirée. Le vêtement, qui lui tombait à mi-mollets, était si informe qu'il ne permettait aucunement de se représenter le corps qu'il dissimulait. Ses cheveux noirs lui arrivaient aux épaules. Pas une touche de maquillage. Des chaussures plates sans originalité. Pas de bas, bien sûr. Jeremy n'imaginait même pas Bernie enfiler un collant. Des bijoux ? Même pas en rêve. Dans cette salle pleine de paons, elle ressemblait à un pauvre moineau, si fade qu'elle se fondait dans le décor et si peu marquante que Jeremy s'étonnait que Mme Caldwell l'ait reconnue.

Parfois, il inclinait la tête, plissait les yeux et examinait Bernie quand elle ne s'en rendait pas compte, juste pour déterminer si une vraie femme se cachait quelque part derrière cette apparence austère. Parfois, le temps d'un battement de cils, il en trouvait une, mais cela s'apparentait à apercevoir une vague image du coin de l'œil.

Il se demandait ce qu'elle faisait de tout l'argent qu'elle gagnait en travaillant pour lui ; elle ne le dépensait certainement pas dans de jolis vêtements ou dans un appartement décent. Elle ne s'habillait que dans les magasins discount et vivait dans un immeuble médiocre du quartier est du Plano, peuplé de gens douteux. Toutefois, Bernie ne craignait rien – il fallait avoir envie de mourir pour lui chercher des noises. À moins de payer quelqu'un pour pirater son compte en banque ou ses e-mails personnels, Jeremy ne disposait d'aucun moyen d'en savoir plus, et les poules auraient des dents avant qu'elle lui divulgue la moindre information de plein gré.

Quant à son parcours professionnel, c'était une autre histoire. Jeremy affichait peut-être à la terre entière une façade désinvolte, mais il n'embauchait jamais personne sans l'étudier minutieusement au préalable. En tant que garde du corps, Bernie était la crème de la crème : une ancienne militaire tireuse d'élite doublée d'une experte en arts martiaux. Elle avait un sens de l'observation hallucinant, et Jeremy ne doutait pas qu'elle pût se montrer mortellement dangereuse si la situation l'exigeait.

Cependant, Bernie n'en était pas moins une femme. De temps à autre, Jeremy se demandait ce qui se produirait s'il l'envoyait dans l'un de ces spas qui coûtaient les yeux de la tête avant de l'emmener chez *Macy's* et de faire des folies. Juste pour s'amuser. Juste pour voir le résultat. Évidemment, s'il se permettait un jour de suggérer une telle idée, il risquait de devenir la dernière victime du fameux coton-tige tueur.

— Je vais faire un tour au bar, annonça-t-il. Puis-je vous convaincre de craquer pour une coupe d'un champagne outrageusement cher ? Une façon comme une autre de récupérer mes 12 000 dollars.

— Vous savez que je ne bois pas pendant le service.

— Vous arrive-t-il de boire tout court ? Ou de fumer, ou de vous garer à un endroit interdit, ou de cracher votre chewing-gum sur le trottoir ? Est-ce que vous vous amusez, parfois ?

— Je m'amuse en ce moment, rétorqua-t-elle d'un air impassible. Ça ne se voit pas ?

— Détendez-vous, Bernie. Nous sommes en terrain ami. Pas de risques de kidnapping dans les parages.

Tels des rayons laser, les yeux de Bernie s'arrêtèrent au centre de la pièce.

— Je n'en suis pas si sûre.

— De quoi parlez-vous ?

— Vous connaissez cette femme ? Celle qui se tient à côté du buffet, avec la robe à sequins argentés au ras du cul.

Jeremy se tourna pour regarder la belle en question, qui se révéla être celle qu'il avait croisée en entrant dans l'hôtel. Elle portait des talons un peu plus hauts que la moyenne et Bernie ne semblait pas l'apprécier mais, bizarrement, cela ne le dérangeait pas, lui.

La connaissait-il ? Non. Allait-il faire sa connaissance ? Absolument. Avant la fin de la nuit, il comptait la connaître sous toutes ses coutures.

— Jamais vue avant ce soir, répondit-il.

— Moi, si. Deux fois ces derniers jours. Devant votre portail avant-hier et dans la rue en face de chez *Rodolpho* hier, quand vous déjeuniez avec Phil Brandenburg. Et elle ne vous a pratiquement pas quitté du regard ce soir. Il se peut qu'elle vous suive.

Jeremy sourit.

— Ah ! les femmes... On dirait qu'elles ne peuvent pas se contrôler quand je suis dans les parages.

— Il y a bien une chance que ce soit une groupie. Elle a dû tomber sur l'article paru dans *Dallas After Dark* et espère harponner un beau millionnaire.

— Donc, vous me trouvez beau ?

— Je ne fais que citer l'article.

— Eh bien ! Si c'est écrit noir sur blanc, ce doit être vrai.

— Bien sûr ! *Dallas After Dark* : le journalisme sous sa forme la plus pertinente. (Bernie dévisagea encore l'inconnue, puis secoua la tête d'un air grave.) Il y a quelque chose de louche chez elle. Elle ne cadre pas avec le décor. Sa tenue est trop provocante, et elle est seule.

— Vous avez peut-être raison, lui concéda Jeremy. Pour m'en assurer, je vais me rapprocher d'elle et mettre au jour son plan machiavélique.

— Vous ne prenez rien au sérieux.

— Vous vous trompez. J'ai sérieusement l'intention de la ramener chez moi, répliqua-t-il avec un nouveau coup d'œil vers la grande blonde. Regardez ça. Je n'ai même pas besoin de partir en chasse : ma proie vient droit vers moi.

Chapitre 2

Un mot de plus des bavardages incessants de cette femme, et Bernie allait la saisir à la gorge et lui arracher définitivement l'organe qui lui permettait de parler.

Elle s'éloigna mais, même à son poste contre le mur, elle entendait toujours Mlle Ashley Preston raconter à Jeremy qu'elle ne pouvait plus se sortir sa photo de la tête depuis sa parution dans le *Dallas After Dark*. Quand Jeremy l'interrogea sur sa famille, elle répondit qu'elle était la fille de M. T.J. Preston qui, selon elle, « tâtait du pétrole, de l'immobilier, ce genre de choses ». Elle continua en affirmant qu'elle se trouvait entre deux carrières car elle n'avait pas encore trouvé sa voie, ce qui ne l'empêchait pas de travailler bénévolement pour sa confrérie de la Southern Methodist University. Pour Bernie, tout cela signifiait qu'elle bénéficiait soit de l'aide de son père, soit de fonds permanents versés par un riche parent.

Mme Caldwell revint vers eux, et Ashley la salua par son nom et lui remémora leur brève rencontre lors de la soirée organisée au profit de Faces of Hunger à l'hôtel *Adolphus*, trois mois plus tôt. Bernie attendit la réaction de Mme Caldwell, qui semblait victime d'un court mais indubitable trou de mémoire. Pourtant, il ne lui fallut pas plus d'une ou deux secondes pour saluer Ashley comme une vieille amie. Malheureusement, Bernie ne réussit pas à déterminer si leur hôtesse avait fini par se souvenir de la jeune femme ou si elle faisait semblant par obligation sociale.

Dans le premier cas, tout allait bien. Dans le second, Bernie était confrontée à une personne ayant consciencieusement préparé cette soirée pour s'assurer qu'on ne découvre pas sa véritable identité. Quel dommage qu'un éventuel trou de mémoire de la part de Mme Caldwell ne suffise pas à justifier que Bernie alerte Jeremy.

Alors qu'Ashley entamait son deuxième verre de vin, elle commença à se tortiller une mèche de cheveux, et il ne lui fallut pas longtemps pour frotter ses seins contre le torse de Jeremy. Bernie soupira en priant pour qu'il passe à l'attaque et abrège ses souffrances.

Par chance, elle fut bientôt exaucée.

Bridges s'approcha d'Ashley pour lui chuchoter quelque chose à l'oreille, et Ashley s'écarta en haussant un sourcil avec un sourire charmeur.

— Voyons, Jeremy. Pour quel genre de fille me prenez-vous ?

— Le genre de fille qui aime le bon vin, répondit Jeremy en désignant du menton le verre de la jeune femme. Et les hommes riches.

Ashley éclata de rire comme le font si bien les belles blondes, en rejetant la tête en arrière.

— Vous me connaissez déjà si bien, dit-elle d'un air narquois. Vraiment, je crois que nous sommes faits l'un pour l'autre.

Quelques minutes plus tard, Jeremy présentait ses hommages à Mme Caldwell, la remerciait pour la soirée et lui promettait de lui envoyer son chèque. Ensuite, lui et la blonde posèrent leur verre sur le bar le plus proche avant de prendre la direction du hall de l'hôtel. Bernie appela Carlos et, le temps qu'ils atteignent l'allée circulaire devant l'entrée, la limousine était déjà avancée.

Ashley se tourna vers elle et son air chaleureux se refroidit légèrement. Elle chuchota à l'oreille de Jeremy, mais Bernie l'entendit clairement.

— Votre garde du corps ne va pas nous suivre toute la nuit, si ? Pour être franche, j'en ai un peu peur.

— Pour être franc, j'en ai un peu peur aussi, murmura Bridges.

— Alors, vous allez la congédier ?

— Dès que nous serons arrivés dans ma forteresse.

Carlos sortit de voiture, ouvrit la portière et aida Ashley à monter. Bernie s'apprêtait à prendre la place du mort quand, tout à coup, une idée lui vint à l'esprit.

— Bridges, appela-t-elle tout bas.

Un pied dans la limousine, Jeremy s'arrêta et se retourna.

— Quoi ?

— Je peux vous parler un instant ?

Bernie s'écarta de la voiture et il la suivit à contrecœur.

— Est-ce que vous avez dit à cette blondasse que j'étais votre garde du corps ? s'enquit-elle.

— Non. Pourquoi ?

— Elle le savait. Elle a demandé si votre garde du corps allait vous suivre toute la nuit. Comment a-t-elle su qui j'étais si vous ne le lui avez pas dit ?

— Enfin, Bernie ! Ce n'est pas si difficile à deviner.

— Je suis une femme. La plupart des gens ne s'en doutent pas.

— Elle est peut-être plus intelligente qu'elle n'en a l'air.

— Elle est peut-être plus dangereuse qu'elle n'en a l'air. Vous avez remarqué qu'elle a appelé Mme Caldwell par son nom, mais que cette dernière ne semblait pas se souvenir d'elle ?

— Mme Caldwell va sur ses quatre-vingts ans. Vous n'avez pas mieux que ça ?

Bernie gonfla les joues en souhaitant disposer de plus d'indices suspects, mais elle devait regarder la vérité en face.

— Non. Rien de particulier à part un mauvais pressentiment à propos de cette fille, depuis le début.

— Pour ma part, j'ai un très bon pressentiment, et c'est mon choix qui l'emporte.

Il fit volte-face et retourna à la voiture. Bernie regretta de ne pas pouvoir l'attraper par le col de sa veste à 1 000 dollars et le secouer pour lui remettre les idées en place. Rien ne lui était plus intolérable que lorsqu'il faisait passer ses conquêtes avant les recommandations qu'elle formulait pour sa propre sécurité. Rien. Elle n'était pas devenue la meilleure de sa profession en faisant fi de son intuition, et ses clients n'avaient pas gardé la vie sauve en faisant la sourde oreille.

Bernie grimpa dans la limousine et Carlos démarra, tandis qu'Ashley gloussait à l'arrière. Bernie n'osait imaginer où se trouvaient déjà les mains de Jeremy, et elle n'avait aucunement l'intention de regarder pour le découvrir.

— Waouh ! Ça, c'est une chaudasse ! chuchota Carlos avec un sifflement.

— Laissez tomber. Vous pourriez être son père.

— N'empêche que c'est une chaudasse.

Bernie se contenta de lever les yeux au ciel et de se tourner vers sa vitre.

Bientôt, songea-t-elle, *je n'aurai plus à supporter ça.*

Vingt minutes plus tard, ils arrivèrent sur le domaine de Bridges. Carlos saisit un code sur le boîtier du portail, qui s'ouvrit pour les laisser entrer. Le chauffeur s'engagea dans la longue allée sinueuse, bordée de pétunias et de coléus débordant de leur lit de brique à l'ombre de chênes espacés à intervalles réguliers. Les arbres atteignaient une telle hauteur et déployaient leurs branches si loin que, dans quelques années, ils couvriraient le chemin d'une réelle canopée. Avec un peu de chance, Bernie partirait bien avant d'assister à cela.

Carlos conduisit la voiture sous le porche du côté ouest de la maison, puis il sortit pour ouvrir la portière à Jeremy et Ashley. Cette dernière descendit sans cesser de glousser de cette façon agaçante qui faisait regretter à Bernie de ne pas être sourde comme un pot. Bridges annonça qu'il ne ressortirait pas de la nuit, signalant ainsi au chauffeur qu'il pouvait ranger la limousine et rentrer chez lui. Ensuite, le couple disparut dans la maison en refermant la porte sans même un regard en arrière.

Va te faire foutre, jura Bernie intérieurement. *J'espère qu'elle va te faire sauter la tête.*

Carlos rentra la limousine dans le garage, puis ils se rendirent tous les deux à leurs voitures respectives, parquées l'une à côté de l'autre.

—À plus, Bernie, lança le chauffeur.

Elle répondit d'un signe de tête. Carlos s'installa au volant et repartit vers le portail. Bernie s'apprêtait à l'imiter quand une idée lui vint à l'esprit.

Elle attrapa son iPhone et tapa sur Google le nom de T.J. Preston, le prétendu père de la blonde. En quelques secondes, le moteur de recherche afficha le doyen d'une université californienne et un vétérinaire de Cleveland. Bernie fit défiler la page, puis deux autres, avant de tomber sur le compte MySpace d'un étudiant de l'État de l'Ohio, sur un chimiste du Maine, sur l'auteur d'un livre pour enfants et sur toute une palette d'autres T.J. Preston. En revanche, personne travaillant dans le pétrole ou l'immobilier. Si cet homme œuvrait d'une manière ou d'une autre à Dallas, son nom aurait déjà dû apparaître.

Le mauvais pressentiment de Bernie s'intensifia subitement.

Elle envisagea d'appeler Jeremy, mais l'écouterait-il ? Certainement pas. Tant pis ! Où était le problème ? Elle allait simplement retarder sa petite sauterie.

Elle pianota le raccourci pour le numéro de Jeremy. Six sonneries, pas de réponse. Rien d'inhabituel, cependant. Quand Bridges était en charmante compagnie, il ne regardait probablement même pas de qui provenait l'appel.

Au même instant, la porte de la cuisine s'ouvrit sur la gouvernante, Mme Spencer. Celle-ci, une femme âgée aussi petite que trapue, portait, comme toujours, sa chemise blanche amidonnée, sa jupe écossaise et des chaussures des plus strictes. Elle traversa la cour pour emprunter l'escalier menant à l'appartement aménagé au-dessus du garage, saluant au passage Bernie, qui lui rendit son geste de la main. Pour congédier sa gouvernante, Jeremy devait vraiment compter y passer la nuit.

Rentre chez toi. S'il lui arrive des bricoles, ce sera sa faute.

Bernie démarra le moteur mais, sans vraiment savoir pourquoi, elle resta encore un peu, incapable de passer la première. Ce n'était pas comme si elle se souciait du sort de Jeremy Bridges. En revanche, elle tenait énormément à sa carrière. Si la soirée tournait mal, qui en porterait le chapeau ?

Avec un soupir d'agacement, elle coupa le contact et descendit de la voiture. À l'aide de sa clé, elle entra dans la maison, où elle tendit l'oreille un instant. Comme elle n'entendait rien, elle traversa la cuisine pour se rendre dans le hall. Devant le spectacle qui l'y attendait, toutes les cellules de son corps se mirent en état d'alerte.

Le système d'alarme, normalement caché dans le mur derrière le bar, était ouvert. Jeremy se tenait à côté. À deux mètres de lui, la blonde le visait du canon de son pistolet.

Chapitre 3

— Pas un geste, ordonna la blonde, ou il ne sera plus qu'un souvenir.

— Entendu, répondit Bernie.

— J'espérais que vous partiriez sans plus d'histoires.

— Désolée de vous décevoir.

— Donnez-moi votre arme.

— Je n'en ai pas.

— Mon cul ! Envoyez.

Bernie attendit juste le temps de regarder les écrans de surveillance. Une caméra filmait la cour où stationnait la voiture de la garde du corps. Un autre écran affichait un gros camion avançant sur l'allée sinueuse menant à la maison. Il serait là dans une poignée de secondes. Il fallait réagir, et tout de suite.

Lentement, Bernie dégagea de son fourreau le Beretta caché sous sa jupe, à l'intérieur de sa cuisse, juste au-dessus de son genou. Au moment où elle s'agenouillait pour le faire glisser au sol, elle entendit le moteur du camion dehors. Un instant plus tard, le bruit sourd des portières retentit, suivi de pas indiquant que des hommes approchaient de la maison. Quand ils entreraient, ce serait un véritable enfer.

La blonde se tourna vers la porte de la cuisine lorsque celle-ci s'ouvrit, détournant son arme de Jeremy. Déjà accroupie, Bernie bondit sur la femme et la saisit par les hanches. Cette dernière tomba en arrière, ses mains percutèrent le plancher et elle lâcha le pistolet, qui glissa à terre et s'écrasa contre le mur. En une seconde, Bernie se leva, son arme toujours en main, mais les hommes étaient presque sur elle.

—À la chambre forte! cria-t-elle à Jeremy. Maintenant!

Elle poussa son client devant elle et ils foncèrent dans le couloir vers l'arrière de la maison, où se trouvait le bureau. Bernie claqua la porte, la verrouilla, puis courut à la bibliothèque, de l'autre côté de la pièce. Elle baissa une poignée et tira un pan d'étagères, révélant un clavier numérique encastré dans le mur. Au même instant, des pas lourds résonnèrent dans le couloir.

Bernie fit volte-face, empoigna son Beretta des deux mains et visa la porte.

—Tapez le code! cria-t-elle à Jeremy.

La poignée grinça puis, l'instant suivant, on se mit à donner des coups de pied dans le battant.

Bridges saisit le dernier numéro et l'entrée de la chambre forte se déverrouilla avec un «clic». Dès qu'il l'ouvrit, Bernie le poussa à l'intérieur en même temps qu'un coup de pistolet retentissait. La garde du corps lança un regard par-dessus son épaule et vit la serrure du bureau voler en éclats. Un autre coup de pied et le battant s'ouvrit violemment en rebondissant contre le mur. Tandis que les hommes s'introduisaient dans la pièce, Bernie referma la porte derrière elle.

Le silence se fit.

Non seulement du Kevlar couvrait les murs en béton, mais la pièce était aussi insonorisée. Absolument rien n'entrerait ou ne sortirait de là sans que Bernie le décide. Quand elle eut repris son souffle, elle fonça vers un panneau numérique relié à une ligne téléphonique sécurisée et appela les secours.

—Cambriolage au 4536 Emerald Creek, annonça-t-elle. Chez Jeremy Bridges. Les intrus sont toujours sur les lieux.

— Où êtes-vous, M. Bridges et vous ?

— Dans une chambre forte.

— Y a-t-il d'autres personnes dans la maison ?

— Non.

L'opératrice l'informa que la police était en route. Bernie lui demanda de les rappeler pour leur donner le feu vert quand l'incident serait clos. Elle appela ensuite Mme Spencer pour lui indiquer de fermer sa porte à clé et de s'éloigner des fenêtres jusqu'à l'arrivée de la police, puis elle lui assura que les voleurs étaient sans doute déjà partis. Bernie décela de l'appréhension dans la voix de la vieille dame, mais celle-ci était d'un tempérament calme et réfléchi. Sinon, comment aurait-elle pu travailler pour Jeremy durant toutes ces années ?

Après avoir raccroché, Bernie posa les mains à plat sur le mur, ferma les yeux et prit une profonde inspiration libératrice. Ce n'était pas passé loin. Alors qu'elle se retournait, son soulagement fut noyé sous une vague d'agacement.

Pendant les quelques minutes qu'il lui avait fallu pour vérifier l'isolation de la pièce et prévenir les autorités, Jeremy s'était servi un verre. À présent, il se prélassait dans un gros fauteuil en cuir, savourant l'ambiance de cet endroit qui ressemblait plus à un club réservé aux hommes qu'à un abri. Des panneaux en cerisier complétaient le décor, ainsi qu'un minibar, une chaîne dernier cri et un téléviseur HD quarante-deux pouces. Et là, dans ce fauteuil, tandis qu'il aurait dû montrer de la peur, du soulagement, de la gratitude ou n'importe quoi d'autre, il affichait un air suffisant. Un peu d'ennui, aussi, mais il ne semblait pas s'apercevoir le moins du monde qu'il aurait pu se faire tuer, et Bernie aussi.

— Eh ben dites donc ! lança-t-il avec un long soupir de satisfaction. C'était marrant, hein ?

Bernie en resta sans voix un bon moment, puis sa colère explosa.

— Marrant ? hurla-t-elle. Marrant !

— Ouais, confirma Jeremy en buvant une autre gorgée avec désinvolture. Mon sang n'a fait qu'un tour, mais je suis un peu déçu. Avec votre arme, vous auriez pu les avoir, je pense.

Bernie le dévisagea, incrédule.

— Qu'est-ce que vous racontez ? Ils étaient trois !

— Attendez… trois contre un… quand c'est vous qui êtes seule… euh… c'est ce que j'appelle un combat équitable.

— Mon travail ne consiste pas à attraper les méchants, s'emporta-t-elle. Je suis censée vous sortir vivant des situations dangereuses.

— Et je vous en remercie mais, vous savez, j'ai toujours adoré les vieux westerns. J'espérais assister à de la castagne.

— Vous vous fichez vraiment de tout ? lui demanda-t-elle, exaspérée.

— Ce n'était pas une tentative de kidnapping. Ils voulaient juste dévaliser la maison. Des voleurs de bas étage. N'en faites pas tout un drame.

— Donc, la blonde était la taupe. Elle vous a obligé à éteindre le système de sécurité de la propriété.

— Exactement.

— Elle devait déjà porter son arme à l'hôtel. Je vous avais bien dit qu'elle préparait quelque chose, non ? Pas vrai ?

Jeremy haussa les épaules.

— Tout est bien qui finit bien.

La colère et la frustration submergèrent Bernie. C'était la goutte d'eau, le coup de grâce. Jeremy Bridges lui sortait par les yeux. Hors de question qu'elle le supporte un jour de plus.

Elle s'approcha du bar d'un pas raide et s'empara d'une bouteille de whiskey. Elle ne buvait pas souvent, mais cela lui semblait soudain une bonne idée. Elle s'en servit un fond qu'elle avala cul sec. Un, c'était bien, mais deux, c'était mieux.

— Je croyais que vous ne buviez pas pendant le service, commenta Jeremy.

— Je ne suis pas en service, rétorqua-t-elle en se versant un autre verre. Parce que, à partir de maintenant, je ne travaille plus pour vous.

Il poussa un soupir exagéré.

— OK. Combien vous voulez pour changer d'avis ?

Elle descendit son deuxième *shot*, savourant la chaleur du liquide dans son œsophage et la rage qu'il instillait en elle et qui semblait la rendre capable d'étrangler Bridges à mains nues et s'en aller sans se retourner.

— Personne n'en a les moyens, répliqua-t-elle. Même pas vous.

— Cinq cents de plus par mois.

Elle posa violemment son verre sur le bar.

— Je vous dis de vous trouver un autre garde du corps.

— Mille.

— Je vous avais prévenu de ne pas ramener cette femme chez vous, poursuivit Bernie d'une voix vibrante de fureur. Je vous avais dit que ça sentait les ennuis, mais vous n'en avez pas tenu compte. Vous avez envie de mourir ? Rien à foutre ! Mais vous ne m'embarquerez plus avec vous dans vos délires.

— Allez, Bernie. Ne partez pas fâchée.

— Trop tard. Je suis fâchée et je m'en vais. J'en ai marre de vous suivre partout et de vous regarder draguer. Marre de votre insolence. Marre de vous.

— Tout le monde a un prix. Même vous. Il suffit de trouver le bon.

— Qu'est-ce que ça peut vous faire, que je démissionne ? On ne s'apprécie même pas. Pourtant, je ne sais pas pourquoi, vous voulez toujours que je sois dans les parages. Comment ça se fait ?

— Je ne sais pas, je dois être maso.

— Non. C'est moi la maso, pour avoir travaillé avec vous plus longtemps que je n'aurais dû. Vous voulez jouer votre vie à la roulette russe ? Allez-y. Mais vous ne jouerez plus avec la mienne. Dès qu'on a le feu vert, je dégage.

— Vous n'étiez pas obligée de revenir. Qu'est-ce qui vous a fait revenir sur vos pas ?

— Je n'abandonne pas mes clients. Même vous.

— Ils seraient partis à l'instant où ils auraient eu ce qu'ils voulaient.

— Et vous auriez ensuite passé une heure à les chercher dans l'album photo de la police. Il ne s'agissait peut-être que de cambrioleurs, mais ça ne veut pas dire qu'ils n'étaient pas sans pitié. À votre avis, pourquoi nous ont-ils poursuivis au lieu de décamper ? Parce qu'ils ne voulaient pas qu'on les dénonce, et ils auraient fait n'importe quoi pour nous en empêcher.

Jeremy haussa les épaules. Sa nonchalance la mettait hors d'elle.

— Je vous ai sauvé la peau, grogna-t-elle. Ne l'oubliez jamais.

— En tout cas, Mme Caldwell s'en souviendra. Après tout, je n'ai pas encore envoyé le chèque.

— Tout ce que vous aimez, c'est vous foutre de la gueule du monde. Ensuite, vous vous en sortez en lâchant assez d'oseille pour faire oublier que vous n'êtes qu'un sale emmerdeur.

— Je m'amuse comme je peux.

— Quoi ? s'exclama Bernie avant de secouer la tête. Si vous croyez que c'est amusant, votre sens de l'humour est vraiment pourri.

— Et vous, vous n'avez aucun humour. Je parie que vous n'avez jamais rigolé de votre vie.

— Vous ne savez absolument rien de moi.

— C'est vrai. Vous avez raison. Je dis simplement ce que je vois. Vous ne faites que travailler. Pas un brin d'émotion. Une dure à cuire jusqu'à la moelle.

— C'est mieux que d'être pleine de silicone et de Botox.

— À vrai dire, vous devriez essayer ces trucs. Ça pourrait vous plaire. (Il la toisa de la tête aux pieds.) Vous pourriez même me persuader de payer l'addition.

Bernie sentit le pincement d'attirance qu'elle ressentait chaque fois que Jeremy posait les yeux sur elle de cette façon, et s'en voulut.

Il veut juste jouer au plus malin. Ne cède pas.

— Gardez votre argent, Bridges. Plus vous vieillirez, plus les bimbos de vingt ans vous coûteront cher.

— Je crois que j'ai encore à peu près 20 000 dollars à gaspiller, répondit-il en inclinant la tête pour concentrer son attention sur ses seins. Je connais un chirurgien à Houston qui fait du super bon boulot. Il peut vous faire passer du bonnet B au D en un claquement de doigts.

Bernie résista à l'envie pressante de croiser ses bras sur sa poitrine.

— Vous avez déjà pensé à sortir avec une vraie femme ? Rien qu'une fois dans votre vie ?

— Qu'entendez-vous par « vraie » ?

— Intelligente. Sensée. Une femme qui pense que la chirurgie esthétique est réservée aux victimes d'accidents. Au lieu de ça, vous couchez avec toutes les blondasses à bonnet D que vous trouvez. C'est un peu puéril.

Jeremy fit tourner les glaçons dans son verre.

— Être attiré par les belles femmes, c'est puéril ?

— Si vous ne les considérez que comme des culs ambulants, oui.

— Toutes les relations n'ont pas besoin d'être intellectuelles.

— Mais une seule, Bridges ? Rien qu'une ? Bon Dieu ! Je ne me souviens pas vous avoir entendu tenir une conversation avec une femme de moins de trente ans sans que ce soit dans le but de la mettre dans votre lit.

Bernie savait qu'elle s'emportait, qu'elle regretterait bientôt d'avoir dit tout cela, mais elle ne pouvait pas s'en empêcher, ne le voulait pas, ce qui lui arrivait très rarement. Elle débordait d'une colère agréablement alimentée par l'alcool, et elle voulait se débarrasser de toute la frustration engrangée depuis deux ans en compagnie de ce type. Quant aux conséquences, elle s'en soucierait plus tard.

— Sauf que ce n'est pas votre conversation qui les attire dans votre lit, reprit-elle. C'est votre argent. Sans lui, vous n'êtes rien. Vous pourrez continuer à compter sur votre belle gueule encore quelques années mais, bientôt, vous n'aurez même plus ça. Et quand ce jour viendra, gloussa-t-elle, les vraies femmes n'en auront rien à faire de vous.

L'expression de Jeremy changea. Pour la première fois, la colère assombrit son visage. Mesurant parfaitement ses gestes, il posa son verre sur la table basse et se leva.

— Une vraie femme ? répéta-t-il en s'avançant vers elle, réduisant la distance qui les séparait. Vous, par exemple ?

— Vous êtes vraiment un connard.

Bernie fit demi-tour pour s'éloigner, mais il la saisit par le bras et l'obligea à pivoter. Elle considéra la main de Bridges avant de planter son regard dans le sien, avec une froideur qui aurait pu couvrir de glace la Vallée de la Mort.

— Je ne ferais pas ça, si j'étais vous.

— Ah oui ? Et pourquoi ?

— Parce que je connais des dizaines de techniques pour tuer un homme. Là, je pense à la numéro 5.

— C'est vrai, vous en seriez capable, murmura Jeremy en étudiant son visage. Mais vous n'en ferez rien.

— On parie ?

— Pour le moment, vous avez envie de me faire plein de choses, susurra-t-il, mais pas de me tuer.

Elle imagina le genre de choses qu'il évoquait, et le feu lui monta au visage comme si elle se trouvait devant un four grand ouvert. Serrant les poings, elle s'aperçut qu'elle avait les mains moites. Elle voulait objecter, lui dire qu'elle se fichait qu'il meure. Pourtant, face à l'inflexibilité de son regard, elle fut forcée d'admettre la vérité.

Oh non ! Il a raison.

Il lui était arrivé de se demander, en observant Jeremy en train de saliver devant de jolies femmes, quel effet cela ferait d'être l'objet de son attention et de sa détermination. *Regarde-moi comme ça*, pensait-elle parfois, quand son esprit vagabondait sur des voies interdites. Aussi furieuse soit-elle à cet instant, le simple contact de la main de Bridges sur son bras éveilla les pensées érotiques qu'elle détestait avoir et le genre de fantasme qu'une vraie femme ne se serait jamais autorisée à propos de ce type.

Soudain, tout sembla se mélanger : l'alcool, la colère brûlante qui faisait rage entre eux, ses yeux verts qui la sondaient. Le cœur de Bernie battait lentement, refusant d'envoyer assez de sang dans son cerveau pour contrer les sentiments confus et incohérents dus à l'excès de whiskey. Son champ de vision sembla rétrécir, comme si la lumière disparaissait autour d'elle, plongeant la pièce dans le flou au point qu'elle ne distinguait plus que le beau visage et les yeux malicieux de Jeremy.

— Si vous êtes une vraie femme, dit-il sans cesser de se rapprocher, pourquoi vous ne me montrez pas ce que je rate ?

— Et si vous alliez vous faire foutre ?

— Bien ! Au moins, vous pensez au sexe. Je n'étais pas sûr que vous en soyez capable.

— Ça prouve que vous ne savez absolument rien de moi.

— Alors, il est peut-être temps que je découvre un truc ou deux.

À ces mots, il passa un bras autour de la taille de Bernie et l'attira brusquement contre lui pour un baiser fougueux.

Pendant quelques secondes, la jeune femme ne comprit pas ce qui lui arrivait. Sous le coup de la surprise, étourdie par l'incrédulité, elle s'abandonna à lui.

Il est bien en train de m'embrasser, là ?

Elle s'attendait à une joute verbale, mais pas à cela. Jamais. Toujours désorienté, son cerveau refusait de réagir, donnant ainsi l'occasion à Jeremy de glisser son autre main dans son dos et de la refermer sur sa nuque. Son baiser était si passionné qu'elle en perdit le souffle et se maudit pour les verres qu'elle avait descendus. Ses idées se troublaient tellement qu'il lui fallut plusieurs secondes avant de s'arracher à l'étreinte de Bridges.

— Mais qu'est-ce que vous foutez ? s'exclama-t-elle.

— Rien que vous ne m'ayez pas réclamé.

— Réclamé ? Vous êtes complètement taré !

— Si c'est le cas, répondit-il dans un souffle, arrêtez-moi.

Il lui vola un autre baiser et avança d'un pas, puis d'un autre, et continua jusqu'à la faire reculer contre le mur. D'un timide soubresaut, elle essaya de se libérer, mais il la retint et l'embrassa au point de lui faire tourner la tête.

Arrête-le, arrête-le, arrête-le…

Ces mots tourbillonnaient dans son esprit sans jamais s'y ancrer. Elle avait toujours imaginé Jeremy comme un être froid et calculateur avec les femmes, mais une chose qu'elle n'avait pas prévue surgit à la surface, déchaînée, brûlante et incontrôlable.

Et cela mit Bernie en ébullition.

Il avait raison. Elle aurait pu lui enfoncer le genou en plein là où cela l'aurait paralysé mais, à présent que les noirs fantasmes qu'elle se cachait à elle-même depuis si longtemps prenaient vie, elle ne désirait plus que se fondre dans son baiser et incarner la femme qu'il croyait inexistante en elle.

Bridges, quant à lui, ne voyait pas les choses sous cet angle. Loin de là. Bernie savait qu'il ne ressentait rien pour elle. Il ne l'embrassait que pour l'intimider, pour lui prouver qu'il la contrôlait, que cela lui plaise ou non. Ce n'était qu'un rapport de force destiné à humilier Bernie. Si elle n'y mettait pas un terme immédiatement, elle le regretterait toute sa vie.

Elle tourna brusquement la tête sur le côté, détachant ses lèvres de celles de Jeremy mais, pour seul effet, elle sentit son souffle chaud contre sa joue.

— Enfoiré ! Je vous ferai incarcérer pour ça.

— C'est un crime uniquement si la femme n'est pas consentante.

— Consentante ? Et qu'est-ce qui vous fait croire que je le suis ?

Il appuya son avant-bras contre l'épaule de Bernie, la coinçant contre le mur pendant qu'il prenait son menton entre ses doigts. De son autre main, il souleva le bas de sa robe pour caresser sa cuisse nue. Elle sursauta comme s'il venait de craquer une allumette sur sa peau. Il glissa sa main plus haut en la couvant d'un regard empreint d'un désir si animal et si puissant qu'elle en resta paralysée. Elle eut soudain l'idée absurde qu'une force surhumaine devait se cacher derrière cette envie et surgirait en hurlant si elle remuait ne serait-ce que le petit doigt. Pire, elle découvrit un effet littéralement insidieux de cette peur irrationnelle : cela l'excitait encore davantage.

Bernie s'accrocha tant bien que mal à sa colère, mais celle-ci sembla se fondre dans le mur auquel elle était acculée, la mettant plus que jamais à la merci de Bridges. Ce dernier insinua son genou entre ceux de la jeune femme pour les écarter en même temps que sa main traçait une ligne brûlante le long de sa cuisse. Puis il glissa les doigts entre ses jambes et caressa le fin tissu de sa culotte. Bernie frissonna de plaisir. Consciente que l'expression de son visage la trahissait, elle essaya de détourner la tête, mais Jeremy affermit sa prise sur son menton et l'obligea à regarder ses yeux verts et inflexibles. Elle retint sa respiration, avide de ses caresses bien qu'elle s'en veuille d'éprouver un tel sentiment. Alors, il glissa l'index à l'intérieur de sa culotte, découvrant ainsi la vérité qu'elle ne pouvait cacher.

La chaleur brûlante de son désir.

Quand Bridges esquissa un sourire de satisfaction, Bernie eut l'impression qu'il venait de la réveiller en sursaut au milieu d'un rêve délicieux et qu'elle revenait à la dure réalité. Une vague d'humiliation déferla en elle.

— Sale con ! l'insulta-t-elle. Lâchez-moi !

— Allez, Bernie, insista-t-il d'une voix rauque. Nous savons tous les deux que, si vous vouliez vraiment que j'arrête, vous ne parleriez même pas. Vous me mettriez KO avant que j'aie le temps de dire « ouf ».

À cet instant précis, un changement s'opéra en elle. Oui, elle avait envie de lui, de la même manière qu'une personne perdue dans le désert veut de l'eau. Le nier plus longtemps la ferait uniquement passer pour une imbécile. Tout à coup, elle ne se sentit plus le moins du monde vulnérable. Jeremy passait sa vie à essayer de contrôler tout et tout le monde, mais une chose était sûre, il ne la contrôlait pas, elle.

Merci pour la suggestion, Bridges.

Elle l'empoigna par les épaules, le fit pivoter, appuya sa hanche contre la sienne et le plaqua contre le tapis persan à 10 000 dollars. Sans lui laisser le temps de reprendre ses esprits, elle s'agenouilla à côté de lui et lui mit la main à la gorge. Elle lut la surprise sur son visage. Il mit ensuite quelques secondes à effacer cette expression pour la remplacer par un air amplement plus détaché.

— Quelle déception ! se plaignit-il d'une voix un peu étouffée. Est-ce que ça veut dire que notre partie de jambes en l'air n'est plus au programme ?

— Oh, si ! Elle est toujours au programme mais, à partir de maintenant, c'est moi qui prends les rênes.

Chapitre 4

De toute sa vie, Jeremy n'avait jamais été aussi sidéré, mais il n'allait pas se plaindre. En cinq minutes, tout ce qu'il avait pu imaginer à propos de Bernie venait d'être anéanti. Il était persuadé que, s'il la soumettait à une légère intimidation d'ordre sexuel, elle se contenterait de piquer une colère et de lui coller une gifle, puis l'histoire s'arrêterait là. En fait, la femme qu'il croyait froide comme la pierre était aussi chaude qu'une rivière de lave, et il s'était aventuré au bord du volcan juste au moment de l'éruption.

Bernie promena un regard langoureux sur son torse puis sous sa ceinture, où elle s'attarda quelques instants sur l'érection monumentale qu'il n'aurait pu cacher, l'eût-il voulu. Puis elle reporta son attention sur ses yeux avec un sourire malicieux.

— Retirez votre pantalon, ordonna-t-elle.

Jeremy cilla, surpris. « Retirez votre pantalon. » Ces mots sortaient-ils réellement de la bouche de Bernie ?

Elle le relâcha et se leva lentement au-dessus de lui. Dans d'autres circonstances, la première réaction de Jeremy aurait été de lui décocher un sourire suffisant, de basculer dans le sarcasme, de trouver une façon de reprendre le dessus – au sens figuré. Pourtant, comme cela aurait risqué de court-circuiter ce qui était sur le point de se produire, il tint sa langue. Il n'avait jamais envisagé ne serait-ce qu'une seconde de coucher avec cette femme, pourtant il la désirait autant que sa prochaine bouffée d'oxygène.

Jeremy se leva, se débarrassa de ses chaussures, détacha sa ceinture, ouvrit sa fermeture éclair et fit tomber tout ce qu'il portait en dessous de la taille, mais son pied se coinça dans la jambe de son pantalon au moment où il tentait de le retirer. Il perdit l'équilibre, sauta à cloche-pied vers son énorme canapé en cuir en lâchant une série de jurons. Il bascula sur la banquette, où il quitta enfin son pantalon, n'interrompant son geste que pour récupérer un préservatif dans sa poche et l'enfiler. Le souffle court, il se tourna vers Bernie, qui le regardait de haut, telle une amazone avide de vengeance. Elle garda sa robe mais jeta ses chaussures d'un coup de pied.

Et sa culotte se balançait au bout de son doigt.

D'un simple mouvement du poignet, elle la lança par terre. Ondulant des hanches, elle fit trois pas vers Jeremy, lui plaqua une main sur le torse et le repoussa contre le dossier du canapé. En un clin d'œil, Bernie le chevauchait en le tenant par les épaules tandis qu'elle faisait glisser son sexe le long de son érection. Une fois. Deux fois.

Puis une autre.

Et encore.

Jeremy prit une profonde inspiration, étonné par cette attitude purement charnelle et par les sensations incroyables que Bernie lui procurait. Au coup de bassin suivant, elle remua les hanches et le prit en elle.

Oh putain !

Il ferma les yeux avec un râle puissant. Bernie se souleva comme pour se retirer, avant de redescendre. Elle commença ainsi un va-et-vient tout d'abord lent, puis de plus en plus brusque, rapide et éprouvant. En même temps, le regard noir de la jeune femme se riva sur lui avec une telle intensité que Jeremy crut être cloué à la banquette. De toute sa vie, dès qu'un autre être humain l'avait maîtrisé, Jeremy avait coupé les ailes à cet individu et s'était assuré par tous les moyens qu'il n'essaierait plus de profiter de lui. Cette fois, l'esprit embrumé par l'alcool et le plaisir, il n'attendait que le prochain coup de reins sauvage de Bernie. Il se rappela alors la question qu'il s'était posée plus tôt dans la soirée : y avait-il une femme quelque part en elle ?

Ça ne faisait plus aucun doute.

Soudain, les yeux de Bernie se voilèrent. Une rougeur se répandit sur sa poitrine et lui monta aux joues. Sans interrompre sa cavalcade, elle crispa les paupières et baissa la tête, comme si elle avait oublié l'existence de Jeremy pour se perdre dans les sensations. Son expression purement érotique, la pression qu'elle générait autour de lui, la chaleur, la friction et la simple idée qu'il s'agissait de Bernie et qu'elle leur faisait visiter à tous les deux des domaines inattendus, tout cela le poussa à bout avec une rapidité ahurissante.

En quelques secondes, une vague de plaisir indescriptible le submergea. Jeremy s'agrippa aux cuisses de la jeune femme et leva le bassin pour la pénétrer avec force au moment où elle redescendait vers lui, puis il se mit à donner des coups de reins convulsifs tandis que des pulsations brûlantes le foudroyaient de l'intérieur. Un instant plus tard, Bernie rejeta la tête en arrière et serra les épaules de Jeremy. Il devina qu'il en garderait des contusions, mais il ne ressentait aucune douleur. Il savait seulement que cette femme, qui faisait habituellement preuve d'une telle maîtrise de soi, tremblait comme une feuille sous un vent violent tandis qu'un râle de satisfaction s'échappait de sa gorge.

Puis, petit à petit, les frémissements cessèrent. Le souffle court, Bernie baissa le menton et ses cheveux s'accrochèrent à ses tempes en sueur. Enfin, elle redressa la tête et le regarda.

Pendant un moment, elle sembla perdue, désorientée. Ses yeux qui restaient perpétuellement plissés dans une expression ironique s'écarquillèrent d'un air perplexe. Bernie entrouvrit la bouche, comme si elle s'apprêtait à parler sans trouver les mots. On aurait dit qu'une fenêtre venait de s'ouvrir juste assez pour permettre à Jeremy d'entrevoir la femme qui se cachait en elle. Cette dernière était aussi abasourdie que lui par ce qui venait de se passer.

C'est alors que le téléphone sonna.

Bernie se tourna brusquement vers le combiné, puis reporta son attention sur Jeremy. En un clin d'œil, elle reprit son expression dure et impénétrable. Elle s'écarta de lui et descendit du canapé pour aller décrocher le téléphone tout en rajustant sa jupe.

Jeremy se redressa lentement. D'après les réponses de Bernie, il comprit que le danger était écarté. Elle raccrocha, puis vint ramasser et enfiler ses chaussures. Elle reprit ensuite sa culotte, qu'elle fourra dans son sac avant de se diriger vers la porte.

—Attendez un peu, lança Jeremy. Où allez-vous, comme ça?

—N'importe où loin d'ici.

—Mais il faut que vous parliez à la police.

—Je ne travaille plus pour vous.

—Mon œil.

—Pour être efficace, il faudrait que j'accepte de me prendre une balle à votre place. Malheureusement, à partir de maintenant, j'aurais juste envie de m'écarter.

—Mais…

—Je vous ai dit que j'en avais assez. Je vous le répète une bonne fois pour toutes: c'est fini.

Jeremy ressentit l'étrange pincement du désespoir. En quoi son départ le gênait-il? Il ne le savait pas exactement. Il n'avait qu'une certitude: les femmes ne le quittaient pas. C'était toujours l'inverse qui se produisait.

—Vous en avez marre, c'est ça? lança-t-il.

—Absolument, confirma-t-elle en déverrouillant la porte.

—Par contre, ça ne vous a pas dérangé de me baiser au passage.

Bernie se figea, puis se retourna lentement d'un air glacial.

—J'ai juste fini ce que vous aviez commencé, Bridges.

Et comment! J'ai l'impression qu'un train de marchandises vient de me passer dessus.

—Au fait, poursuivit Bernie. S'il vous prend un jour l'envie de raconter ce qui vient de se passer, je nierai tout jusqu'à mon dernier souffle.

Sur ce, elle pivota et sortit en refermant la porte derrière elle.

Furieux qu'elle ait eu le cran de s'en aller, Jeremy resta assis dans son coin. En général, les femmes avec qui il couchait attendaient à peine d'être sorties de ses draps pour appeler leurs copines et leur dire qu'elles venaient de se taper un multimillionnaire. Par conséquent, la réaction de Bernie le laissait pantois. À vrai dire, tout ce qui s'était passé depuis une demi-heure le déconcertait.

Jeremy se rendit dans la salle de bains, se lava et passa un pantalon. Il savait que les flics l'attendaient dehors pour l'interroger, mais il n'arrivait pas à se concentrer sur ce détail. Au lieu de sortir, dévoré par la colère et l'agacement, il alla au bar. Là, il prit la bouteille de whiskey, mais pas pour s'en servir un verre: il la jeta par terre, saisit le verre et le lança de l'autre côté de la pièce. L'objet s'écrasa sur le mur et vola en éclats, ce qui n'arrangea en rien l'humeur de Jeremy.

Et merde! Qu'est-ce que j'en ai à foutre, de ce qu'elle pense de moi?

Il y avait dans cette ville des dizaines de gardes du corps capables d'en faire autant qu'elle, et sans lui balancer le flot incessant d'insultes dont elle l'inondait. Pourtant, inexplicablement, quand il imaginait un gros inconnu lui disant « oui, monsieur » et « non, monsieur », il se sentait mal.

Il n'aurait jamais dû pousser Bernie à bout, mais il n'avait pas pu s'en empêcher. En une seconde, il était passé du sarcasme au désir irrépressible de la posséder.

Qu'est-ce qui m'a pris, putain !

À cause de cela, il s'était senti sans défense, vulnérable et incontrôlable. Par conséquent, il devait enterrer ce sentiment afin qu'il ne revoie plus jamais la lumière du jour.

Quand Bernie reviendrait – oh ! oui, elle reviendrait, car elle répondrait à l'appel de l'argent –, il reprendrait les rênes et tout rentrerait dans l'ordre.

Chapitre 5

Contente que cette journée soit terminée, Bernie gara son 4x4 sur sa place de parking, devant son immeuble. Depuis l'aube, elle se consacrait à la sécurité d'un grand chef cuisinier en pleine tournée de dédicaces pour son livre aux alentours de Dallas. Elle ignorait pourquoi l'éditeur de son client estimait qu'il lui fallait une escorte. La quarantaine de ménagères qui espéraient recevoir un autographe de la vedette de la chaîne Food Network ne posaient pas de réel problème de sécurité. L'ennui avait saisi Bernie dès l'arrivée de l'auteur et de son éditeur à l'aéroport ce matin-là, et ne l'avait pas quittée jusqu'à ce qu'elle emprunte la sortie nord de l'aéroport Dallas-Fort Worth, huit heures plus tard. Quoi qu'il en soit, le travail de Bernie consistait à rester vigilante, et elle s'y tenait au pied de la lettre.

Le plus gros inconvénient de cette journée fut d'endurer toutes les conversations à propos de cuisine. Depuis la fin de la matinée, le seul fait de penser à de la nourriture lui retournait l'estomac en des vagues de nausée qui n'aboutissaient jamais et ne la quittaient à aucun moment non plus. À présent, elle se sentait un peu mieux, mais peut-être était-ce uniquement parce qu'elle n'entendait plus un certain chef répéter l'histoire de son voyage à Osaka, où il aurait dégusté des testicules de baleine.

Bernie sortit de sa voiture et s'engagea dans l'escalier menant à son appartement. La rampe vibra sous sa main et se décrocha presque du mur.

Marmonnant un juron, la jeune femme gravit les marches restantes, tira son portable de sa poche et appuya sur la touche 8. Eh oui ! Elle en arrivait à avoir un raccourci pour le numéro de la gérante de l'immeuble, qu'elle appelait pour se plaindre chaque fois que l'on contrevenait au règlement.

La tonalité retentit cinq fois, sans réponse. Évidemment. Bernie était bien la dernière personne à qui Charmin voulait parler.

Charmin Brubaker incarnait sans aucun doute le personnage le plus déplaisant, démotivé et antipathique que Bernie ait jamais rencontré. Elle passait une grande partie de ses journées à jouer en ligne à Mafia Wars sur Facebook ; elle avait les mains constamment orange à force de manger des Cheetos ; et, lorsqu'un locataire demandait quelque chose, elle « perdait » son mémo trois ou quatre fois avant de s'en occuper. Et ce grippe-sou de Harvey Farnsworth, le propriétaire, se fichant pas mal que des réparations coûteuses passent à la trappe, l'incompétence de Charmin ne le préoccupait pas le moins du monde. Tant qu'elle garantissait un fort taux d'occupation et un faible taux de délinquance, elle pouvait même diriger un réseau de prostitution, il s'en moquait comme de sa première chemise.

Charmin était parvenue à intimider la plupart des locataires au point que personne ne voulait se confronter à elle. Bernie ne la craignait pas, en revanche. S'il y avait bien une chose qu'elle détestait, c'était voir des personnes telles que Charmin se moquer de ces gens incapables de se débrouiller seuls. Mais, après tout, comment ne pas devenir comme ça quand votre mère vous donnait le même nom qu'une marque de papier toilette ?

Bernie arriva sur son palier au moment où le « bip » de la boîte vocale retentissait.

— Charmin, c'est Bernie Hogan. Je veux que ces rampes soient réparées. À côté de mon appartement et celles des bâtiments 5 et 9. Si vous ne faites rien, je vous dénonce à la ville. Une fois de plus. Des personnes âgées vivent ici, Charmin. Elles ont besoin de ces rampes. Faites-les réparer ! Compris ?

En soupirant de colère, elle raccrocha, glissa le téléphone dans sa poche et fourra sa clé dans la serrure.

— Eh ! Qui est-ce que vous traitez de vieille ?

Quand elle pivota, Bernie découvrit Ruby Wilson devant sa porte, une Marlboro pendue aux lèvres et ses doigts noueux enroulés autour d'une bouteille de bière. Elle avait rentré sa chemise hawaïenne dans la ceinture élastique de son jean remonté jusque sous sa poitrine. Son visage ressemblait à une carte en relief des Appalaches et, dès qu'un nuage de fumée passait devant, sa peau perdait encore une dizaine de cellules.

— Ruby. Vous avez quatre-vingt-deux ans. Pour beaucoup de gens, c'est vieux.

— Ah ouais ? Et vous, vous avez presque quarante ans. C'est vieux aussi pour beaucoup de gens.

— Bon, d'accord, lui concéda Bernie. Nous sommes vieilles toutes les deux, et nous avons toutes les deux besoin que cette rampe soit réparée.

Ruby tira une grande bouffée sur sa cigarette.

— Cette Charmin est une vraie pétasse. J'aimerais savoir jeter le mauvais œil ou planter des aiguilles dans une poupée vaudoue, ou un truc dans le genre. Ça lui apprendrait.

Non, si Ruby tombait et se cassait la hanche, là, ça lui apprendrait.

— Je la relance demain, déclara Bernie. D'ici là, ne touchez pas à la rampe.

— Ça va me prendre dix minutes de plus pour descendre les marches, soupira Ruby.

— Soyez prudente, d'accord ?

La vieille dame opina du chef.

— Je vais au *Choctaw* en bus avec mes copines demain. Si vous ne travaillez pas, vous pouvez venir.

Mais oui, bien sûr ! On va s'éclater ! Je rêve d'aller au casino pour jouer aux machines à sous avec trois mamies qui ont perpétuellement la clope au bec.

Ruby avait gagné 5 000 dollars le jour de son soixante-septième anniversaire et, depuis, elle retournait tenter sa chance une fois par mois.

— Non, merci, refusa Bernie, l'estomac toujours tellement noué que l'idée d'un voyage d'une heure en bus jusqu'au casino lui apparaissait comme une torture. Demain, je reste dans le coin.

— OK. Si vous changez d'avis, appelez-moi.

Bernie entra chez elle et prit une dose de charbon actif. Elle respira profondément. La nausée commençait déjà à disparaître, donc il ne s'agissait pas de la grippe. Tant mieux ! Dès lundi, une longue semaine l'attendait. Elle n'avait pas manqué une journée de travail depuis des années et ne voulait pas déroger à cette règle, car elle refusait qu'on la considère comme le sexe faible. Entre eux, les hommes toléraient toutes sortes de maladies – grippe, rhume, migraine, gueule de bois, bronchite, urticaire, resserrement des testicules et n'importe quoi d'autre – mais, dès qu'une femme était sur la touche, ils mettaient cela sur le compte de problèmes féminins. La pauvrette pouvait souffrir d'une bactérie carnivore lui dévorant les jambes, ces mufles prétexteraient toujours qu'elle n'était pas venue travailler parce que les Anglais avaient débarqué.

Bernie prit une bouteille de Gatorade dans son réfrigérateur et alla consulter son courrier : une facture d'électricité, une carte postale accompagnée d'un bon d'achat pour de l'essence et de l'huile de graissage, une publicité pour un agent immobilier du coin, et les réclames hebdomadaires des épiciers.

Attends. Le magazine Home & Hearth *? D'où ça vient ?*

Elle vérifia l'étiquette du destinataire en soupçonnant le facteur de s'être trompé. Non, son nom et son adresse figuraient bien sur le pli, comme si elle s'y était abonnée. Parcourant le sommaire du magazine, elle comprit qu'elle n'apprendrait rien de ces articles.

« Les secrets d'une maison toujours propre. » Ajax, une éponge et de l'huile de coude.

« Les exercices qui fonctionnent vraiment. » Des haltères, des cours de kickboxing et des footings de huit kilomètres.

« Un bon dîner en moins de dix minutes. » Fourrer un plat cuisiné dans le micro-ondes.

Bernie ne doutait pas que cette revue soit de bon conseil pour beaucoup de femmes. Seulement, elle n'avait jamais ressemblé à la plupart des femmes.

Soudain, son téléphone sonna. Quand elle lut le nom de son cousin Billy sur l'écran, son estomac se serra davantage. Elle attendit qu'il laisse un message, puis écouta son répondeur.

« Salut Bernie, c'est Billy. J'ai besoin de ton aide. (*Évidemment*, songea Bernie en soupirant.) J'ai postulé à un job et il me faut une recommandation. Ils t'appelleront demain. Tu peux leur dire que je suis un mec bien ? Un bon travailleur et tout ? *(Traduction : « Tu veux bien mentir pour moi ? »)* Bon, je te promets que je ne ferai pas comme à mon ancien travail au magasin de jeux vidéo. Ce n'était pas ma faute. Mon patron était un vrai con qui ne pouvait pas me blairer. Il a beau dire, ce n'est pas moi qui ai volé cet exemplaire d'*Assassin's Creed*. Quelqu'un a dû le mettre dans mon sac à dos. Mais cette fois, ce sera différent. Je te le jure. C'est un poste dans un magasin de pièces détachées d'automobiles. Tu sais que j'adore les voitures. C'est le job de mes rêves, Bernie. Il faut que tu m'aides. »

Tu parles d'un boulot de rêve !

Pour Billy, les jobs de rêve n'existaient pas, à moins qu'il ne s'agisse de regarder la télé en fumant des joints.

Qu'attendait-il d'elle, cette fois ? Si elle le faisait passer pour un bon employé, ce serait au prix d'un mensonge éhonté. Si elle refusait, il n'obtiendrait certainement pas ce travail et, d'ici quelques semaines, il frapperait à sa porte pour lui réclamer de l'argent.

Elle serait punie, qu'elle mente ou non.

Elle voulait simplement qu'il se débrouille seul, rien de plus. Qu'il décroche un gagne-pain et qu'il y reste. Était-ce trop demander ?

On frappa à la porte. Elle alla répondre avec un profond soupir. À travers l'œilleton, elle découvrit sa mère. Celle-ci portait sa robe vert menthe et tenait une petite boîte blanche, ce qui indiquait qu'elle revenait d'une cérémonie à l'église et que Bernie allait devoir en écouter le récit détaillé. Elle aimait sa mère, mais celle-ci lui en demandait parfois un peu trop.

Dès que Bernie ouvrit la porte, Eleanor Hogan s'engouffra à l'intérieur.

— En sortant de ma voiture, j'ai vu un homme qui rôdait dans l'escalier. Il avait plein de piercings au sourcil. Seulement d'un côté. Peux-tu me dire à quoi ça sert ? Cinq anneaux à un sourcil et rien sur l'autre ?

— Tu préférerais qu'il en mette cinq de chaque côté ?

— Seigneur, non ! Mais, au moins, ce serait logique. Et la petite dame étrange qui vit au bout du palier m'observait par la fenêtre pendant que je montais l'escalier.

— Ruby est inoffensive.

— Je ne doute pas de sa gentillesse, reprit Eleanor. Mais, le problème, c'est surtout qu'elle fumait et qu'elle buvait. À son âge, ce n'est sûrement pas bon pour elle.

— Un instant, lança Bernie en se rappelant soudain quelque chose. L'escalier. Il faut que tu fasses attention en descendant, maman. La rampe est cassée.

— Tout est cassé, par ici. Cet endroit ne convient pas à une femme. Si j'étais toi… (Tout d'un coup, Eleanor s'interrompit et dévisagea Bernie d'un air inquiet.) Bernadette ? Qu'est-ce que tu as ? Tu es d'une pâleur cadavérique. Tu es malade ?

— Non. Bien sûr que non. Je vais bien.

— Il y a du charbon actif sur le comptoir de ta cuisine. Tu as mal au ventre ? La nausée ? Des gaz ?

Bernie soupira.

— Je n'ai vraiment pas envie de discuter de mon système gastrique avec toi, maman.

Eleanor posa une main sur le front de sa fille.

— Hum. Pas de fièvre. Tu n'as pas mangé au nouveau restaurant de Branson Street, par hasard ? Ce n'est pas normal de manger des sushis. Seuls les grizzlys devraient se nourrir de poisson cru.

— Non, je ne mange pas de sushis. Le charbon m'a soulagée.

— N'empêche que tu es pâle.

— Parce que ça n'a pas fini de faire effet.

— OK, répondit Eleanor sans conviction. Fais attention. Repose-toi. Il y a tellement de saletés qui traînent en ce moment. (Sur ce, elle jeta un coup d'œil au *Home & Hearth* posé sur le comptoir entre la cuisine et la salle à manger.) Oh ! Chouette ! Tu as reçu ton premier numéro. Pour seulement 8 dollars, je pouvais parrainer quelqu'un en renouvelant mon abonnement. Je n'allais pas passer à côté d'une telle offre.

Bernie souffla silencieusement. Elle aurait dû s'en douter.

Depuis quelques années, sa mère avait compris qu'il ne servait à rien de la supplier de se marier et de faire des bébés, donc elle avait changé de stratégie et s'ingéniait à lui glisser des sous-entendus plus subtils. Bernie refusait de croire que sa mère pensait réellement qu'elle s'assiérait pour lire *Home & Hearth* et qu'au bout d'un ou deux articles elle se taperait le front en s'écriant : « Comment ai-je pu être aussi aveugle ? C'est exactement ce que j'attends de la vie ! » Pourtant, sa mère s'accrochait à ses espoirs comme un chewing-gum à une chaussure de sport.

— Est-ce que je t'ai dit que Susan, la fille de Katherine, se mariait à l'église cet après-midi ? s'enquit Eleanor. Je n'aurais jamais choisi des gerberas jaunes pour un bouquet de mariée, mais c'était tout de même charmant.

Eleanor Hogan avait vraiment trouvé sa voie en tant que responsable de l'autel à l'église baptiste de Sunnyside. Ce n'était que mariages en permanence. D'après la mère de Bernie, tout était « charmant », depuis les gâteaux jusqu'aux robes, en passant par les fleurs, les dragées et l'expression des mariées au moment où elles promettaient de vouer un amour éternel à leur époux. Statistiquement parlant, il ne faudrait que quelques années à la moitié de ces mariées pour jeter leur porcelaine à la figure de leur mari avant d'engager un avocat spécialisé en divorce, mais Bernie s'interdisait de le souligner.

Afin d'esquiver le sermon sur le mariage qui lui pendait au nez, la jeune femme prit le livre qu'elle avait rapporté à la maison.

— Tiens, maman. Tu sais, ce type que tu regardes sur Food Network ? Le chef qui présente toujours des plats du monde entier ? C'est son livre. Je lui ai demandé de te le dédicacer.

—Tu as eu un autographe du chef Allen ? Le seul et l'unique ? s'étonna Eleanor en prenant l'objet avec déférence et émerveillement.

—Ouais. Il était à Dallas pour des dédicaces. Je me suis occupée de sa sécurité.

Eleanor fronça les sourcils.

—La sécurité du chef Allen ? A-t-il eu… des ennuis ?

—Oui. Les dames qui venaient réclamer sa signature étaient vraiment insistantes. Je crois même que l'une d'elles lui a marché sur le pied.

—Ne plaisante pas, répliqua Eleanor. Ton travail m'inquiète terriblement.

—Il ne faut pas. Quatre-vingt-dix-neuf pour cent du temps, c'est d'un ennui mortel.

—C'est le dernier pour cent qui me préoccupe.

Bernie était lasse de cette conversation. Certes, elle savait que sa mère s'inquiétait. Pourtant, au bout du compte, ce qu'elle lui reprochait le plus n'avait aucun rapport avec le métier qu'elle exerçait, mais avec ceux qu'elle n'avait pas choisis : secrétaire, institutrice, libraire ou mère au foyer en charge de six enfants et d'un monospace. Dans la famille d'Eleanor, la vie des femmes ressemblait à un TGV traversant un long tunnel sombre parsemé de biscuits, de couches et de sexe sans plaisir dans le noir. Et quand elles émergeaient à la lumière extérieure, que découvraient-elles ? La retraite, la télécommande et des enfants ingrats qui ne leur rendaient jamais visite.

Lorsque Bernie avait quatorze ans, sa mère leur avait organisé une journée au spa à toutes les deux. Une journée au spa. Pour Bernie, rien n'était pire que cela. De toute évidence, Eleanor pensait que, si elle chargeait la balance de ce côté-là, sa fille finirait par se stabiliser au milieu. Bernie aurait préféré lécher les robinets de toutes les toilettes publiques de la ville pour attraper la grippe et rester à la maison, plutôt que de suivre sa mère. Malheureusement, les centaines de virus et de microbes saisonniers l'avaient épargnée, et elle avait été contrainte de subir un décrassage, un polissage, un massage et un gommage. À la fin, elle avait perdu une couche entière d'épiderme et tout lambeau d'intimité. « Alors, lui avait dit sa mère, c'est chouette, hein ? Ce vernis rose est joli, non ? Et je crois que tu n'as jamais eu aussi bonne mine. » Ainsi, l'adolescente était rentrée chez elle avec des relents de jasmin et de vanille qu'elle avait détestés jusqu'à la dernière seconde.

— Billy m'a dit qu'il allait t'appeler, reprit Eleanor. Est-ce que tu l'as eu ?

— Oui, maman, répondit Bernie en fermant les yeux. Il m'a laissé un message.

— J'espère que tu vas l'aider. Ce travail a l'air sûr.

— Des recommandations de la part de parents ne valent pas grand-chose.

— Mais tu sais tellement bien te présenter. Tout ce que tu diras pourra l'aider.

— Il a volé son dernier employeur.

— D'après lui, c'était un malentendu.

— Ouais, il a mal entendu qu'il n'était pas censé voler des choses.

— Mais c'est dur, pour lui, plaida tristement Eleanor. Cet enfant n'a plus de mère.

Oh non, c'est reparti !

— Maman, ta sœur est morte quand Billy avait huit ans. Il en a vingt-neuf, maintenant. Tu ne crois pas qu'il est temps pour lui de voler de ses propres ailes ?

— Bernadette. Si c'était moi qui étais morte, j'aurais voulu que Rose t'aide.

Sans compter, bien sûr, que Bernie n'avait eu besoin de l'aide de personne en près de trente ans. Enfin, sa mère refusait d'entendre raison.

— OK, maman, soupira Bernie. Je vais lui faire, cette recommandation.

— Je suis sûre que tu trouveras quelque chose de gentil à dire.

C'est ça. Je dirai qu'il est très doué de ses mains et qu'il possède un grand pouvoir de persuasion. Tant qu'ils ne comprennent pas que je parle de sa dextérité pour appuyer sur les touches de la télécommande et pour emprunter de l'argent, je ne serai peut-être pas foudroyée pour mes mensonges.

— Je ne te jette pas dehors, déclara Bernie, mais j'ai des projets pour la soirée. Il faut que je prenne une douche.

— Un dîner entre amis ?

— Non.

Une lueur d'espoir passa dans les yeux d'Eleanor.

— Un rendez-vous ?

— Non.

— Encore une partie de poker ? se renfrogna sa mère.

— Oui, maman. Je joue au poker. J'aime ça.

— C'est un jeu d'argent.

— Vu les types avec qui je joue, il n'y a pas de grosse somme engagée.

— Tu tiens vraiment de ton père, soupira Eleanor avec lassitude.

Oui, et si sa mère finissait par l'accepter un jour, Bernie serait la femme la plus heureuse du monde.

Son père, un policier, s'était fait tirer dessus dans l'exercice de ses fonctions quand Bernie n'avait que seize ans. Elle ignorait si elle était un garçon manqué depuis la naissance ou si elle aimait tellement son père qu'elle voulait juste lui ressembler. Il l'emmenait à la pêche et à des matchs de baseball, et il lui avait appris à jouer au basket. Lorsqu'il l'avait emmenée pour la première fois au stand de tir, elle avait atteint le mille ; il avait dit et répété à qui voulait l'entendre que sa petite fille chérie était une tireuse d'élite.

La bataille était perdue d'avance pour sa pauvre mère qui voulait lui faire porter du parfum alors que Bernie préférait par-dessus tout l'odeur de la poudre à canon. Depuis, dès que Bernie sentait ces effluves, elle avait le sentiment de voir son père lui sourire depuis le ciel.

— Je ne peux pas te préparer à dîner avant de partir ? demanda Eleanor. Peut-être un peu de bouillon de poulet pour t'aider à te sentir mieux ?

— Non, merci.

— Tu n'as toujours pas l'air dans ton assiette. Promets-moi que tu rentreras tôt et que tu te reposeras un peu.

— Oui.

Eleanor ramassa son sac à main et se dirigea vers la porte.

— Attends, l'arrêta Bernie en prenant la boîte blanche que sa mère avait posée un peu plus tôt. Tu oublies ça.

Eleanor se retourna et se figea en avisant la boîte, puis elle inclina la tête.

— C'est à moi ?

Un frisson d'appréhension parcourut la nuque de Bernie.

— Oui, maman. C'est à toi. C'est toi qui l'as apportée.

Sa mère déglutit, porta ses mains à sa gorge et cligna des yeux avec inquiétude.

— Tu as dû la rapporter de l'église, avança Bernie. Du mariage, peut-être.

— Ah ! s'exclama Eleanor avant de souffler en fermant les yeux. Du gâteau. C'est du gâteau. Du mariage de la fille de Katherine. Ça m'était sorti de la tête. Dure journée. (Elle afficha un sourire tremblant.) C'est pour ça que je suis passée : pour t'apporter du gâteau. Il est délicieux. Un glaçage au beurre à l'extérieur et du chocolat à l'intérieur. Pas tellement traditionnel, mais quelle femme se plaindrait de manger du chocolat ? Et il y avait de ravissantes roses jaunes dessus. Avec le bouquet de roses jaunes posé à côté, la table était magnifique.

Cette surcharge d'informations fit frémir Bernie. *« Tu vois, je me souviens de tous les détails. De tous les invités. Donc, je n'ai pas de problème. Absolument aucun. »*

— Bon, je ferais bien de partir, déclara Eleanor d'un ton joyeux. Tu as des choses à faire. Régale-toi avec le gâteau et merci pour le livre. Si tu viens dîner un de ces jours, j'essaierai une de ces recettes.

— Je viendrai, lui assura Bernie en la suivant jusqu'à la porte. Maman ?

Eleanor fit volte-face.

— Oui ?

— Tu te sens bien, en ce moment ?

— Moi ? Bien sûr que oui.

— Tu en es certaine ?

— Bernadette, répondit-elle avec un rire nerveux. Ce n'est rien. J'ai soixante-huit ans. Ce ne sont que… des petites pertes de mémoire passagères. Tu le sais bien.

Pas de panique. Ce n'était qu'une légère absence. Pour l'instant, tout va bien.

— Oui, je sais.

— Je t'appelle demain pour savoir si tu te sens mieux.

Bernie s'apprêtait à rétorquer que c'était inutile, mais elle se ravisa. Elle commençait à comprendre qu'elle ne pouvait pas passer un jour sans parler à sa mère, sans évaluer chaque journée à la lumière de la précédente. Bientôt, un détail crucial changerait tout et Bernie se devrait de le reconnaître immédiatement. Elle avait la terrible impression que ce jour viendrait plus tôt que prévu.

— Oui, très bien, accepta Bernie. Appelle-moi dans la matinée.

Sa mère hocha la tête avant de sortir, et Bernie referma la porte, contre laquelle elle s'adossa un moment pour respirer calmement. *Et merde !* Elle détestait cette vie qui la prenait de court. Et elle détestait la détester. Une bonne fille resterait calme et agréable au lieu de se laisser miner par la responsabilité qui la tirait vers le fond au point de la noyer.

Pourquoi donc sa mère avait-elle renoncé à son assurance maladie ?

Si Bernie avait pu compter sur l'aide du reste de la famille, tout aurait été différent. Malheureusement, il ne lui restait qu'une grand-mère, trop vieille et trop excentrique pour s'occuper de qui que ce soit, Billy, qui était allergique au travail et détroussait tous ceux qu'il pouvait, et quelques autres moins gênants mais tout aussi étranges ou qui vivaient dans une autre ville, donc pas vraiment disposés à l'aider. Si seulement son père était encore là pour s'occuper d'Eleanor, Bernie pourrait vivre sa vie, mais il lui incombait désormais d'être la voix de la raison, le maillon fort empêchant le tissu usé de sa famille de se défaire ; elle se devait d'assurer la protection de sa mère jusqu'à la fin.

Bernie repensa à ce qui s'était passé avec Jeremy. À l'argent qu'elle touchait désormais. Malgré toutes ses critiques à l'égard de Bridges, elle n'aurait jamais démissionné si cela n'avait pas représenté la seule et unique solution à une erreur dont elle était en partie responsable. Deux mois après l'événement, elle ressentait encore vivement la piqûre de cette expérience : sa fureur, le whiskey, les moqueries de Jeremy… et son baiser.

Non. Rien n'excusait l'attitude de Bernie. Absolument rien. Elle n'était pas du genre à faire porter le chapeau aux autres. Pour la première fois de sa vie d'adulte, le simple souvenir de son comportement lui faisait honte, et elle allait devoir vivre avec ce souvenir pour toujours. De plus, durant ces prochains mois et années, il lui faudrait trouver un moyen de garder la tête hors de l'eau sans un énorme salaire payé par un millionnaire coureur de jupons.

Bernie vida sa bouteille de Gatorade avant de prendre une douche et de se rendre chez Bill pour leur partie de poker. Le temps d'une soirée, elle comptait s'oublier dans le Texas hold'em et la bière en faisant comme si tout allait pour le mieux dans le meilleur des mondes.

Chapitre 6

Deux heures plus tard, attablée dans la salle à manger de Bill Ramsey, Bernie jouait au poker avec quelques spécialistes de la sécurité de l'agence *Delgado & Associates*. Seuls certains visages manquaient : ceux qui étaient de service de nuit ou affectés à des postes dans d'autres États. Bernie avait déjà remporté deux manches et s'en félicitait. Ces derniers temps, le moindre centime comptait.

S'accordant une pause, elle se rendit dans la cuisine, où Gabe la suivit. Elle prit deux bières dans le réfrigérateur et lui en tendit une.

— Bridges m'a appelé aujourd'hui, annonça-t-il. C'est la troisième fois ce mois-ci. Il veut te récupérer.

Bernie se glaça un instant, puis décapsula sa canette.

— Tu sais que ça ne m'intéresse pas.

— Tu ne veux même pas savoir ce qu'il te propose ?

— Non.

— Sérieusement, Bernie, tu devrais y réfléchir…

— Il me veut uniquement parce qu'il ne peut pas m'avoir. Il jette l'argent par les fenêtres juste pour arriver à ses fins.

— Tu touches au cœur du problème : c'est toi qu'il veut.

— C'est bien, mais moi je ne veux pas de lui.

— Tu ne m'as jamais expliqué pourquoi tu avais demandé ton transfert.

— Tu ne me l'as jamais demandé, et je t'en remercie.

—Je me suis dit que tu avais de bonnes raisons.

—C'est le cas.

—Mais là, je te pose la question. Est-ce que ça a un rapport avec la tentative de cambriolage chez Bridges la nuit d'avant ta démission ?

Bernie se détourna.

—C'était trois fois rien.

—Je sais que c'était un cambriolage de rien du tout. La police a arrêté les coupables quelques heures plus tard. Mais est-ce qu'il s'est passé autre chose ?

Bernie but une gorgée de bière en regrettant que Gabe ait mis ce sujet sur le tapis.

—Est-ce que ma réponse pourrait mettre mon emploi en péril ?

—Bien sûr que non, quelle question !

—Alors je te réponds que je ferais mieux de ne pas répondre.

Gabe la dévisagea encore un moment, puis il hocha la tête.

—OK. Je dirai à Bridges qu'il devra s'habituer à Max.

Et Bernie aurait parié jusqu'à son dernier dollar que Max rendait Jeremy complètement dingue. Avec ses deux mètres de haut et sa carrure d'armoire à glace, l'agent de protection savait se rendre aussi effrayant que King Kong. Pourtant, cela ne devait pas déranger Bridges. En revanche, ce dernier devait détester que Max ne parle qu'en cas d'absolue nécessité. Jeremy ne supportait pas les silences prolongés ; il les remplissait systématiquement de ses sarcasmes inutiles. Avec Max, il s'apercevrait très rapidement qu'il parlait tout seul.

—Je sais que ça nous rapporterait plus d'argent à tous les deux, indiqua Bernie à Gabe. Mais ce n'est pas envisageable pour l'instant.

—Oublie l'argent, répondit Gabe. Tu es mon meilleur agent. Je ne te placerai jamais à un poste qui ne te plaît pas.

Bernie hocha la tête avec une réelle reconnaissance pour son patron. Ancien policier, la quarantaine, Gabe Delgado avait les traits trop durs pour être beau, et son air strict et froid n'attirait pas la plupart des femmes. Qu'il l'ait choisi ou non, le mariage ne semblait pas faire partie de ses projets, mais certaines femmes se seraient damnées pour son salaire. Entièrement dévoué à son entreprise, Gabe menait sa barque avec fermeté et équité ; des qualités pour lesquelles Bernie le tenait en haute estime.

Ils retournèrent au salon et se remirent à table. Lucky distribua les cartes. Bill regarda son jeu avec un rictus de contrariété. Après trois bières, son expression impassible avait disparu ; en admettant qu'elle ait bien été présente au départ. C'était le stéréotype du père de famille, avec deux enfants et un énorme prêt immobilier. Il se contentait généralement de contrats à durée déterminée pour des postes dans la région, ce qui impliquait souvent des horaires bâtards, mais au moins il rentrait chez lui presque tous les soirs. Sa femme, Teresa, faisait partie de ces mères parfaites qui donnaient l'impression qu'élever des enfants était une promenade de santé. Leur maison était toujours belle, leurs enfants toujours polis et Teresa ne semblait jamais verser une goutte de sueur.

—Alors, ça roule chez Bridges ? s'enquit Bill à l'intention de Max.

—Ça bosse, répondit Max.

Une image de Jeremy surgit dans l'esprit de Bernie : ses mains, sa bouche, le son de sa voix… Puis le feu lui monta aux joues.

Je dois avoir de la fièvre, songea-t-elle. *Je ne sais pas ce que je couve, mais je suis forcément malade.*

Bill se tourna vers Bernie.

—Je ne comprends toujours pas pourquoi tu as lâché ce poste. Bridges te payait les yeux de la tête.

— Ce sont mes affaires, rétorqua Bernie.

— C'était une histoire de bonne femme ? l'interrogea Lucky. Il a heurté ta sensibilité féministe ?

— Non, Lucky, répliqua Bernie. C'est toi qui heurtes ma sensibilité féministe.

Lucky sourit.

— À ton service.

— Comme le jour où tu lui as dit qu'elle avait un joli petit cul, commenta Max. Tu as de la chance qu'elle ne t'ait pas cassé les côtes et arraché le cœur.

Lucky secoua la tête d'un air triste.

— On ne peut plus faire de compliments aux femmes, maintenant ?

Les taquineries de Lucky dérangeaient rarement Bernie mais, cette fois, elle ne se sentait pas d'humeur. C'était un bon professionnel au CV presque aussi remarquable que le sien, donc elle ne pouvait pas l'attaquer sur ce sujet. En revanche, en matière de séduction, il arrivait deuxième, juste derrière Bridges. Toutefois, tandis que ce dernier économisait ses airs charmeurs, les réservant uniquement aux occasions qui en valaient la peine, Lucky dégainait son sourire aussi vite qu'il abordait toutes les femmes à portée de voix. Il s'était probablement tapé deux filles en venant à la soirée et une troisième devait l'attendre chez lui.

Bernie recommença à se sentir mal juste au moment où elle avançait sa mise. La nausée. Elle prit une profonde inspiration qui ne la soulagea guère.

— Oh ! Bernie, s'exclama Bill. Tu n'as pas l'air bien. Qu'est-ce qui se passe ?

— Il a raison, renchérit Gabe. Tu as le teint verdâtre.

En effet, elle se sentait verdâtre. D'une jolie nuance de bile, pour être exacte.

— Tu as la grippe ou un truc dans le genre ? demanda Bill.

— Bernie ne peut pas attraper la grippe, intervint Lucky. Elle est trop mauvaise pour que les germes survivent.

— Je vais bien, répondit Bernie alors qu'elle commençait à croire le contraire.

Puis une nouvelle vague de nausée s'insinua en elle comme un contre-courant l'entraînant vers le large. Elle s'efforça de conserver un air neutre, mais la lutte fut difficile.

Bill la dévisagea en plissant les yeux.

— Tu sais, une fois, Teresa a été dans le même état pendant trois bons mois.

— Teresa a eu la grippe pendant trois mois ? s'étonna Gabe.

— Non. Elle a eu des nausées pendant trois mois. Bon, c'étaient des nausées matinales...

Les trois autres tournèrent la tête vers Bernie dans un même mouvement. Avant cet instant précis, cette éventualité ne lui avait même pas effleuré l'esprit. Mais là...

Non. Impossible. J'ai vu Bridges mettre un préservatif. J'en suis sûre. Moi, enceinte ? C'est ridicule.

Pourtant, elle sentit une nouvelle vague de nausée et serra les dents pour la réprimer en se passant une main sur le ventre.

— Voilà ! s'exclama Bill la pointant du doigt. C'est ça ! Tu fais la même tête ! Le teint pâle comme un linge, les étourdissements, la main sur le ventre...

Bernie retira vivement sa main et se redressa.

— Je vous dis que ce n'est rien.

— Tu veux dire que tu ne peux pas être enceinte ?

— Pour l'amour de Dieu, Bill ! s'écria Teresa depuis la cuisine.

Il se pencha en avant.

— À quand remonte ton dernier rapport ?

— Bill ! hurla Teresa. Tu vas arrêter, oui ?

— Bon, si elle a couché avec quelqu'un, ce type est foutu, déclara Lucky. Les veuves noires mangent leurs partenaires, non ?

Comme Bernie ne relevait pas cette réflexion désagréable, Bill se rassit au fond de son siège en la regardant attentivement.

— Hum. La suspecte refuse de parler. Messieurs, nous avons peut-être découvert une scène de crime.

Bernie soupira. D'accord. Elle avait compris : aucun d'eux ne croyait vraiment qu'elle puisse être enceinte, mais ils adoraient lui taper sur les nerfs. Tous. Comme une meute de loups, dès qu'ils percevaient de la vulnérabilité, ils encerclaient leur proie et se jetaient sur elle. Bernie se rappela la fois où un des caleçons de Bill avait atterri avec du linge de couleur dans la machine et avait viré au rose. En l'apprenant, les autres avaient mis en place une collecte et fait un don à son nom à une association de défense des droits LGTB. Il recevait encore des appels pour des collectes de dons.

Bernie était simplement la cible du jour.

— Les gars, vous voulez bien vous taire et vous remettre à jouer ? lança-t-elle en buvant une gorgée de bière.

Grosse erreur. À peine le liquide avalé, elle eut l'impression que ses tripes n'étaient plus que les pièces d'un puzzle qu'on secouait dans sa boîte.

Bill lui sourit avec suffisance.

— Tu as l'air un peu sonnée, Bernie.

Si elle avait été opérationnelle à cent pour cent, elle aurait contré ces remarques en rappelant à Bill le jour où il s'était soûlé à la pêche avant de lancer sa ligne et de se planter l'hameçon dans les fesses. Malheureusement, elle devait se concentrer pour ne pas vomir sa bière.

Il fallait qu'elle parte avant d'en arriver là.

Au moment où elle décida de croiser les mains et de décamper, Bill sortit un billet et le jeta sur la table.

— Je vous parie 20 dollars que j'ai raison.

— Tu es cinglé ! s'exclama Lucky. On n'a même pas la preuve anatomique que Bernie est une femme et tu veux parier qu'elle est enceinte ?

— Seigneur, marmonna Teresa dans la cuisine. Voilà pourquoi je ne peux pas l'emmener à Las Vegas. (Elle apparut dans la salle à manger et s'empara de la bouteille à moitié vide de Bill.) Je te coupe les vivres.

Bernie s'affaissa contre son dossier. Pourquoi avait-il fallu que Bill s'y mette ? Elle était de nature trop compétitive pour son propre bien, et côtoyer ces types depuis des années n'avait fait qu'aiguiser ce penchant.

Bill sourit.

— On peut le savoir tout de suite, déclara-t-il en se tournant vers la cuisine. Teresa ! Où est le test de grossesse qu'on a acheté à la pharmacie ?

Son épouse le dévisagea d'un air hébété avant d'appuyer le front contre le montant de la porte avec un grand soupir.

— Vous avez un test de grossesse qui traîne quelque part chez vous ?

— Ouais, acquiesça Bill. Avec la fertilité excessive de Teresa, il faut bien ça. (Il reporta son attention sur Bernie.) Alors ? Tu veux qu'on voie si tu bois pour deux ?

Pas de chance ! La situation basculait vers un jeu de « cap ou pas cap ». Si Bernie déclarait forfait, ils ne la lâcheraient plus et ne se calmeraient qu'au bout de neuf mois, si aucun bébé ne pointait le bout de son nez. En revanche, si elle entrait dans leur jeu, ils se fendraient la poire parce que Bill aurait réussi à la faire uriner sur un bout de plastique pour 20 dollars. Au moins, avec cette seconde option, ils cesseraient de la harceler plus vite et elle gagnerait un peu d'argent.

Elle sortit un billet et le plaqua sur celui de Bill.

— Pari tenu.

Sous un tonnerre d'applaudissements et quelques sifflets, elle se leva de table et suivit Teresa. En entrant dans la salle de bains, elle commença à s'inquiéter. Juste un peu.

Et si elle était vraiment enceinte ?

Non. Impossible. Elle refusait d'y croire une seule seconde. Après tout, quelle était la probabilité ?

Oui, bon, celle-ci n'était pas nulle non plus…

Teresa prit une boîte bleue et rose dans un placard en grommelant qu'elle priverait Bill de bien plus que l'alcool, et ce définitivement, lui assurant ainsi de ne plus jamais avoir besoin d'un test de grossesse. Puis elle expliqua rapidement à Bernie comment utiliser le test, s'excusa encore pour le comportement de son mari et sortit.

Bon. Je suis censée faire pipi sur ce bidule et attendre cinq minutes. Un trait : je ne suis pas enceinte. Deux traits : si.

Elle tira d'une boîte quelques mouchoirs qu'elle étala sur le rebord du lavabo avant d'uriner sur le bâton du test. Elle secoua l'objet et le posa sur le papier, puis elle ferma le clapet des toilettes pour se rasseoir et appuyer sa tête contre le mur en attendant que les cinq minutes se passent. Bill surveillait certainement sa montre, donc elle devait s'y tenir aussi.

Elle ferma les yeux. La lumière brillait beaucoup trop fort. Non seulement Bernie ne comprenait pas à quoi jouait son estomac, mais sa tête aussi entrait dans la partie. Elle avait l'impression que son cerveau battait contre son crâne. Elle avait déjà eu la grippe, mais elle ne se souvenait pas avoir ressenti cela.

La trotteuse de sa montre sembla mettre une éternité à passer sur le 12 pour la cinquième fois. Bernie se leva, empoigna le test et se dirigea vers la sortie.

C'est alors qu'elle avisa les deux lignes.

Pendant quelques secondes, elle ne réagit pas. Elle resta plantée là, les yeux rivés sur l'indicateur, convaincue qu'une maladie lui faisait voir double. Une maladie, ou n'importe quoi d'autre.

Puis ses mains se mirent à trembler. Bernie savait tirer sur une cible située à deux cents mètres avec un fusil de chasse sans bouger d'un poil, mais ses mains tremblaient soudain comme si elle était nue dans la toundra. Comme un DVD rayé, ses pensées revinrent sur sa dernière soirée avec Jeremy. Elle le revit enfiler un préservatif.

Il en a vraiment mis un, non ?

Oui. Bien sûr que oui. Ça ne fait aucun doute.

Cela dit, les préservatifs n'étaient pas sûrs à cent pour cent. Tout d'un coup, elle se rendit compte qu'elle ne se rappelait plus la date de ses dernières règles. Elle ferma les paupières en songeant au soin qu'elle prenait à gérer tous les autres détails de sa vie. Pourquoi diable ne suivait-elle pas celui-ci avec autant de minutie ?

Parce qu'elle n'en avait jamais vraiment eu besoin.

Soudain, son esprit refusa de fonctionner davantage. Ses poumons cessèrent de s'oxygéner. Ses nerfs en feu se relâchèrent. Elle s'effondra contre le rebord du lavabo comme un pantin sans fils, submergée par le sentiment épouvantable d'avoir fait un pas de trop et basculé dans un ravin. L'homme qu'elle méprisait le plus au monde… L'homme à qui elle avait juré de ne plus adresser la parole de toute sa vie…

Elle portait son bébé.

Chapitre 7

Immobile dans la salle de bains, Bernie ne quittait pas du regard le test de grossesse qui indiquait la fin de sa vie.

— Allez, Bernie ! hurla Bill. Donne-nous le verdict !

Elle se demanda combien de temps elle survivrait enfermée ici avec uniquement de l'eau et du dentifrice. Neuf mois ?

Elle ouvrit la porte et s'écroula contre le montant. Quand ils se retournèrent tous vers elle, Bernie comprit que son expression parlait d'elle-même, mais elle n'arrivait pas à s'en débarrasser. Elle attendit les taquineries, les rires mais, étonnamment, rien ne vint. Ils la dévisageaient sans bouger, et elle comprit soudain pourquoi. Ils ne regardaient plus leur collègue, l'agent de sécurité, leur pote. Ils étaient face à une femme enceinte, et cette simple idée court-circuitait leur cerveau. Même Teresa ne parvenait pas à cacher son incrédulité. *Toi ? Bernadette Hogan ? Enceinte ? Mais comment as-tu fait ton compte ?* semblait-elle vouloir crier.

Bon, la réponse au « comment » ne faisait aucun doute. En revanche, ils se demandaient tous avec qui, mais ils ne lui arracheraient ce nom que sur son lit de mort.

— Bernie ? l'appela Teresa.

Elle ouvrit la bouche pour lui répondre, mais ses mots se perdirent entre son cerveau et ses lèvres.

Teresa se tourna vers les hommes.

—Bon, les garçons, dehors. (Ils la regardèrent d'un air ahuri.) J'ai dit : dehors ! Illico !

—Mais je suis chez moi ! protesta Bill.

—Tous !

Bill et Lucky prirent la fuite comme deux oiseaux effarouchés en faisant grincer leur chaise sur le plancher et en se bousculant dans leur hâte de s'éloigner le plus possible de la femme enceinte. La sortie de Gabe fut plus mesurée, mais Bernie savait qu'il aurait préféré se trouver ailleurs. Max, qui ne se pressait jamais pour rien, la toisa pendant un long moment avant de ramasser ses gains et de suivre les autres vers la porte.

—Attendez ! s'écria Bernie. (Ils se figèrent, puis firent volte-face.) Si un seul d'entre vous répète un traître mot de cela à qui que ce soit, menaça-t-elle d'une voix grave et malveillante, je lui arrache les yeux et je les écrase à mains nues. C'est compris ?

Bernie ne proférait pas souvent des menaces et ils le savaient. S'ils ouvraient la bouche, ils perdraient la vue.

Quand Bernie fit demi-tour et se laissa tomber dans le canapé, ses collègues considérèrent cela comme une permission de partir et refermèrent la porte derrière eux avec un bruit sourd. Dans un silence soudain et face au regard compatissant de Teresa qui prenait place à côté d'elle, Bernie eut envie d'enfouir sa tête sous un coussin et d'y rester jusqu'à l'asphyxie.

—Est-ce que ces tests sont fiables ? réussit-elle à demander d'une voix râpeuse.

—Ça dépend. Quand as-tu eu tes règles pour la dernière fois ?

—Euh… Je ne sais pas. Je ne fais pas très attention à tout ça.

Mais cela faisait un moment. Peut-être plus d'un mois. Ou deux. Elle ne savait plus.

— Qui est le... Enfin, tu as un copain ? s'enquit Teresa.

Malgré le malaise que Bernie avait ressenti toute la journée, la simple idée qu'un seul homme soit en lice pour la paternité lui vrillait l'estomac d'horreur.

— Je ne peux vraiment pas en parler, dit-elle.

— Donc si c'est vrai, est-ce que ce serait... (Teresa s'interrompit et reprit avec une grimace.) ... une mauvaise nouvelle ?

Bernie leva lentement les yeux vers elle et sentit son visage s'affaisser en une expression d'effarement.

— OK, reprit Teresa. Pas de panique. Sérieusement. Ce n'était qu'un test bas de gamme. Il arrive qu'ils se trompent. Achètes-en un autre et refais-le. Ce sera sûrement négatif.

— Est-ce que tu as déjà eu un faux positif ?

— Euh... non.

— Tu en connais à qui c'est arrivé ?

— Non, mais j'ai entendu dire que ça pouvait se produire.

Je ne veux pas de on-dit ! voulut hurler Bernie. *Je veux qu'on me dise que ces tests sont de sales morceaux de plastique inutiles !*

— J'ai trente-six ans, dit-elle. Les chances de tomber enceinte ne diminuent pas avec l'âge ?

— Si, si tu as entre quarante-cinq et cinquante ans, précisa Teresa. Mais des femmes de trente-six ans tombent enceintes tous les... (Elle s'interrompit.) Mais pas cette fois-ci, j'en suis sûre. C'est sans doute juste...

— Il faut que j'y aille.

— Euh... Oui. OK. (Elles se levèrent et Teresa alla ouvrir la porte.) Tiens-moi au courant. Et dis-moi si je peux... Enfin, tu sais, si je peux faire quoi que ce soit.

Bernie hocha la tête.

— Merci, mais je pense que c'est une erreur. J'en rirai sûrement demain matin.

— Sûrement, répéta Teresa.

Bernie avait rarement entendu aussi peu de conviction dans un seul mot.

Elle sortit et se dirigea vers sa voiture garée devant la maison. Aucun signe de Lucky ni de Gabe ; apparemment, ils avaient vraiment disparu. Bill reparut dans l'allée, passa devant elle sans un mot et rentra chez lui. Il ne restait plus que Max, appuyé contre la portière côté conducteur du 4 x 4 de Bernie, les bras croisés et le regard rivé sur elle.

Non, non et non ! Elle refusait de parler à qui que ce soit. Même à lui.

— Rentre chez toi, Max, lui dit-elle en s'arrêtant devant lui.

— Pas tout de suite.

— Laisse-moi passer, insista-t-elle d'un ton sec, ou je t'y obligerai.

— Dans d'autres circonstances, je prendrais cette menace au sérieux, mais pour l'instant tu n'as même pas l'air capable de battre un chaton.

— Tu as raison. Et je ne me sens pas non plus capable de me disputer. Tu veux bien me laisser rentrer chez moi ?

— Non. Toi et moi, on se protège depuis des années. Je n'ai pas l'intention d'arrêter maintenant.

Il disait vrai. L'armée les avait rapprochés. *Delgado & Associates* les avait soudés. Ils étaient amis, rien de plus, mais Bernie avait toujours pu compter sur Max comme sur le grand frère qu'elle n'avait jamais eu. Cependant, elle se sentait tellement mal en ce moment… Elle aurait préféré qu'il attende le lendemain pour lui offrir son soutien.

— Il n'y a aucune raison de s'inquiéter pour ça, le rassura Bernie.

— Ce n'est pas moi qui stresse.

— Je ne suis pas enceinte.

— Le test était positif.

— Le test s'est trompé. Je ne peux pas être enceinte. C'est impossible.

— Mouais, fit Max avec un hochement de tête pensif.

Bernie leva les bras au ciel.

— Je te dis que je ne suis pas enceinte ! s'exclama-t-elle en fermant les yeux de frustration. Bon sang ! Tu ne pourrais pas faire comme si de rien n'était, comme les autres ? Rien qu'une fois ?

— Je t'aurais bien demandé qui est le père, mais j'imagine que tu veux garder ça pour toi.

Elle entreprit de lui rétorquer qu'il n'y avait pas de père car elle n'était pas enceinte, mais ce serait tombé dans l'oreille d'un sourd. Et puis, il fallait déjà qu'elle y croie elle-même.

— Fais un autre test, lui conseilla Max.

— J'en ai bien l'intention.

— Ce soir. S'il est négatif, tu pourras peut-être dormir.

Gentille attention, mais Bernie entendait ce que Max ne disait pas. « Et s'il est positif, tu es fichue. »

— Tu vas pouvoir conduire ? lui demanda-t-il.

— Bien sûr.

Bernie déverrouilla les portières, Max s'écarta et lui ouvrit. Quand elle s'installa au volant, son estomac se souleva.

Bon Dieu ! C'est comme ça qu'on se sent, quand on est enceinte ? Comment font toutes ces femmes pour le supporter ?

— Je peux compter sur toi pour garder le secret ? Pas un mot à personne ? Tu sais… le temps que je sois sûre de ce qui se passe.

— Bien sûr que oui ! Je resterai muet comme une tombe, promit-il avec un léger sourire. Tu crois que j'ai envie de me faire arracher les yeux ?

— Arrête, Max. Tu sais très bien que je ne t'arracherais pas vraiment les yeux. À Lucky, peut-être, mais jamais à toi.

Même en oubliant ces considérations oculaires, Bernie ignorait pourquoi elle s'inquiétait à propos de Max. Si le monde se dépeuplait et s'il ne restait plus qu'une seule personne discrète, ce serait Max Delinsky.

— Ne te mets pas la rate au court-bouillon tant que rien n'est certain, OK ? dit-il. Fais un autre test et tu pourras oublier toute cette histoire.

Bernie acquiesça. Elle démarra et, au premier feu rouge, sortit son iPhone pour chercher une pharmacie de nuit. Elle en trouva une à vingt kilomètres, mais la distance lui importait peu. Jetant son portable sur le siège du passager, elle s'y rendit immédiatement pour acheter un autre test de grossesse. Elle prit garde à bien choisir une marque différente du précédent, juste au cas où le fabricant ne serait pas fiable. Tandis qu'elle avançait vers la caisse, elle eut l'impression que tout le monde la regardait. Elle prit donc également un Snickers, une bouteille de shampoing et un paquet de lames de rasoir, comme si tout cela pouvait détourner l'attention de l'objet initial de sa présence : « J'ai la dalle, les cheveux sales, du poil aux pattes et… ah oui ! Il faut que je sache si je suis enceinte. » L'adolescente derrière la caisse passa le tout au scanner sans ciller, mais Bernie eut tout de même le sentiment qu'un énorme projecteur était apparu de nulle part pour se braquer sur elle.

Sur le chemin du retour, le cœur de Bernie battait à tout rompre tandis que son estomac s'agitait comme un poisson au fond d'un bateau de pêche. À peine passé le pas de sa porte, elle fonça dans la salle de bains, où elle sortit les instructions de la boîte pour les lire du début à la fin, y compris le commentaire sur l'efficacité du test. Les mentions « hypersensible au taux de HCG » et « 99 % de fiabilité dès sept à neuf jours » ne l'emplirent pas vraiment d'espoir.

Quelques minutes plus tard, le test confirmait l'évidence : elle allait avoir un bébé.

Hébétée et déroutée, elle jeta le bâtonnet à la poubelle et se rendit dans le salon, où elle se laissa tomber dans son canapé. Le regard droit devant elle, la main sur le ventre, elle tenta de faire le lien entre le test qu'elle venait de faire et l'existence d'un vrai bébé en elle. Bernie avait toujours été fière d'exercer un métier pour lequel seule une femme sur dix mille possédait les compétences, et voilà qu'elle se retrouvait dans une situation susceptible d'arriver à n'importe quelle adolescente écervelée s'amusant à l'arrière d'une voiture.

Puis elle pensa à Jérémy.

Oh, mon Dieu ! Qu'est-ce qu'il va dire quand il va le découvrir ?

Bernie ne pouvait pas penser à cela dans l'immédiat, alors qu'elle concentrait toute son énergie à se retenir de vomir. Dire qu'on appelait ça des nausées matinales ! La bonne blague. Et puis, cela semblait tellement bénin. Ça méritait un autre nom, plus dans le genre de « peste bubonique ».

Bernie s'allongea sur la banquette, glissa un coussin sous sa tête et étouffa un grognement en se recroquevillant en position semi-fœtale. Elle ferma les yeux dans l'espoir de chasser la nausée, mais des coups à la porte la dérangèrent.

Non ! Qui que vous soyez, allez-vous-en ! Laissez-moi mourir en paix !

Elle referma les yeux, mais les coups continuèrent. Finalement, elle se leva et tituba jusqu'à la porte, déterminée à ne l'ouvrir que si on lui apportait un chèque géant d'un million de dollars. Elle regarda donc par le judas.

Oh non ! Maman !

Celle-ci frappa encore.

— Bernadette ? Ouvre la porte. J'ai vu ta voiture. Je sais que tu es là !

Bernie ressentit une bouffée de panique. Si sa mère la voyait dans cet état, elle appellerait les secours.

La grippe. Elle n'avait qu'à dire qu'elle avait la grippe. Bien sûr, elle ne pouvait pas avouer la vérité à sa mère tant qu'elle n'y aurait pas réfléchi à tête reposée. Même si elle ignorait quand cela serait possible.

Elle ouvrit la porte.

— Maman ? Qu'est-ce que tu fais ici aussi tard ? Tu sais que tu ne devrais pas conduire de nuit.

— J'ai essayé de t'appeler, mais tu ne répondais pas. Je m'inquiétais.

— Tu as appelé ? Je n'ai pas entendu… (Bernie s'interrompit.) Ah ! J'ai dû laisser mon téléphone dans la voiture.

Quelle imbécile !

Eleanor entra en fronçant les sourcils.

— Dis donc, tu es vraiment malade. Et ça ne s'est pas arrangé, à ce que je vois. (Elle posa ses paumes sur les joues de Bernie.) Hum. Toujours pas de fièvre. Tu as des maux de tête ? Des courbatures ?

— Oui. Je crois que c'est la grippe.

— Tu te sens nauséeuse ?

Le simple fait d'entendre ce mot retourna l'estomac de Bernie, qui s'écarta vivement de sa mère et courut dans la salle de bains. Elle tomba à genoux devant les toilettes, souleva le couvercle et vomit. Quelques instants plus tard, sa mère était derrière elle, assise sur le bord de la baignoire, d'où elle lui tenait les cheveux en lui caressant le dos. Quand Bernie eut enfin terminé, elle prit la serviette humide que sa mère lui tendait en se demandant ce qu'elle avait bien pu faire de si terrible dans une vie antérieure pour mériter un tel sort.

— Ma pauvre chérie, dit Eleanor.

— C'est juste la grippe, répéta Bernie d'une voix râpeuse. Ce sera fini dans quelques jours.

— Tu ne te fais pas vacciner contre la grippe, d'habitude ?

Si, mais ça n'empêche pas de tomber enceinte.

— Si, d'habitude, mais cette année j'ai oublié.

— Il faut que tu boives de l'eau. Avec du liquide, tu te sentiras mieux. Je vais te chercher une…

Comme elle se taisait subitement, Bernie tourna la tête et suivit son regard. La poubelle. Quand sa mère tendit la main vers la corbeille, Bernie se glaça, mais il était déjà trop tard.

Eleanor prit le test de grossesse.

Elle examina la boîte, puis Bernie. Elle semblait ne pas réussir à concilier les deux mais, face à une femme en train de vomir et à un test de grossesse, n'importe qui aurait fini par comprendre la vérité.

— Bernadette, dit finalement sa mère d'une voix tremblante. Ce n'est pas la grippe, n'est-ce pas ?

Bernie se creusa la tête pour trouver un bon mensonge, mais rien ne lui vint.

— Non, maman, confirma-t-elle avec un soupir. Ce n'est pas la grippe.

Quand Eleanor porta une main à sa gorge en écarquillant les yeux, bouche bée, Bernie se mit à trembler de terreur. Elle se rappelait encore comment sa mère avait réagi lorsque Sharon Binkley, la pire pétasse du lycée, était tombée enceinte.

« Qu'est-ce qui ne va pas, chez ces filles ? avait-elle demandé dans un murmure horrifié. Elles n'ont donc honte de rien ? »

Puis elle lui avait servi son sermon à propos des garçons, de leurs pensées et des choses terribles qui arrivent aux filles assez stupides pour se laisser manipuler. Eleanor avait prié pour la pauvre Sharon, mais Bernie savait ce que croyait réellement sa mère : cette imbécile de gamine éhontée qui s'était laissé engrosser irait tout droit en enfer.

À présent, vingt ans plus tard, la propre fille d'Eleanor jouait ce rôle, et rien n'avait changé. Bernie ne doutait pas un instant que sa grenouille de bénitier de mère appellerait le courroux de Dieu sur elle. Et, dans l'éventualité où celui-ci choisirait de lui épargner une mort instantanée, Eleanor la traînerait simplement à l'église chaque jour du reste de sa vie pour la sauver de la damnation éternelle.

— Bernadette ? reprit-elle lentement et prudemment. Est-ce que tu es… en… en… ?

Oh non ! Elle n'arrive même pas à le dire. On est mal. Très, très mal.

Pourtant, Bernie n'y pouvait plus grand-chose.

— Oui, maman, répondit-elle. Je suis enceinte.

Bernie se prépara à la réaction de sa mère. Celle-ci avait beau l'aimer très fort, un péché était un péché. D'un instant à l'autre, elle lèverait les bras au ciel et supplierait Dieu d'abattre la foudre sur elle.

Pour le plus grand étonnement de Bernie, cette scène purement biblique ne se produisit pas.

Au contraire, sa mère esquissa un sourire. Une expression ravie s'afficha sur son visage. Elle lâcha la boîte et serra Bernie dans ses bras, si fort que cette dernière crut qu'elle allait encore vomir.

Nom de… !

Eleanor recula et prit Bernie par les épaules.

— Alors c'est vraiment vrai ? Tu es enceinte ? Tu vas avoir un bébé ?

— Et… tu n'es pas fâchée ?

— Fâchée ? Fâchée ! Pourquoi serais-je fâchée ? Je vais être grand-mère !

L'instant d'après, elle étreignait sa fille comme si elle ne voulait plus jamais la lâcher. Pendant un moment d'ébahissement, Bernie la laissa faire en se demandant dans quelle dimension parallèle elle était tombée. Puis sa mère s'écarta lentement, posa la main sur son cœur et prit une profonde inspiration pour se détendre, les yeux fermés. Quand elle les rouvrit, ils brillaient de larmes.

—Maman ? Qu'est-ce qui ne va pas ?

—Rien, ma chérie. Rien. (Elle essuya ses larmes.) C'est juste que… j'avais perdu tout espoir, soupira-t-elle. Tu es tellement indépendante et, comme tu n'as jamais manifesté d'intérêt pour le mariage, j'en avais déduit que tu n'envisageais pas d'avoir un jour des enfants. J'ai toujours voulu être grand-mère. Si tu savais à quel point ! À l'église, elles me montrent toutes des photos de leurs petits-enfants. Katherine en a onze. Tu le savais ? Onze petits-enfants, et moi, je n'en ai pas un seul. Chaque fois, je leur souris en disant qu'ils sont beaux – et je ne mens pas, ils le sont – mais je ne peux pas m'empêcher d'être terriblement envieuse. L'envie, c'est un péché capital. J'en suis consciente, mais Dieu me comprend sûrement, non ? Il sait ce que je ressens, à quel point j'en veux un, rien qu'un. (Alors, elle écarquilla les yeux, comme soudain illuminée.) C'est ça ! Il doit savoir ! C'est sûr ! Regarde ce qu'il a fait ! (Elle prit les mains de Bernie.) C'est une bénédiction, Bernadette. Un cadeau du ciel.

Bernie ignorait totalement quoi répondre. Une bénédiction ? Ça ?

—À combien en es-tu ? s'enquit sa mère.

—À peu près deux mois, je pense.

—Tu as tellement de choses à faire. Mais ne t'inquiète pas, je vais t'aider. Est-ce que tu as appelé le docteur Underwood ?

—Non, pas encore. Mais…

—Tu dois prendre rendez-vous tout de suite. Les soins prénataux sont primordiaux. Est-ce que tu manges bien ?

—Je mange comme il faut, répondit Bernie.

—Bon, il faudra faire attention à partir de maintenant. Tu dois manger pour deux, tu sais.

Eleanor continua son babillage avec un air de pure extase. Bernie n'aurait jamais cru revoir un jour cette expression sur le visage de sa mère, mais tout n'était pas merveilleux, et la jeune femme se devait de la détromper.

—Attends, maman. Une seconde.

Sa mère s'interrompit brusquement.

—Oui ?

Bernie déglutit.

—Je n'ai pas encore décidé…

—Quoi ?

—Eh bien… tu sais… quoi faire.

Un instant, Eleanor parut perplexe.

—Qu… Qu'est-ce que tu veux dire ?

Comme Bernie se contentait de la regarder dans le blanc des yeux, ses traits s'affaissèrent peu à peu et Bernie sentit la joie de sa mère la quitter comme si elle exhalait son dernier souffle.

—Ah ! Je vois, répondit Eleanor en reculant. (Elle se leva, comme chaque fois que ses émotions la submergeaient et qu'elle essayait de ne pas perdre contenance.) J'ai juste cru un instant que j'aurais un petit-fils, tu comprends ? Même si je dois tout oublier un jour, au moins j'en aurais eu un pendant un temps.

S'il te plaît, ne dis pas ça !

—Maman…

—Non, la coupa Eleanor en levant la main. C'est bon. C'est ta décision, Bernadette. Pas la mienne. Je le sais. (Elle inspira profondément et fébrilement pour ne pas perdre ses moyens, mais cela n'empêcha pas ses yeux de se remplir de larmes.) Et, contrairement à ce que tu pourrais penser, je t'aimerai quoi que tu décides de faire. Quoi qu'il arrive.

Je le pense vraiment. J'espère juste que tu penses à l'adoption. Pas... pas à l'autre solution.

Bernie sentit ses propres larmes monter. L'idée d'avoir un bébé était tellement énorme qu'elle avait du mal à se la représenter. Elle excluait « l'autre solution », quoi qu'il arrive. L'adoption, en revanche... Pourrait-elle avoir un bébé et l'abandonner ?

Non. Impossible. Et pas seulement parce que cela briserait le cœur de sa mère. Maintenant que la situation lui apparaissait aussi concrètement, elle s'apercevait que cela l'anéantirait, elle aussi.

D'abord totalement déroutée par la tournure que venait de prendre sa vie, elle commençait à songer qu'il s'agissait peut-être d'un coup de chance, et non de malchance. Elle n'avait jamais entretenu de relation assez sérieuse avec un homme pour parler de mariage et, plus elle vieillissait, moins elle s'attendait à en vivre une. Partant de là, elle s'était toujours dit qu'elle n'aurait jamais d'enfant.

Mais tout venait de changer.

Plus elle y pensait, plus elle en était convaincue. Peut-être sa mère avait-elle raison quand elle parlait de bénédiction. Bernie n'aurait peut-être pas d'autre chance de devenir mère, et elle ne voulait pas la gâcher.

Bernie prit les mains de sa mère.

— Oh non ! Maman, tu m'as mal comprise.

Eleanor cligna des yeux, et une grosse larme roula sur sa joue.

— Ah bon ?

— Je ne voulais pas dire que je ne savais pas quoi faire du bébé. Je parlais de mon travail. Ça va être un peu difficile d'être à la fois garde du corps et enceinte, tu sais. Mais je vais trouver une solution.

— Donc, tu vas garder le bébé ?

— Bien sûr.

Aussitôt sa mère retrouva le sourire et entreprit de la câliner. Pour la première fois depuis l'apparition de ces deux traits sur le test, Bernie souriait aussi.

Et maintenant ? Gabe était déjà au courant de sa grossesse, donc elle n'était pas près de retoucher à son emploi de garde rapprochée. Toutefois, même avec ces terribles nausées, elle pourrait peut-être trouver chez *Delgado & Associates* un autre poste qui n'impliquerait pas le port d'une arme et la protection d'autrui ; un travail sans danger ni stress pour elle et pour son bébé. Elle s'en sortirait d'une façon ou d'une autre.

Eleanor s'écarta, les yeux toujours brillants de larmes.

— Bernadette ?

— Oui ?

— As-tu…

— Quoi ?

— L'as-tu annoncé au père ?

Une question que Bernie ne voulait pas entendre pour l'instant, mais à laquelle elle devrait répondre un jour ou l'autre. Soit elle l'éludait, soit elle se débarrassait du problème une bonne fois pour toutes.

— Le père ne voudra pas être mêlé à ça, confia-t-elle à sa mère. Et, crois-moi, maman, ça vaut mieux.

— Un homme qui ne veut pas connaître son propre enfant ? s'étonna Eleanor, consternée. En es-tu sûre ?

— Oui, maman. Certaine.

— Peut-être que les choses changeront avec le temps.

— Ne compte pas là-dessus.

— Tu veux bien me dire de qui il s'agit ?

Bernie soupira longuement.

— Écoute, je préférerais faire comme s'il n'avait jamais fait partie du paysage. Tu crois que tu y arriveras aussi ?

— Ah. Oui, bien sûr. Je ne dirai plus un mot à ce propos, promit-elle avant de marquer une pause. Mais ça ne m'empêchera pas de prier pour qu'il finisse par voir la lumière et pour que vous formiez tous une famille.

— Personne n'a jamais réussi à t'empêcher de prier, maman, lui répondit Bernie avec un sourire ému.

En parlant du père, il y avait un détail que Bernie devait régler sans plus attendre. Certes, Bridges était le géniteur, mais elle refusait catégoriquement que ce manipulateur sans cœur et sans âme ait un quelconque rapport avec son bébé.

Elle l'avait observé dans son travail : il n'hésitait pas à tout mettre en œuvre pour arriver à ses fins, dans les limites de la légalité. Elle l'avait observé avec les femmes : malgré ses sourires et ses techniques de séduction, elle n'avait jamais constaté le moindre début d'affinité d'un point de vue émotionnel. Bernie faisait la part des choses entre le plaisir intellectuel de plaisanter avec cet homme au Q.I. impressionnant et le fait de voir en lui le père de son enfant. Lorsqu'elle pensa à son propre père, à la chaleur et aux encouragements qu'il avait su lui offrir, elle eut presque les larmes aux yeux. Elle refusait de soumettre son bébé à son parfait opposé.

Il lui faudrait sans doute une semaine ou deux pour régler toutes les formalités administratives mais, quand elle en aurait terminé, elle s'assurerait que Jeremy n'ait aucune emprise sur elle ou sur son bébé jusqu'à la fin de leurs jours.

Chapitre 8

Jeremy traversa la cour de sa propriété en direction de sa berline Lincoln noire, son porte-documents dans une main et la sacoche de son ordinateur portable sur l'épaule. Max Delinsky attendait à côté de la portière du côté passager pour l'accompagner au travail, comme tous les jours depuis quelques mois. Pour le court trajet menant à son bureau, Jeremy préférait sa berline à sa limousine. Par conséquent, Max jouait à la fois le rôle de garde du corps et de chauffeur. Bien qu'il ne faille que quelques minutes pour l'aller-retour, il rendait Jeremy dingue dès l'instant où il montait en voiture jusqu'à leur arrivée.

Cela n'avait aucun rapport avec la protection qu'il lui garantissait. Immense, bâti comme un bloc de granit, il restait aussi aimable qu'une porte de prison. Personne ne risquait de s'en prendre à Jeremy en présence de Max ; pas plus des groupies que des ravisseurs ou des assassins. Sans blague, Max Delinsky aurait pu abattre à mains nues un pitbull, un lion ou même un rhinocéros en pleine charge. Il aurait pu venir à bout d'un zombie ou d'une créature mutante de l'espace sans qu'ils aient le temps de dire « ouf ». Cependant, Jeremy aurait apprécié d'avoir une conversation normale dans cette voiture, rien qu'une fois. Mais Max semblait s'évertuer à limiter leurs échanges au strict minimum. De plus, à moins qu'il ne fasse presque nuit, il tenait à porter des lunettes de soleil réfléchissantes.

Ainsi, les yeux cachés, le visage impassible et virtuellement muet, il offrait à Jeremy une façade impénétrable.

Quand ce dernier arriva près de la voiture, Max lui ouvrit la portière.

— Bonjour, Max, le salua Jeremy.

— Monsieur.

— Belle matinée, non ?

— Oui, monsieur.

Dans le monde de Max, ils venaient de tenir une longue conversation, tellement fouillée qu'il ne restait plus rien à dire.

Lorsque Jeremy fut installé, Max fit le tour de la voiture, s'assit derrière le volant et démarra.

— Vous avez regardé le match des Rangers, hier soir ? s'enquit Jeremy.

Max regarda dans le rétroviseur. Du moins, Jeremy en eut l'impression. Difficile à dire, avec ses foutues lunettes de soleil.

— Oui, monsieur.

— Beau match, hein ?

— Oui, monsieur.

— Qu'est-ce que vous pensez de leurs lanceurs, ces derniers temps ?

— Ils peuvent mieux faire.

Bon, c'était un bon début. Cela dit, à moins que tous les lanceurs des Rangers ne tirent parfaitement chaque fois, ils pouvaient toujours mieux faire.

Tandis que Max conduisait la berline le long de l'allée bordée d'arbres, Jeremy réfléchissait à un autre sujet ; peut-être le réchauffement climatique ou l'état de la carrière de Britney Spears. Le garde du corps s'intéressait forcément à quelque chose.

Oh ! Fait chier ! jura-t-il intérieurement en sortant son iPod et ses écouteurs.

Il avait l'impression d'essayer de parler avec Cheetah la guenon. Peut-être que s'il apprenait le langage des signes, ils réussiraient à communiquer. Malheureusement, la simple présence de Max lui rappelait une certaine absente.

Bon sang! Quand est-ce que ça va s'arrêter?

Depuis l'échec de ses différents coups de fil à Gabe Delgado pour récupérer Bernie, Jeremy se sentait humilié et refusait de décrocher son téléphone. Cela ne l'empêchait pourtant pas de penser à elle, ce qui l'agaçait profondément. Quoi qu'il fasse et où qu'il aille, tout ramenait ses pensées vers elle. Dans sa limousine, Max et son silence lui faisaient regretter qu'elle ne soit pas là à se chamailler avec lui. Chez lui, il lui suffisait de regarder le couloir menant à sa chambre forte pour qu'elle s'impose à son esprit. Et chaque fois qu'il posait les yeux sur un membre du sexe opposé, il entendait la voix de Bernie lui demander s'il savait à quoi cela ressemblait d'être avec une vraie femme.

Ensuite, le souvenir revenait à la charge: la frénésie torride de cette nuit-là, les sensations indescriptibles que lui avait procurées cette femme qu'il considérait à peine en tant que telle avant ce soir-là et qui, pour finir, hantait ses pensées. À plusieurs reprises, il avait failli demander de ses nouvelles à Max mais, heureusement, il s'était retenu. Cela aurait vraiment été pitoyable.

Toutefois, il commençait à se faire une idée de ce qui s'était passé entre eux. Désormais, il savait que la raison pour laquelle il ne pouvait pas se sortir Bernie de la tête n'avait rien de sexuel, ni aucun lien avec son désir de la récupérer. C'était certainement dû au fait qu'elle l'avait quitté avant qu'il puisse l'envoyer paître, et il détestait ce goût d'inachevé.

Quelques minutes plus tard, Max signalait leur arrivée au poste de garde du complexe *Sybersense* et passait le portail. Il contourna la rive ouest du lac artificiel agrémenté de fontaines et de murets de pierre. Des collines verdoyantes ondulaient autour des différents bâtiments ornés de lilas des Indes aux bourgeons rose foncé.

Jeremy éprouva une bouffée de fierté, comme chaque fois qu'il regardait cet endroit qu'il avait construit jusqu'à la dernière pierre, grâce à l'argent gagné à la sueur de son front alors que personne au monde ne croyait en lui. Ainsi, il avait érigé un empire sur un terrain dont il contrôlait la moindre parcelle. Dès qu'il découvrait un détail anormal – de l'herbe brunie, un trottoir fissuré, un arroseur décalé de quelques degrés dans la mauvaise direction –, il lui suffisait de décrocher son téléphone et, en quelques heures, la perfection était restaurée.

Max avança vers l'entrée. Jeremy rangea son iPod, prit sa serviette et sortit sous le soleil d'août, qui cognait déjà bien qu'il ne soit que 7 h 45. Pendant qu'il se rendait dans le bâtiment, Max s'éloigna avec la voiture, laissa Jeremy sous la garde des agents de sécurité de *Sybersense.* Le gorille serait de service toute la journée, mais Jeremy l'autorisait à utiliser la berline selon son gré tant qu'il restait à moins d'un quart d'heure de lui. Cette disponibilité lui coûtait une belle petite somme, mais c'était l'une des raisons pour lesquelles Jeremy avait amassé une telle fortune : afin de pouvoir créer un monde où le confort constituait le seul problème.

Il disposait d'un ascenseur privé montant jusqu'à son bureau en coin du troisième étage, mais il s'en servait rarement. En revanche, il aimait le moment où il entrait et entendait le bourdonnement des voix de ses employés qui résonnaient dans l'atrium. Il adorait la cascade de lumière qui filtrait à travers les vitres, dessinant des motifs entrecroisés sur le plancher en acajou. Ses baskets couinaient au rythme de ses pas, et cela aussi lui plaisait. Ce son lui indiquait qu'il avait atteint le stade où il dictait ses propres règles et où personne ne lui disait quoi faire, comme porter des chaussures habillées au travail, par exemple.

Phil Brandenburg passa la porte du parking avec son habituel cappuccino et lui emboîta le pas en s'essuyant le front sur sa manche.

— Bon Dieu, ce qu'il fait chaud ! s'exclama Phil. J'ai cru que j'allais fondre avant d'arriver. Dallas en août, laisse tomber ! Je te jure, je vais déménager en Sibérie.

— Et si tu allumais la clim dans ta voiture ? répondit Jeremy.

— Je l'ai mise à fond.

— Alors, arrête le café chaud.

— Tu sais que je ne peux pas réfléchir si je n'ai pas mon café.

Jeremy était même persuadé que, sans café, Phil ne pouvait ni manger, ni regarder la télé, ni jouer au golf ni, certainement, faire l'amour non plus. Il vivait de caféine, de friture et de bière. En gros, il était presque sûr de mourir avant la cinquantaine, mais il préférait vivre à cent à l'heure et mourir jeune que manger des trucs qu'il n'aimait pas et se fatiguer à pratiquer un sport. Lorsqu'ils étaient à l'université, Phil était du genre à sourire beaucoup, à faire la fête souvent et à trouver une raison d'apprécier toutes les personnes qu'il rencontrait. La première année, ils avaient tous les deux laissé le hasard décider de leur camarade de chambre, et ils s'étaient retrouvés ensemble. Jeremy aurait juré que l'exubérance de Phil le rendrait marteau avant la fin du premier semestre, mais son colocataire s'était avéré idéal pour contrebalancer son propre sérieux. Grâce à Phil, Jeremy avait appris à se détendre et découvert que, tout compte fait, les femmes s'intéressaient à lui depuis qu'il n'était plus le pauvre gamin placé dans un lycée prestigieux à la faveur d'une bourse d'études. Il avait également appris à abandonner son attitude négative et à la remplacer par un sourire capable de charmer le monde entier. Il avait osé laisser son passé derrière lui et se réinventer comme il le voulait. Résultat : vingt ans après, il menait une vie qu'un seul homme sur des milliers avait la chance de connaître.

Trois ans plus tôt, lorsque Jeremy avait retrouvé Phil pour le nommer directeur financier, ça avait été comme s'il l'avait quitté la veille. Non seulement un ami de confiance à un poste aussi important représentait un atout, mais Phil possédait aussi un don pour identifier les acquisitions qui se révélaient être des diamants bruts pour *Sybersense*, pour le plus grand bonheur de Jeremy.

—Attention, le prévint Phil en appuyant sur le bouton de l'ascenseur, Alexis t'a en ligne de mire pour sa soirée de bienfaisance du seize.

—Qu'est-ce qu'elle veut, cette fois ? Mon argent ou moi ? Est-ce que je peux m'en tirer en lui faisant un chèque ?

—Pas cette fois. Une donation fait toujours plaisir mais, en réalité, elle veut te présenter à – je cite – « la future Mme Jeremy Bridges ».

—Oh non !

—Désolé. Elle joue encore les marieuses. Tu connais Alexis.

En effet. Depuis le jour où il avait embarqué Phil à bord de *Sybersense*, son épouse s'était donné pour mission de ramener Jeremy dans le droit chemin. « Tu as tout ce qu'il te faut et plus, lui disait-elle chaque fois qu'elle le voyait. Maintenant, il est temps de te trouver une femme. »

Cela échappait totalement à Jeremy. Depuis presque vingt ans, il vivait avec des œillères et courait à toute allure vers sa cible avec une détermination qui frisait l'obsession, faisant de sa société le géant qu'elle était devenue. Les femmes représentaient un divertissement agréable mais, dès qu'elles se mettaient en travers de ses affaires, il les rayait de la carte. Cela ne l'affectait pas vraiment, car il n'avait qu'à regarder ailleurs pour en trouver d'autres.

— Tu n'as pas sorti la tête de l'eau depuis plusieurs semaines, reprit Phil. Qu'est-ce qui t'arrive ?

— Tu es au courant qu'il y a du nouveau à *Sybersense*, quand même ? Ça ne se fait pas tout seul.

— Pas faux. Mais, d'après Alexis, la femme qu'elle veut te présenter est à tomber par terre. Je suis sûr que tu aimerais la rencontrer.

— J'y penserai.

Les portes de l'ascenseur s'ouvrirent et ils sortirent au troisième étage.

— Ça ne te ressemble pas de t'enfermer chez toi, commenta Phil. Est-ce que tout va bien ?

Cela faisait réellement des semaines qu'il n'avait pas mis le nez dehors. Le lancement du nouveau logiciel de *Sybersense* approchait à grands pas et l'occupait tellement qu'il ne songeait même pas à sortir. Ces derniers temps, il se contentait de travailler tard à son bureau et de rentrer manger ce que Mme Spencer lui préparait pour le dîner, puis il se défoulait un peu en regardant du sport à la télé avant de se coucher. S'il acceptait de rencontrer la belle femme qu'Alexis voulait lui présenter, peut-être réussirait-il à se remettre dans le bain. Pour la première fois depuis longtemps, il ne serait pas seul dans son lit.

— Tout va bien. C'est juste que j'ai plein de choses en tête en ce moment.

— Il fallait que je te pose la question. Comment ça se passe avec Max, ces jours-ci ?

— Ça va.

— Franchement, il me fout la chair de poule. Presque autant que Bernie.

Jeremy tressaillit légèrement en entendant ce nom, mais il continua de marcher.

— Tu ne m'as jamais dit pourquoi tu l'avais virée, lui rappela Phil.

— Je ne l'ai pas virée. Elle a démissionné.

— Pourquoi ?

— Pour des raisons personnelles.

— Quel genre ?

Jeremy s'arrêta net.

— Phil, tu veux bien arrêter d'être aussi fouineur ? Un garde du corps est un garde du corps. On s'en fout !

— Oh ! Pardon ! s'excusa Phil en levant les mains. Fais comme si je n'avais rien dit.

Jeremy n'avait pas voulu rabrouer Phil mais, vraiment, pourquoi posait-il toutes ces questions ?

— Est-ce qu'on est au point pour ce matin ? s'enquit Jeremy.

— Pile dans les temps, répondit Phil. L'équipe est prête. On te voit à 8 heures pour régler les détails de dernière minute, mais nous devons impérativement être au bâtiment Simcon à 10 h 30 pour commencer les travaux préparatoires. Si tout se passe bien, nous pourrons procéder à cette acquisition en deux temps trois mouvements.

Quand ils passèrent la porte vitrée du plateau des cadres, Phil tourna sur la gauche pour se rendre à son bureau et Jeremy fila tout droit vers le sien.

Sa secrétaire, Mme Keyes, était assise devant son ordinateur et regardait son écran à travers ses lunettes à double foyer. Il s'arrêta près d'elle juste au moment où elle sortait de l'imprimante une copie de son emploi du temps.

— Bonjour monsieur Bridges, le salua-t-elle.

— Bonjour madame Keyes. Belle journée, n'est-ce pas ?

— Oui, monsieur.

— Je ne sais pas si je vous l'ai déjà dit, mais cette nuance de beige vous va à ravir.

— Merci, monsieur Bridges, répondit-elle sans lever les yeux et sans changer d'expression. C'est très aimable de votre part.

Étant donné le peu d'émotion de sa voix, elle aurait aussi bien pu dire « j'ai déposé une nouvelle boîte de trombones sur votre bureau ». Jeremy en jouait juste pour la taquiner. Réussirait-il à obtenir une réaction ? À teinter ses joues d'un peu de rouge ou à lui arracher un modeste sourire ?

Pour l'instant, aucune chance.

Pendant des années, il avait embauché des secrétaires jeunes et ravissantes, qui avaient toujours fini par se marier et tomber enceintes rapidement, ou qui se pointaient tous les matins avec la gueule de bois. Finalement, s'apercevant que le travail devrait être réalisé tôt ou tard, il avait engagé Mme Keyes.

Elle ne répondait à aucun appel personnel au travail. Elle ne posait jamais de congés à cause d'enfants malades car elle n'en avait pas. En fait, ne s'étant même jamais mariée, elle ne devait pas non plus régler de quelconques histoires de couple. Elle ne divulguait rien à la presse. Elle ne formulait ni questions ni commentaires sur la vie privée de Jeremy. Ce dernier aurait pu cacher une identité de tueur en série, qu'elle aurait feint de ne pas remarquer les griffures et le sang dans son cou au moment de lui apporter sa tasse de café colombien avec un nuage de crème. En bref, sa secrétaire ressemblait à un robot d'une fiabilité et d'une efficacité à toute épreuve. S'il avait pu la reproduire en masse et mettre ses clones sur le marché, la valeur nette de Jeremy aurait grimpé jusqu'à la stratosphère.

Il prit son emploi du temps en sachant qu'elle l'avait également envoyé sur son iPhone et synchronisé avec le calendrier de son PC.

— Votre café est en train de chauffer, lui indiqua-t-elle. Je vous l'apporte dans cinq minutes.

Jeremy la remercia et ouvrit la porte de son bureau. En avançant, il s'aperçut que quelqu'un attendait sur le canapé. Il se tourna lentement et son cœur s'arrêta un instant.

Bernie ?

Chapitre 9

Jeremy sortit immédiatement de son état de choc pour éprouver un étrange sentiment de soulagement.

Elle est revenue. Elle va de nouveau travailler pour moi. Elle…

Puis il vit l'expression de son visage : ce sérieux, ces yeux plissés, il les avait vus un nombre incalculable de fois, et toujours sous les traits d'un adversaire.

— Bernie, dit-il en marchant nonchalamment vers son bureau. Quelle surprise ! Mme Keyes ne m'a pas prévenu que j'avais de la visite.

— Parce que je ne suis pas passée par elle.

— Alors, comment…

— J'ai toujours la clé de l'ascenseur privé. D'ailleurs, vous devriez en toucher deux mots à votre service de sécurité.

Jeremy posa son porte-documents sur la table.

— Je suis désolé, vous ne tombez pas au bon moment : j'ai une réunion dans cinq minutes.

— Ils attendront. Après tout, vous êtes Jeremy Bridges, rétorqua-t-elle d'un ton posé, dans lequel Jeremy perçut néanmoins une note de dérision.

— J'en déduis que vous voulez me parler de quelque chose.

— Exactement.

— On dirait que c'est professionnel.

— Pas seulement.

— Dans ce cas, venez chez moi plus tard.

— C'est une affaire privée. Il n'y a rien de privé chez vous, à moins que vous n'en décidiez autrement. Je ne sais toujours pas exactement où vous cachez tout le matériel de surveillance audio et vidéo de votre palace.

— Et vous croyez que c'est plus sûr ici ?

— Maintenant, oui. Il faut vraiment que vous parliez à votre service de sécurité.

La dévisageant attentivement, Jeremy remarqua sa tenue vestimentaire : un jean, un tee-shirt noir et des bottes, malgré cette chaleur. Il pressentait qu'elle en possédait dix de chaque, qui devaient constituer la totalité de sa garde-robe hors travail, même en août. Comme d'habitude, ni maquillage ni bijoux. Elle n'était pas plus attirante ou charmante que pendant les deux années où il l'avait connue. Alors pourquoi sa simple vue lui donnait la fièvre ?

Parce qu'il avait goûté au feu caché sous la glace.

Il s'assit au fond de son fauteuil, posa ses bras sur les accoudoirs et joignit ses doigts devant lui.

— D'accord, Bernie, reprit-il d'une voix égale. Dites-moi donc de quoi il s'agit.

— C'est à propos d'une certaine soirée que nous avons passée ensemble dans votre chambre forte.

Jeremy garda les yeux rivés sur elle, mais tout en lui commença à s'agiter. Ses pensées se braquèrent sur le moment intensément excitant où il l'avait plaquée contre le mur, embrassée et touchée d'une manière jusque-là inimaginable. Il espérait simplement que son visage ne le trahissait pas. Dans le cas contraire, cette femme le tiendrait à sa merci en un rien de temps.

Puis il s'aperçut qu'elle tapotait le coussin du canapé – geste très discret mais qui, de la part de Bernie, d'habitude si maîtresse d'elle-même, équivalait à fumer des cigarettes à la chaîne. Que devait-il en déduire ? Elle était nerveuse, certes – ce qui signifiait que c'était peut-être lui qui avait l'avantage –, mais pourquoi ? Aucune idée. Que pouvait-elle…

Et là, la vérité s'imposa à lui. Il se figea pendant un moment, tournant et retournant cette idée dans sa tête. Il n'arrivait pas à concevoir qu'une femme comme Bernie puisse faire une telle chose, mais comment expliquer son attitude autrement ?

Alors, la colère le gagna.

Il se leva, empoigna une liasse de papiers qui lui serviraient pour sa réunion, puis les fourra dans sa serviette.

— Je n'ai vraiment pas de temps à perdre, déclara-t-il en refermant son cartable.

— Un instant ! s'exclama Bernie. Où allez-vous ?

— Je vous ai dit que j'avais une réunion.

— Cinq minutes, demanda-t-elle en se mettant debout. Pour l'amour de Dieu, vous pouvez au moins m'accorder ça.

— Pas la peine. Donnez-moi le nom de votre avocat et laissons les professionnels s'occuper de ça.

— Les professionnels ?

— Vous devez savoir que je n'engage que les meilleurs. Réfléchissez bien avant de vous lancer là-dedans, Bernie. Mes avocats trucideront les vôtres au tribunal.

— Au tribunal ? Mais qu'est-ce que vous me chantez ?

— Vous savez très bien de quoi je parle.

— J'ai bien peur que non. Je crois qu'il va falloir m'expliquer.

Lentement, d'un air menaçant, il s'avança vers elle et la toisa.

— Ne m'insultez pas. Je vous vois venir avec votre accusation pour harcèlement sexuel.

Bernie en resta bouche bée.

— De quoi ?

— Ne vous fatiguez pas. Je sais où vous voulez en venir.

— Non, je ne crois pas, répliqua-t-elle avec un rire sarcastique.

— Vous allez raconter que je vous ai forcée, mais nous savons tous les deux que c'est faux. Vous allez me dire que ma supériorité hiérarchique empêchait le consentement mutuel. Alors, je vous répondrai que, pendant la majeure partie de notre rapport, vous étiez sur moi, donc l'idée même de…

— Je suis enceinte.

Jeremy en resta muet et paralysé, jusqu'à ses poumons. Quand il retrouva l'usage de la parole, l'incrédulité étranglait sa voix.

— Qu'est-ce que vous avez dit ?

— Vous avez bien entendu.

« Enceinte. » Le mot se répercutait dans chaque recoin de son esprit, refusant de se fixer assez longtemps pour qu'il l'intègre. Il baissa les yeux dans l'espoir de trouver une preuve…

— Vous voulez bien arrêter ça ? lâcha Bernie. Il n'y a rien à voir. Pas encore, en tout cas.

Jeremy releva immédiatement la tête et feignit la décontraction.

— C'est donc ça. Vous êtes enceinte. Félicitations.

— Félicitations à vous aussi. C'est vous le père.

Le cœur de Jeremy sursauta.

— Non, ce n'est pas moi.

— Croyez-moi, c'est vous.

Un frisson d'appréhension lui parcourut l'échine. C'était impossible. Il le savait, et pourtant…

À cet instant, la porte de son bureau s'ouvrit sur Mme Keyes, qui entra avec une tasse de café. Elle avisa Bernie d'un air surpris avant de reporter son attention sur Jeremy.

— M. Brandenburg et les autres…

— Pas maintenant, la coupa-t-il.

—Votre réunion de 8 heures…

—Dites-leur d'attendre.

—Je vous apporte votre café…

—Sortez! aboya Jeremy.

Mme Keyes recula à toute vitesse, ses talons claquant sur le parquet comme un tir de mitraillette, puis elle referma la porte. Respirant profondément, Jeremy s'assit sur le bord de son bureau, croisa les bras et tourna lentement le regard vers Bernie.

—Êtes-vous vraiment certaine de votre grossesse? s'enquit-il.

—Vous m'insultez. Vous pensez que je serais venue jusqu'ici si je n'en étais pas sûre?

Il gardait un souvenir très précis de son visage quand elle avait quitté sa chambre forte ce soir-là. C'était celui d'une femme qui n'en pouvait plus, qui avait franchi une limite qu'elle ne voulait pas dépasser et qui n'attendait qu'une chose: laisser toute cette histoire derrière elle.

Jusqu'à maintenant. Jusqu'à cela.

—Donc, reprit-il prudemment, vous êtes enceinte et vous pensez que je suis le père?

—Non, je ne le pense pas. À moins que je ne vive le deuxième cas d'immaculée conception de l'histoire, je le sais.

—S'il y a eu d'autres hommes…

—Ce n'est pas le cas. Vous pouvez vous entêter à prétendre que ce n'est pas vous, mais nous savons tous les deux que ce serait une perte de temps.

—Vu que vous m'en parlez, j'en déduis que vous avez l'intention de le garder, avança-t-il.

—Oui.

—En êtes-vous sûre? Vous avez dû vous en apercevoir il y a peu de temps. Avez-vous vraiment eu l'occasion d'y réfléchir?

— Ne me sous-estimez pas, répondit Bernie. Je sais ce que je fais.

— Pourquoi une femme comme vous s'encombrerait-elle d'un enfant ?

— J'ai mes raisons.

— C'est-à-dire ?

— Ça ne vous regarde pas, ni maintenant ni jamais.

Jeremy sentait la situation lui échapper et ses pensées partir dans tous les sens. Il fallait qu'il reprenne les choses en main.

Trouve une prise, et tout de suite !

— Très bien, vous êtes enceinte. Admettons. Mais je vous le dis : ce bébé n'est pas de moi.

— Je sais que vous pensez que c'est impossible parce que vous avez utilisé un préservatif, rétorqua Bernie. Mais ces trucs ne sont pas efficaces à cent pour cent, et vous le savez.

— Enfin, il est tout de même très peu probable de tomber enceinte quand on en met.

— Donc, vous pensez que je mens ?

— Est-ce que c'est le cas ?

Bernie plissa les yeux et pinça les lèvres de colère.

— Quand le bébé sera là, un test ADN suffira à prouver que vous êtes le père, donc pourquoi me fatiguerais-je à mentir maintenant ?

— C'est relativement clair, non ? s'esclaffa-t-il.

— Non, désolée.

— Finissons-en. Combien voulez-vous ?

Bernie en resta pantoise.

— Vous croyez que je suis venue pour ça ? Pour vous extorquer de l'argent ?

— Vous ne seriez pas la première à essayer.

— Mais si vous pensez que je vous mens et que vous finirez par le prouver, quel serait l'intérêt de vous demander de l'argent maintenant ?

Elle avait raison, et à sa façon de le regarder sans ciller d'un air résolu, il se souvint tout d'un coup qu'elle n'était pas comme certaines femmes qu'il avait connues, capables de vendre leur âme pour accéder à son compte en banque.

— Si ce n'est pas de l'argent que vous voulez, alors c'est quoi ? s'enquit-il.

Quand Bernie se tourna vers le canapé pour prendre une chemise en papier kraft qu'elle avait apportée et dont elle sortit des feuilles, la bouche de Jeremy devint pâteuse. Ce genre de document ne pouvait venir que de chez un avocat, ce qui actionnait systématiquement un signal d'alarme dans l'esprit de Jeremy, lui indiquant de rester sur ses gardes.

Bernie se leva et jeta les papiers sur le bureau.

— Je veux la garde totale.

Jeremy cligna des yeux sous l'effet de la surprise.

— Pardon ?

— Vous m'avez bien entendue. Signez ces papiers et vous n'entendrez plus jamais parler de moi ni de cet enfant.

— Je n'aurais jamais cru que vous étiez si bête ! souffla Jeremy, stupéfait.

— Qu'est-ce que vous racontez ?

— Si vous êtes vraiment enceinte et croyez que je suis le père, pourquoi ne pas me demander une pension ?

— Parce qu'il vaut mieux que cet enfant n'ait pas de père du tout plutôt qu'un père minable, même si ce minable est obligé de lui donner une petite fortune.

Jeremy eut l'impression de se prendre une gifle.

— Qu'est-ce qui vous fait penser que je serais un si mauvais père ?

— Vous essayez de me dire que vous seriez bien dans ce rôle ?

Cette question le déstabilisa et il lui fallut un moment avant de répondre.

— Très franchement, je n'y ai jamais vraiment réfléchi, vu que je ne l'ai jamais vraiment envisagé.

— En d'autres termes, vous vous êtes imaginé que, si vous mettiez une femme enceinte, vous vous contenteriez de la payer et que ce serait réglé ?

— Vous avez vraiment aussi peu d'estime pour moi ?

Bernie le dévisagea quelques instants.

— Parfois, je ne sais pas quoi penser de vous.

— Comme la plupart de mes ennemis.

Elle se retourna brusquement.

— Je ne suis pas votre ennemie, bon sang !

— Alors arrêtez de vous comporter comme telle. Vous avez vraiment besoin de mêler des avocats à ça ?

— J'essaie seulement de régler la situation au mieux pour nous deux.

— En m'excluant complètement ?

— Oh, ça va, Bridges. Je vous fais une faveur. Vous avez dit et répété que vous ne comptiez jamais vous marier, encore moins fonder une famille, et que vous en étiez bien content. Vous voulez vraiment être père ?

Non. Du moins, pas jusqu'à maintenant, mais il n'avait pas non plus été confronté à d'autres situations de ce genre.

— Si vous êtes tellement persuadée que je ne veux rien avoir à faire avec cet enfant que vous prétendez être de moi, rétorqua Jeremy, alors pourquoi toutes ces formalités ?

— Vous êtes un homme d'affaires. Si vous voulez quelque chose, qu'est-ce que vous faites ? Une ou deux poignées de main, ou des papiers ?

— En admettant que je signe ces documents, qu'avez-vous l'intention de dire à cet enfant à propos de son père ?

— Que je ne connais pas son identité. Et non seulement mon enfant ne le saura pas, mais personne d'autre non plus. Je laisserai un blanc sur son certificat de naissance et ne confierai jamais la vérité, à qui que ce soit. J'emporterai mon secret dans ma tombe.

Le bébé ne saura absolument jamais qui tu es.

Jeremy se sentit comme poignardé par l'angoisse. Grandir sur cette terre sans père était un enfer qu'aucun enfant ne devrait vivre.

Pour autant, cet enfant était-il vraiment de lui ?

Si Bernie pensait que Jeremy était le père, elle aurait au moins pu réclamer une espèce de pension, mais elle ne lui demandait pas de signer des papiers pour s'assurer qu'il fasse quelque chose ; elle exigeait qu'il ne fasse rien.

Ce qui signifiait qu'elle disait la vérité.

Jeremy prit les documents et les examina, sans vraiment les voir. Des pages et des pages d'un contrat qui aurait aussi bien pu être rédigé en chinois. Il tourna la dernière feuille, avisa la ligne de la signature sous laquelle figurait son nom, et même ces mots semblèrent se troubler quand il essaya de les déchiffrer.

Il lui fallait du temps pour réfléchir à tout cela et digérer la situation.

— Je vous donnerai ma réponse demain.

Bernie cilla.

— Pardon ? Pourquoi pas maintenant ?

— Ça ne vous regarde pas.

— Je ne comprends pas. Qu'est-ce que vous devez décider ? Je ne vous demande pas d'argent. Je ne vous demande pas d'endosser une quelconque responsabilité physique. Je ne vous demande rien, justement. Donc, pourquoi ne pas signer les documents et en finir ?

— Je ferai ça, mais demain.

— Pourquoi attendre ? Pour montrer cela à votre avocat ?

— Encore une fois, ça ne vous regarde pas. (Il se leva et lui tendit les papiers.) Je vous tiens au courant.

Elle le dévisagea avec stupeur.

— Vous avez vraiment besoin de toujours tout contrôler, espèce de taré !

— Quoi ?

— Même si je vous remettais les clés du paradis, vous me répondriez qu'il vous faut du temps pour décider de les prendre ou pas.

— Vous avez certainement raison, mais ça ne change rien. Je vous tiens au courant demain.

Bernie lui arracha les papiers des mains, puis, sans un mot, elle sortit de la pièce en claquant la porte si fort que les verres du bar cliquetèrent.

Jeremy alla s'asseoir derrière son bureau avec un sentiment étrange d'étourdissement et de désorientation. La paternité. Cette simple éventualité l'ébranlait comme rien d'autre, mais Bernie voulait qu'il s'efface, qu'il n'ait aucun lien avec son bébé et qu'il sorte du tableau définitivement. Il possédait des millions, et elle ne réclamait pas un centime. En revanche, elle prétendait qu'il serait un père lamentable et se démenait pour qu'il ne pose jamais les yeux sur son propre enfant.

Il savait ce que voulait Bernie. Restait à déterminer ce qu'il voulait, lui.

La porte s'ouvrit. Tournant dans son fauteuil, il vit Phil entrer avec, dans son sillage, deux membres de l'équipe chargée des achats.

— Mme Keyes a dit que tu étais enfin libre, annonça-t-il avant d'incliner la tête. On tombe mal ?

— Est-ce que je peux te voir seul un instant ? demanda Jeremy.

Phil fit face aux deux autres et leur promit de les appeler quand ils seraient prêts pour la réunion. Ceux-ci partirent en fermant derrière eux.

— Qu'est-ce qui se passe ? s'enquit Phil en s'installant sur une chaise en face de Jeremy. Est-ce qu'il y a un accroc dans l'acquisition ?

— Non, répondit Jeremy en tapotant un stylo contre son bureau. Ça n'a rien à voir avec les affaires.

— Alors ça a un rapport avec Bernie.

— Pardon ? s'étonna Jeremy en relevant brusquement la tête.

— Elle partait au moment où nous sommes entrés, et elle n'avait pas l'air très contente. Tu as la même expression. Quel est le problème ?

Jeremy inspira profondément et expira lentement.

— Tu ne vas pas me croire.

— Raconte.

La nouvelle était tellement ahurissante qu'il réussit à peine à la formuler à voix haute.

— Bernie vient de me dire… (Il s'interrompit, mais finit par cracher le morceau.) Apparemment, je vais être père.

Pendant quelques secondes, Phil resta impassible.

— Quoi ?

— Elle est enceinte.

Phil ferma les yeux.

— Répète-moi ça ?

— Putain, Phil ! Est-ce qu'il faut que je te raconte l'histoire de la petite graine ?

Phil retomba au fond de son fauteuil.

— Tu te fous de moi ? Toi ? Avec Bernie ?

Bon, cette réaction n'était pas inattendue. Jeremy savait que Bernie ne correspondait pas exactement au genre de femme du monde avec qui on le voyait habituellement. Phil comprendrait-il un jour l'intensité de ces quelques minutes torrides avec elle ? Un moment dont les flammes avaient emporté tout souvenir des dizaines de conquêtes précédentes. Comment Jeremy devait-il s'y prendre pour expliquer cela alors qu'il ne le comprenait pas lui-même ?

— Bon..., reprit Phil. Vous allez avoir un bébé, dit-il d'une voix hésitante, comme si le simple passage de ces mots sur sa langue constituait une corvée.

— Pas tout à fait, corrigea Jeremy. Bernie a d'autres projets à ce propos.

— Comment ça ?

— Elle veut que je renonce au bébé par écrit. Que je m'efface comme si rien de tout ça ne s'était passé.

Encore une fois, Phil eut l'air abasourdi.

— Attends un peu. Ça n'a pas de sens. Elle ne veut rien ?

— Exactement.

— Mais tu es millionnaire ! s'étonna Phil. Pourquoi...

— Parce qu'elle ne veut pas de mon argent. Elle veut juste s'assurer que je n'aurai aucun contact avec l'enfant.

— Pourquoi ?

— Parce qu'elle pense que je serais un père pourri.

— Quelle connerie !

Cette réponse si rapide surprit Jeremy.

— Arrête, Phil. Tu crois vraiment que j'ai des chances d'être un père correct ?

— Bien sûr !

— Tu me prends pour un con ? lança Jeremy en jetant son stylo sur le bureau. Je déteste ça.

— Non. Je ne vois pas la différence entre devenir père et tout ce que tu as réalisé jusqu'ici. Chaque fois que tu as entrepris quelque chose, tu es très vite devenu le meilleur en la matière.

— Il ne s'agit pas de programmer des logiciels. Et puis, qu'est-ce que j'y connais, moi, au fait d'élever des enfants ?

— Écoute, Jeremy. Je sais d'où tu viens. Je sais pourquoi tu fuis tout ce qui ressemble de près ou de loin à une famille, et Dieu sait que tu as des excuses valables, mais les choses ont parfois une bonne raison de se produire, tu sais. La vie t'envoie peut-être un signe pour te montrer ce dont tu as vraiment besoin, au lieu de ce que tu crois vouloir.

Agacé, Jeremy fit une grimace de dégoût.

— Tu es obligé de te la jouer philosophe ?

— J'avais pris option philo, tu te souviens ? rétorqua Phil en haussant les épaules.

— Compta et philo. Nom d'un chien ! Pourquoi tu as fait ça ?

— Les cours d'architecture d'intérieur étaient pleins…, répondit Phil avec un sourire timide.

Jeremy secoua la tête.

— Tu étais vraiment bizarre, à l'époque. Pff ! Qu'est-ce que je raconte ? Tu es toujours bizarre.

— Ça ne t'empêche pas de laisser l'avenir financier de ta société entre mes mains.

— Ce qui prouve seulement que je suis un imbécile, conclut Jeremy avant de réfléchir. Il n'y a aucun doute, j'ai bien passé cette nuit-là avec Bernie.

— Tu me caches quelque chose.

— Quoi donc ?

— Qu'est-ce que tu ressens pour elle ?

Le cœur de Jeremy se serra.

— Je ne ressens absolument rien. Il n'y a rien entre nous.

— Tu en es sûr ?

— Bien sûr que oui.

Pourtant, il ne l'était pas. Pas complètement. S'il était tellement certain qu'elle ne représentait rien pour lui, pourquoi n'arrivait-il pas à se la sortir de la tête ?

— OK, reprit Phil. Les intentions de Bernie sont claires. Reste à savoir ce que tu veux, toi.

— Je ne sais pas. J'ai déjà du mal à imaginer à quoi ça ressemblerait. Je ne saurais même pas par quoi commencer avec un enfant.

— Tu l'emmènerais voir des matchs. Tu lui offrirais un gant de baseball. Tu le laisserais manger des hot-dogs jusqu'à ce qu'il se rende malade.

— Et si c'est une fille ? demanda Jeremy.

— Tu l'emmènerais voir des matchs. Tu lui offrirais un gant de baseball. Tu la laisserais manger des hot-dogs jusqu'à ce qu'elle se rende malade.

— Pas de spectacles de danse ? De poupées Barbie ? De dînettes ?

— Peut-être, mais on est au XXIe siècle. Le sexisme n'est plus permis.

Dépassé par cette seule idée, Jeremy se prit la tête entre les mains un instant. Avoir un enfant figurait tout en haut de la liste des choses auxquelles il ne pensait jamais être confronté.

— C'est simple, en fait, insista Phil. Il te suffit de faire tout ce que tu aurais voulu partager avec ton père à toi.

Son père. Quand l'image de cet homme surgit dans l'esprit de Jeremy, il ne souhaita plus qu'une chose : la faire disparaître.

— Je sais à quoi tu penses, déclara Phil. Tu te dis que, comme ton père était vraiment nul, tu ne te vois pas passer par là.

— Ce n'est pas ça, nia Jeremy en se massant les tempes.

— Qu'est-ce qu'il y a, alors ?

Jeremy soupira bruyamment. Il aurait voulu pouvoir contredire son ami, mais il avait le désagréable sentiment que Phil voyait juste. Quelque part en lui vivait toujours ce petit garçon effrayé et en colère qui ne disposait que d'un mauvais exemple de père.

Il se rappela une nuit, trente ans plus tôt. Blotti sous sa couette, il se sentait si seul qu'il s'était imaginé un père différent de cet alcoolique apathique qui ne prenait pas toujours la peine de rentrer à la maison le soir. Celui de ses rêveries était riche, habitait une grande maison et possédait des voitures flambant neuves. Cet homme-là, qui l'emmenait au stade, en balade dans son jet privé ou à *Disney World*, souriait en permanence et disait « oui » à tout. Et puis Jeremy s'était réveillé le lendemain matin face à la réalité sordide et à son père. À la table du petit déjeuner, le vieil homme au teint gris, à la barbe de trois jours et aux yeux chassieux à cause de la gueule de bois lui avait aboyé dessus avec sa voix rocailleuse pour une bêtise quelconque sur laquelle il avait décidé de se focaliser ce jour-là pour éviter d'affronter son propre désespoir.

En vieillissant, Jeremy avait compris que ses rêves d'enfants traduisaient simplement son désir que son père devienne sobre, trouve un travail et reconnaisse l'existence de son fils. Malheureusement, cela ne s'était jamais produit. En revanche, Jeremy avait grandi dans la détresse causée par la fuite de sa mère et dans la peur de ce père qui n'aurait pu se préoccuper moins de lui.

— Ouais, il y a peut-être un peu de ça, reconnut-il finalement.

— Eh bien ! Sors-toi ça de la tête. Tu n'es pas ton père. Rien à voir.

Intellectuellement, Jeremy le savait. Toutefois, l'opinion que Bernie avait exprimée à son sujet touchait un point sensible. Il ignorait s'il disposait des facultés à devenir un père correct pour son propre enfant.

— Tu veux que je te dise un secret sur l'éducation des enfants ? proposa Phil.

Lui-même père de deux enfants, il bénéficiait du crédit nécessaire pour que Jeremy lui accorde son attention.

— Il suffit d'être présent.

D'être présent ?

— Ça ne peut pas être aussi simple que ça.

— OK. J'ai menti. Il faut aussi changer les couches quand ils sont bébés et supporter les claquages de porte quand ils sont adolescents, mais je crois que tu m'as compris.

En effet. Si le petit Jeremy avait pu voir le visage de son père dans le public lors de ses spectacles à l'école, cela l'aurait comblé.

Bernie se trompait. Il y avait sans doute pire qu'un mauvais père : un père totalement absent.

Avec un frisson, il prit conscience que Phil avait peut-être raison. La vie n'agissait pas au hasard, même si les choses semblaient parfois dénuées de sens. Plus Jeremy y pensait, plus sa détermination s'affirmait.

Le bébé que Bernie attendait était de lui, donc Jeremy avait également des droits sur lui. Si elle croyait qu'il allait y renoncer, elle se fourrait le doigt dans l'œil. Certes, il ignorait tout du rôle d'un père, mais cette incertitude était cent fois moins intolérable que de savoir que cet enfant grandirait en pensant que son père se fichait éperdument de lui. Jeremy prit alors la décision la plus ferme de sa vie.

Que cela plaise à Bernie ou non, ils auraient cet enfant ensemble.

Chapitre 10

Quand on frappa à la porte de son appartement, Bernie regarda par l'œilleton, le cœur battant d'appréhension. Comme elle s'y attendait, Jeremy patientait sur le seuil. Elle ignorait pourquoi il n'avait pas signé les documents la veille mais, avec un peu de chance, dans quelques minutes, ils régleraient ce problème une bonne fois pour toutes.

Bernie ouvrit la porte. Comme d'habitude, Jeremy portait un jean usé et un tee-shirt délavé. Dans ces vêtements, n'importe quel autre homme aurait eu l'air négligé. Pas Jeremy. Un jour, il avait invité des associés dans une loge présidentielle où il les avait reçus en bermuda à poches, en maillot des Cowboys et en tongs. Postée dans un coin, elle l'avait observé en silence en songeant qu'il n'aurait pu être plus beau qu'en se déshabillant totalement.

— Bridges. Quelle surprise !

— Ah bon ? Je vous avais bien dit qu'on discuterait aujourd'hui, non ?

— Je pensais que vous me convoqueriez à votre bureau.

— Je passais dans le quartier. (Il regarda par-dessus son épaule avec une expression de dégoût.) OK, ce n'est pas vrai.

Ne réagis pas. Reste amicale juste le temps qu'il écrive son nom sur les papiers.

— Max est avec vous ? demanda-t-elle en reculant pour permettre à Jeremy d'entrer.

— Non, je suis venu seul.

— Ce n'est pas prudent.

— Vous vous inquiétez pour moi ?

— Les vieilles habitudes ont la vie dure.

— C'est une affaire privée, donc je suis venu seul. Où sont les documents ?

Dieu merci, ça s'annonce plus simple que je ne le craignais.

Elle alla donc chercher le dossier.

— Ravie de constater que vous avez décidé de les signer, dit-elle en les lui donnant. C'est vraiment mieux pour nous deux. Je sais que la dernière chose dont vous ayez envie, c'est de vous encombrer d'un… (Elle s'interrompit quand elle remarqua comment il tenait les papiers.) Qu'est-ce que vous faites ? (Il les déchira en deux. Bernie en resta bouche bée.) Mais qu'est-ce que vous foutez ? (Il déchira les deux moitiés en quarts.) Bridges ! (Il lui tendit les fragments du contrat, sur lesquels elle baissa des yeux totalement ahuris.) Vous êtes complètement cinglé ou quoi ?

— Pas que je sache.

— De toute façon, j'en ai un autre exemplaire.

— Génial. Donnez-le-moi. Je vais le déchirer aussi.

— Pourquoi est-ce que vous faites ça ? demanda-t-elle en jetant les morceaux de papier sur la table.

— Je vous ai dit que je prenais vingt-quatre heures pour me décider, lui rappela-t-il en désignant le contrat. Voilà ma décision.

— Un simple « non » aurait suffi, répondit Bernie avec un regard noir.

— J'en doute. Si je ne l'avais pas déchiré, vous me l'agiteriez encore sous le nez.

— C'est vrai. Parce que le mieux, pour vous, serait de partir et de faire comme si rien de tout ça ne s'était passé.

— Mais c'est arrivé et nous allons devoir vivre avec, tous les deux.

Elle eut l'impression de recevoir un coup de poing dans l'estomac, et pas simplement du fait des nausées matinales qui la tourmentaient comme une mauvaise grippe refusant de guérir. Elle n'en croyait pas ses oreilles. Elle connaissait Jeremy : sa plus grande peur était de mettre une femme enceinte et d'en assumer les conséquences. Donc, pourquoi s'obstinait-il autant ?

— Vous ne supportez pas qu'on vous interdise quelque chose, c'est tout, lança-t-elle avec véhémence. Même une chose dont vous ne voulez pas.

— Qui a dit que je n'en voulais pas ? Je n'ai jamais vraiment pensé avoir un bébé, mais vous savez, je ne rajeunis pas. Donc, pourquoi pas ?

— Bon sang, Bridges ! Vous n'auriez besoin que d'une heure pour trouver au moins dix femmes qui accepteraient de porter votre enfant ! Ne me prenez pas le mien !

— Le nôtre.

Ce simple mot signifiait qu'elle était liée à lui pour toujours, et cette idée la répugnait.

— Pourquoi vous faites ça ? répéta-t-elle. Vous savez que vous ne voulez pas être père.

Les traits de Jeremy s'assombrirent.

— Arrêtez de préjuger de ce que je veux. Vous vous trompez sur toute la ligne.

Bernie sonda son visage pour y déceler un signe de malhonnêteté, mais elle n'en trouva aucun. Pourtant, elle ne comprenait pas d'où lui venait cette volonté d'envisager un quelconque engagement paternel, tellement contraire à la vie qu'il s'était délibérément construite. Elle se trouvait tout simplement dans l'incapacité de le croire.

Il était peut-être temps de déterminer dans quelle mesure il souhaitait s'impliquer dans l'éducation de cet enfant.

— Vous savez quoi ? dit-elle. Vous avez raison. Vous êtes le père. Vous méritez votre place.

— Ravi que vous partagiez mon point de vue.

— Mais il y a des conditions.

— Des conditions ?

— Ne croyez pas que vous n'aurez qu'à jouer les dictateurs depuis votre grande maison. Je ne vous laisserai pas faire comme ces types qui se contentent de jeter des billets à leurs enfants en croyant que c'est tout ce qu'ils attendent. On n'a que ce qu'on mérite. Si votre nom doit apparaître sur le certificat de naissance, vous serez un père dans tous les sens du terme.

L'air suffisant de Bridges disparut.

— Qu'est-ce que vous voulez dire ?

— Eh bien, pour commencer, j'ai une échographie demain. Je compte sur vous pour être là.

Il cligna des yeux, ébahi.

— Vous voulez que je vous accompagne chez le médecin ?

— C'est ce que font tous les bons pères.

— J'aurais cru que vous vouliez de l'intimité.

— En ce qui vous concerne, mon intimité a disparu il y a des semaines.

— Pour demain, c'est impossible. Je suis en plein milieu d'une opération d'achat. Tout va très vite, donc ce n'est pas vraiment le bon moment.

— D'accord. Je vais déplacer mon rendez-vous à la semaine prochaine.

— Mon emploi du temps est plein la semaine prochaine.

— Celle d'après, alors.

— Je suis en retard pour une réunion. Je vais vérifier mon agenda et je reviens vers vous, décréta-t-il en repartant vers la porte.

— C'est exactement ce que je pensais, déclara Bernie.

Jeremy fit volte-face.

— Pardon ?

— Vous n'avez de père que le nom. Mon enfant mérite tellement mieux. Malheureusement, il est coincé avec vous.

— J'ai des responsabilités, se défendit Jeremy en serrant les dents, contrarié.

— Je comprends tout à fait, répondit Bernie avant de désigner les bouts de papier. Dois-je aller chercher l'autre exemplaire ?

Pendant quelques instants de relâchement, la pomme d'Adam de Jeremy monta lentement dans sa gorge. Quand il avisa le stylo posé sur la table, Bernie eut le sentiment d'avoir vu juste. Jeremy ne tenait pas à cet enfant ; il voulait seulement gagner. Dès qu'elle lui avait forcé la main en lui exposant de but en blanc en quoi consistait la vraie paternité…

— Je serai là, décida-t-il.

— Quoi ? s'étonna Bernie.

— Je dis que je serai là demain pour votre échographie.

— Mais je croyais que…

— C'est ce que vous voulez, non ?

Bernie sentit ses jambes flageoler. Était-il possible que Jeremy considère cette histoire plus sérieusement qu'elle ne l'avait pensé ?

Non. Il croit que je bluffe, c'est tout. Donc, il me provoque. Qu'est-ce que je peux faire à part continuer, maintenant ?

— Oui, bien sûr, confirma-t-elle. J'ai rendez-vous chez le docteur Marge Underwood sur K Street, à East Plano. À 13 heures.

— Treize heures. C'est noté.

Sur ce, il sortit et referma la porte derrière lui.

Bernie resta plantée là un moment, abasourdie par ce qu'elle venait de faire. Elle avait prévu que Jeremy disparaîtrait de sa vie et de celle de son bébé à la fin de cette journée, mais voilà qu'il venait assister à son échographie.

Hébétée, elle alla fermer le loquet de la porte avant de s'asseoir sur le canapé en repensant à sa première visite obstétrique, quelques jours plus tôt. En face d'elle dans la salle d'attente, une jeune femme enceinte patientait avec son mari. Bernie se souvenait de l'étincelle qui avait illuminé le regard de la future mère tandis qu'ils discutaient tout bas. Elle avait saisi la main de son époux pour la poser sur son ventre et ils s'étaient figés pendant quelques secondes, patiemment. La femme avait eu un léger hoquet et ils s'étaient regardés en souriant. Quand le futur père s'était penché pour l'embrasser, une envie poignante avait transpercé le cœur de Bernie avec une telle force qu'elle avait dû détourner les yeux.

À présent, quand elle imagina Jeremy assis à côté d'elle dans la salle d'attente le lendemain, la fêlure de son cœur s'élargit et se mit à saigner un peu plus. Elle avait pris la bonne décision en choisissant de garder ce bébé. Elle ne le regretterait jamais. Par ailleurs, faisait-elle une erreur en voulant également un mari ? Quelqu'un vers qui se tourner quand elle serait trop fatiguée et accablée pour avancer d'un pas de plus ? Quelqu'un qui l'aimerait autant que leur enfant ?

Elle soupira. Non. Elle ne commettait aucune erreur en souhaitant cela. Simplement, cela ne se produirait pas de sitôt.

Et certainement pas avec Jeremy.

Chapitre 11

Le lendemain, dans la salle d'attente du docteur Underwood, Bernie jetait un coup d'œil à l'horloge toutes les dix secondes. Jeremy viendrait-il réellement ? Ou avait-il réfléchi à ce rendez-vous en rentrant chez lui la veille et décidé que la paternité requérait beaucoup plus qu'il ne voulait donner ?

S'il devait déclarer forfait, Bernie préférait qu'il le fasse tout de suite, avant qu'elle commence à compter sur lui, avant qu'il devienne l'un de ces pères lunatiques qui décevaient sans cesse leurs enfants. S'il n'envisageait pas de rester sur le long terme, elle espérait sincèrement qu'il resterait chez lui aujourd'hui. Quand les aiguilles indiquèrent 13 heures, Bernie était convaincue qu'il ne se montrerait pas.

Puis, tout à coup, la porte s'ouvrit et Jeremy entra.

Il s'arrêta un instant pour retirer lentement ses lunettes et promena son regard dans la pièce jusqu'à ce que toutes les femmes présentes l'aient remarqué. Toutes le dévisageaient, pas ouvertement, mais par de petits coups d'œil en coin qui devaient épuiser leurs muscles oculaires. Le reconnaissaient-elles grâce à des photos publiées dans la presse, ou était-il tellement beau qu'elles ne pouvaient pas détacher leur regard de lui ?

Cela agaça profondément Bernie.

Pour l'amour de Dieu ! Elles sont toutes mariées ! Enfin, peut-être pas mariées, mais au moins en couple. Bon, peut-être pas en couple, mais elles vont être mères, non ? C'est le moment d'arrêter de reluquer les beaux mecs et de se concentrer sur la priorité du moment : avoir un enfant.

Dans ce cas, pourquoi avait-elle autant de mal à suivre son propre conseil ?

Jeremy finit par arrêter son regard sur elle. Avec un sourire et une confiance absolue, il traversa la pièce pour s'asseoir à côté d'elle.

— Max vous a déposé ? murmura-t-elle.

— Oui.

— Comment avez-vous justifié votre visite ici ?

— Je suis le patron. Je n'ai pas de comptes à rendre.

— Où est-il maintenant ?

— Je l'ai convaincu de surveiller les méchants depuis ma voiture.

Dieu merci ! Même si Max savait que Bernie était enceinte, elle préférait garder secrète l'identité du père pour l'instant. Elle avait une vague idée de la réaction de Max quand il apprendrait la vérité.

— Bernadette Hogan ?

Bernie leva les yeux vers une infirmière qu'elle ne reconnaissait pas, dans l'encadrement de la porte qui menait aux salles d'examens. Elle n'avait rien en commun avec la quinquagénaire grisonnante et légèrement moustachue qui travaillait habituellement pour le docteur Underwood. Celle-ci était mince, ravissante et âgée d'à peine trente ans, avec des cheveux auburn et de grands yeux bleus. Étrangement, sa blouse informe ne la rendait que plus féminine, comme un top model portant une chemise d'homme en flanelle par-dessus ses sous-vêtements roses de petite fille. Bernie soupira intérieurement. Si elle enfilait une blouse de ce genre, elle ressemblerait à… un sac.

Elle aurait juré voir, du coin de l'œil, Jeremy déployer des antennes au-dessus de sa tête et les orienter vers Mlle Bien-roulée. Bernie en fut plus agacée qu'elle ne l'aurait dû. Après tout, qu'il soit le père de l'enfant ne signifiait pas qu'il se passait quoi que ce soit entre eux, ni que cela arriverait un jour. Bernie était quasiment certaine que la paternité ne viendrait jamais à bout de la libido légendaire de Bridges. Pour autant, il aurait tout de même pu avoir la délicatesse de ne pas se comporter comme s'il venait d'entrer dans une boîte de nuit en pleine soirée réservée aux femmes.

Bernie prit son sac à main et se leva. Quand Jeremy l'imita, la réalité la frappa subitement.

—Où allez-vous ? marmonna-t-elle.

—Je vous suis.

—Non. Vous ne pouvez pas entrer.

—Bien sûr que si. Je suis le père.

—Et je suis la mère. C'est mon corps. C'est à moi de choisir qui le voit.

—Mais il y a quelque chose dans ce corps qui m'appartient à moitié.

Bernie se rapprocha de lui.

—Et dans quelques minutes, ce corps sera à moitié nu.

—Ça va. Je vous ai déjà vue à moitié nue, lui rappela-t-il avant de réfléchir un instant. Est-ce que ce sera la même moitié ?

Elle ne voulait pas rester plantée là à se disputer avec lui. C'était hors de question. Comme les autres patients présents dans la pièce commençaient à les observer, Bernie céda.

—Oh ! D'accord, venez ! grommela-t-elle.

—Comment ça va, aujourd'hui ? s'enquit l'infirmière dont le sourire dévoilait une dentition parfaite.

—À merveille, répondit Bernie.

—Par ici, indiqua l'infirmière en les accompagnant dans le couloir.

Bernie hasarda un regard vers Jeremy, dont l'attention était entièrement focalisée sur les fesses de leur guide. La preuve par A plus B que, pour lui, même un cabinet médical pouvait faire office de bar pour célibataires.

—Réfléchissez bien, Bridges, susurra-t-elle. Dans un instant, vous allez vivre le miracle de la grossesse.

—J'ai hâte.

—Je sens presque les œstrogènes dans l'air, pas vous ?

—Oh si ! C'est mon hormone préférée.

Bernie soupira. Il n'existait qu'un seul autre endroit sur terre où les œstrogènes embaumaient l'air davantage que dans ce cabinet : la chambre de Jeremy. Le dernier endroit où il se sentirait mal à l'aise serait au milieu d'un groupe de femmes. Et le fait que la plupart d'entre elles soient enceintes ne semblait pas changer la donne.

Ils suivirent l'infirmière dans une salle d'examens, où elle leur fit signe de s'asseoir, puis elle ouvrit le dossier de Bernie sur le bureau.

—Donc, vous êtes là pour votre première échographie ?

—Oui, c'est ça, acquiesça Bernie.

—Comme c'est excitant ! Vous allez voir votre bébé pour la première fois. On vous donnera même une photo à rapporter chez vous.

—Vous entendez ça, Bernie ? s'exclama Jeremy. Une photo de notre bébé ! Vous vous rendez compte ?

—Le bébé fait la taille de mon petit doigt, rétorqua Bernie. Ce ne sera qu'une tache en noir et blanc sur un écran flou. Vous ne ferez même pas la différence entre le bébé et le reste.

—Ah ! dit Jeremy d'un air peiné. Donc, j'imagine que nous ne pourrons pas mettre ces photos sur nos cartes de vœux de fin d'année…

Bernie ferma les yeux. Elle avait peut-être commis une erreur. Une énorme erreur. Elle lui avait donné carte blanche pour s'immiscer au beau milieu de cette situation alors qu'elle désirait seulement qu'il parte et ne revienne jamais. Pourtant, elle savait que, si elle continuait à se montrer agacée par sa présence, il en rajouterait en faisant semblant d'apprécier ce moment.

L'infirmière prit la tension et la température de Bernie, puis elle lui demanda de monter sur la balance.

— Soixante-cinq kilos et soixante-dix-sept grammes, chantonna-t-elle.

Bernie grinça des dents.

— Je suis sûre que c'est juste de la rétention d'eau, intervint Jeremy.

— La ferme ! rétorqua Bernie.

Jeremy se tourna vers l'infirmière.

— Voilà tout ce qu'on récolte quand on essaie d'aider.

— Je suis sûre qu'elle est reconnaissante, au fond, répondit l'infirmière en tapotant le genou de Jeremy. Ce ne sont que ces saletés d'hormones de grossesse, lui confia-t-elle tout bas. Elles rendent certaines femmes un peu grincheuses.

Jeremy la gratifia de son sourire ravageur et fut aussitôt élevé au grade de compagnon généreux et réconfortant tandis que Bernie passait pour la méchante.

L'infirmière se leva et les conduisit dans une salle d'examens.

— Retirez vos vêtements au-dessous de la taille, indiqua-t-elle à Bernie. Ensuite, mettez cette jupe et ouvrez la porte du fond. Le docteur sera là dans un instant.

Quand l'infirmière eut fermé la porte, Bernie entra dans la petite cabine. Elle se déshabilla et enfila la jupe en papier, qui bruissa alors qu'elle l'attachait au mieux en refusant de penser au fait que Jeremy l'attendait juste à côté. Elle ne se comporterait pas comme une égoïste.

Elle sortit de la cabine en serrant la jupe pour s'assurer qu'elle restait fermée. Jeremy était assis sur une chaise à côté de la table d'examen. Avec un sourire amusé, il la regarda se glisser dessus en s'assurant que les deux extrémités de la jupe étaient jointes avant d'agripper le drap en papier pour le placer sur ses jambes.

— Saletés de jupes en papier, ronchonna Bernie.

— Je sais, répondit Jeremy en inclinant la tête. On voit tout à travers.

Le cœur de Bernie s'arrêta une seconde.

— Il n'y a rien de nouveau à voir.

— Chez d'autres femmes, peut-être. Malheureusement, ce soir-là, nous sommes allés un peu trop droit au but pour que je voie quoi que ce soit dont je puisse me souvenir aujourd'hui.

Incrédule, Bernie se tourna vers lui et lui décocha un regard glacial.

— Est-ce qu'il vous arrive de penser à autre chose qu'au sexe ?

— Bien sûr. Parfois je pense à… euh… attendez… Ah oui ! Au foot.

— Voyez-vous ça ? Un homme qui pense au sexe et au foot.

— Ce qui me fait penser aux Cowboys, qui me font penser aux pom-pom girls des Cowboys, qui me font penser à…

— Du sexe avec des pom-pom girls, termina-t-elle en secouant la tête. Donc, quand vous ne couchez pas avec une femme, vous fantasmez que c'est le cas.

— Avec les pom-pom girls des Cowboys, ce n'est pas un fantasme, corrigea-t-il en souriant. C'est un souvenir.

À cet instant, la porte de la salle s'ouvrit et le docteur Underwood entra. Elle approchait de la cinquantaine et ses cheveux prématurément argentés étaient coupés court.

Elle portait un pantalon gris, des chaussures classiques et une blouse blanche par-dessus son chemisier bleu. Aucune fantaisie, juste ses compétences. Bernie aimait ce genre de personnes.

— Bonjour Bernie, dit-elle. Comment vous sentez-vous ? Les nausées matinales vous laissent un peu tranquille ?

À cette simple mention, l'estomac de Bernie se retourna pour la centième fois de la journée.

— Je vomis moins, mais je me sens toujours un peu malade.

— Si ça continue, tenez-moi au courant. Je vous prescrirai quelque chose. (Elle se tourna vers Jeremy et s'arrêta net.) Et vous êtes… ?

— Jeremy Bridges. Je suis le père, se présenta Jeremy en tendant la main.

Le docteur Underwood la lui serra avec une expression légèrement confuse. Selon Bernie, ce n'était pas parce qu'elle avait reconnu le nom, mais parce qu'il arrivait rarement qu'une femme comme Bernie et un homme comme Jeremy se reproduisent ensemble.

Quelques instants plus tard, la future mère s'allongea sur la table. Le médecin souleva sa jupe pour exposer son ventre. Bernie détourna son attention de Jeremy en se disant qu'il ne voyait rien de plus que ce que la plupart des femmes montraient en général sur la plage.

Le docteur versa une substance froide et visqueuse sur sa peau, puis elle attrapa un objet ressemblant à un micro relié par un cordon au scanner.

— Qu'est-ce que c'est ? s'enquit Jeremy.

— Un transducteur. Ça envoie des ondes sonores à haute fréquence pour mesurer l'écho renvoyé par ce qui se trouve à l'intérieur du corps. C'est ce qui produit l'image qui s'affiche à l'écran.

Elle étala le gel avec le transducteur, puis elle s'immobilisa et l'appuya doucement sur le ventre de Bernie. Une image apparut, mais qui ne ressemblait en rien à un bébé. Le docteur Underwood déplaça le transducteur, puis elle pointa l'écran du doigt.

— Voici votre bébé. Vous le voyez ?

Bernie regarda plus attentivement, et elle en arriva à la conclusion qu'elle devrait croire le médecin sur parole.

— C'est un garçon ou une fille ? demanda Bernie.

Un garçon, un garçon, un garçon, supplia-t-elle intérieurement.

Un garçon dont elle saurait s'occuper. Elle l'emmènerait à la chasse et à la pêche, et elle lui apprendrait à jouer au baseball. Et si elle avait une fille qui voulait jouer aux Barbie et danser en tutu ?

— Il est un peu trop tôt pour le savoir, déclara le médecin. Dans un mois ou deux…

Elle s'interrompit en regardant l'écran de plus près, puis elle fit de nouveau tourner le transducteur.

— Tiens ! Voyons ça…

— Quoi ? demanda Jeremy.

— Une seconde… que je sois sûre… Ouais. Si vous regardez bien… (Bernie et Jeremy s'approchèrent tous les deux.) … On voit votre bébé.

— Euh… OK, répondit Bernie qui dut encore la croire sur parole.

— Et juste ici, continua-t-elle en montrant une autre tache sur l'écran, c'est votre autre bébé.

Le sang de Bernie ne fit qu'un tour.

— Quoi ? Qu'est-ce que vous dites ? (Le docteur la dévisagea en haussant lentement un sourcil.) Oh non ! s'exclama la future mère d'une voix soudain paniquée. Non ! Dites-moi que ce n'est pas vrai ! Ne me dites pas que…

— Félicitations, Bernie. Vous allez avoir des jumeaux.

Chapitre 12

Jeremy en resta bouche bée. Avait-il bien entendu ? Bernie n'attendait pas un bébé, mais deux ?

Le médecin promenait son regard entre elle et lui, clairement consciente qu'elle ne venait pas de leur annoncer la meilleure nouvelle qui soit. Elle se dépêcha de finir l'examen en donnant des instructions superficielles à Bernie, puis elle sortit de la pièce.

Bernie se glissa vers le bord de la table et se leva en tenant maladroitement sa jupe en papier contre elle.

— Allez-vous-en, chassa-t-elle Jeremy. Il faut que je m'habille.

— J'étais ici quand vous vous êtes déshabillée.

— Je ne peux pas m'occuper de vous maintenant.

— Vous occuper de moi ?

— D'ailleurs, vous ne pourriez pas retourner directement à votre bureau ? Vous n'avez vraiment pas besoin de traîner ici.

— Bernie, votre docteur vient de dégoupiller une grenade. Il faut que nous en parlions.

— Nous ? Il n'y a pas de « nous ».

— Vous me demandez de venir ici, et maintenant vous ne voulez plus me voir. Il faudrait savoir !

— Dehors, Bridges ! lança-t-elle d'une voix de plus en plus tremblante. Je suis sérieuse.

— Je n'irai nulle part.

— Quand je vous ai dit que je connaissais des dizaines de techniques pour tuer un homme, je ne plaisantais pas. Et ne vous méprenez pas : cette fois, c'est exactement ce que je compte vous faire si vous ne sortez pas d'ici.

— Bernie…

— Sortez d'ici tout de suite !

Jeremy recula. Qu'est-ce qui avait provoqué cela ? Depuis quand Bernie, toujours si calme, rationnelle et sarcastique, s'était-elle transformée en folle furieuse ?

D'accord, peut-être quand elle avait découvert qu'elle deviendrait mère de deux bébés pour le prix d'un. Si l'on ajoutait à cela des hormones hyperactives, il devenait compréhensible qu'elle n'ait pas les idées claires, ce qui signifiait que Jeremy devait reprendre le contrôle de la situation.

Dès qu'elle aurait fini de lui vociférer dessus.

— Je vais dans la salle d'attente pendant que vous vous habillez, lui indiqua-t-il. Ensuite, nous discuterons.

Il sortit d'un air aussi autoritaire que possible, ce qui ne semblait pas vraiment adapté à la situation, et il retourna à l'accueil de la maternité. Aussi invraisemblable que cela puisse paraître, la pièce contenait encore plus de femmes enceintes que vingt minutes plus tôt. Il s'assit sur la seule chaise libre et choisit un magazine. Dans la seconde qui suivit, il s'aperçut qu'il s'agissait de *American Baby* et le lâcha comme si les pages lui avaient brûlé les doigts. Une énergie soudaine lui donnait envie de se lever, de faire les cent pas, et peut-être même de taper sur quelque chose.

Non. Cette réaction était réservée aux folles victimes de leurs hormones.

Des jumeaux, bon sang !

Jeremy savait qu'il ne tarderait pas lui-même à perdre les pédales mais, pour l'instant, il s'inquiétait surtout pour Bernie. Cela ne lui ressemblait pas de craquer ainsi, et Jeremy en était plus perturbé qu'il ne l'aurait cru.

Être père, d'accord, mais de jumeaux… il ne mesurait pas ce que cela représentait. Puis il se souvint de ce que Bernie avait dit la veille et qu'il avait pris comme une provocation : « Mon enfant mérite tellement mieux. Malheureusement, il est coincé avec vous. »

Ces paroles avaient eu l'effet d'une gifle sur Jeremy. En matière de paternité, il savait qu'il risquait fort de tout foirer. Pourtant, quand il avait compris que Bernie en était également persuadée, quelque chose en lui s'était réveillé et il avait ressenti le besoin de lui prouver le contraire autant qu'à lui-même.

Il prit une profonde inspiration, souffla, puis consacra les minutes suivantes à réfléchir à une façon pratique et maîtrisée de s'occuper de Bernie et des bébés. Il aurait cru que la multiplication par deux du problème faciliterait sa décision, mais cela ne rendait les choses que plus compliquées.

Deux bébés, deux bébés, deux bébés…

Les mots résonnaient dans sa tête, à tel point qu'il crut que son crâne allait exploser.

Quelques instants plus tard, son téléphone sonna. Voyant le nom affiché, il répondit.

— Max ? Que se passe-t-il ?

— Bernie est partie.

Jeremy redescendit brusquement sur terre. Comment Max savait-il qu'elle était là ?

— Comment ça, « Bernie est partie » ?

— Elle est sortie par la porte de derrière et a filé en voiture. Comme ça fait cinq minutes et que vous êtes toujours à l'intérieur, je me suis dit que vous n'aviez peut-être pas remarqué qu'elle avait quitté les lieux.

Jeremy n'en croyait pas ses oreilles. Bernie l'avait planté là ? Il l'attendait alors qu'elle avait déjà mis les voiles ?

Génial ! Et n'était-ce pas également grandiose que, la voyant sortir, Max en ait déduit que Jeremy était ici avec elle ? Sinon, pourquoi l'aurait-il averti de son départ ?

— Approchez la voiture, ordonna Jeremy.

— Oui, monsieur.

Jeremy rangea son téléphone dans sa poche et se dirigea vers la sortie. Tandis qu'il passait la porte, Max avançait la voiture devant le bâtiment, et Bridges s'installa à l'arrière.

— Où allons-nous, monsieur ? demanda Max en serrant le frein à main.

Jeremy sortit son iPhone et ouvrit son répertoire.

— Résidence Creekwood. Numéro 15, Sycomore. Appartement 214.

— Je vous le déconseille, monsieur, répondit Max en regardant dans le rétroviseur.

— Pardon ?

— C'est chez Bernie, et on dirait qu'elle ne veut pas vous parler.

Jeremy leva un sourcil.

— De quoi je me mêle, Delinsky ? Ce ne sont pas vos affaires.

Max gara la voiture et se tourna pour faire face à Jeremy.

— Je sais qu'elle est enceinte.

Cela ne fut pas une grosse surprise pour Jeremy. Tout le monde le savait probablement déjà chez *Delgado & Associates*.

— D'après ce que j'ai vu aujourd'hui, continua Max, il semblerait que vous soyez le père.

Jeremy se figea. Il ne s'attendait pas à une accusation aussi frontale de la part de cet homme qui savait à peine se servir de ses cordes vocales. Il songea à nier, mais la situation était assez claire et tout éclaterait au grand jour bien assez tôt.

— C'est vrai, confirma Jeremy. Je suis le père.

— Il y a un cabinet gynécologique dans cet immeuble.

— Oui.

— Pourquoi est-elle partie sans vous prévenir ?

— Ça ne vous regarde pas.

Lentement, Max retira ses lunettes de soleil, révélant ses yeux noirs et perçants, ainsi qu'une inquiétante cicatrice sur son arcade sourcilière gauche.

— Bridges ? (Jeremy constata immédiatement l'absence du « monsieur » que Max plaçait toujours devant son nom.) Je ne sais pas ce qui se passe entre vous et Bernie, et je n'ai pas besoin de le savoir. En revanche, je vous avertis : si vous lui faites du mal, vous aurez affaire à moi. Vous m'avez bien compris ?

Jeremy en fut sidéré. Ce type venait-il vraiment de le menacer ? Il s'approcha de Max sans ciller.

— Un seul appel à Gabe Delgado à propos de votre insubordination et vous ne travaillez plus pour moi. Vous m'avez bien compris aussi ?

— Allez-y, appelez, le provoqua Max sans baisser les yeux.

— Putain ! s'exclama Jeremy en s'affaissant contre le dossier. Vous voulez vraiment perdre ce boulot ?

— Non. Je veux juste m'assurer que nous nous comprenons bien. Alors ?

Pendant une seconde ou deux, Jeremy hésita à appliquer sa menace, mais il se ravisa. Si Max protégeait tellement Bernie, cela signifiait qu'ils étaient meilleurs amis qu'il ne le croyait, donc renvoyer le garde du corps ne mettrait pas Jeremy dans les bonnes grâces de la jeune femme. Pour l'instant, il devait s'attirer ses faveurs en attendant de régler toute cette affaire.

Jeremy ravala donc sa colère.

— Je n'ai aucunement l'intention de lui faire du mal, déclara-t-il d'une voix posée.

Avec un léger hochement de tête, Max remit ses lunettes de soleil et se retourna.

Parfait ! À partir de maintenant, je vais devoir passer du temps dans cette voiture en compagnie de cet ours mal léché qui attend la première occasion pour me trancher la jugulaire.

— Elle est en colère parce que nous venons d'apprendre qu'elle attend des jumeaux, expliqua Jeremy.

Fidèle à lui-même, Max réagit avec calme. Il regarda à peine Jeremy dans le rétroviseur.

— Dans ce cas, prenez mon avertissement deux fois plus au sérieux.

Connard !

Jeremy dut presque s'asseoir sur ses mains pour se retenir d'appeler Delgado, mais à quoi cela lui servirait-il ? Cela ne ferait qu'énerver Bernie davantage, voilà tout. Toutefois, il fallait prendre cette situation en main et, vu l'état d'esprit de Bernie, Jeremy avait déjà décidé qu'il s'en chargerait personnellement.

Chapitre 13

Dans son salon, assise dans son canapé, Bernie ne décrochait pas son regard du mur, telle un zombie, les mains posées sur son ventre. Elle avait réussi à digérer l'arrivée d'un bébé dans sa vie, mais découvrir qu'elle en mettrait deux au monde avait anéanti toute activité cérébrale en elle.

C'est impossible. C'est un cauchemar. Sois patiente : tu vas bientôt te réveiller et tout sera fini.

Des coups à la porte la sortirent de sa transe.

Elle alla regarder par le judas. Le cauchemar continuait : Jeremy l'avait suivie chez elle.

Elle ne voulait pas lui parler. Elle se sentait stupide d'avoir paniqué chez le médecin mais, si elle ne l'avait pas évincé, il aurait recommencé à vouloir prendre la situation en main, autrement dit, tout contrôler à tout prix. Si elle le laissait entrer et jouer au petit chef, elle voudrait juste lui arracher la tête. Or, la dernière chose dont elle avait besoin, c'était une inculpation pour homicide. Attendre des jumeaux, d'accord, mais vivre sa grossesse en prison, non merci.

Jeremy frappa de nouveau, plus fort.

— Bernie ! Ouvrez ! (Bernie ne bougea pas de derrière l'œilleton dans l'espoir que Bridges finisse par partir.) Je ne partirai pas !

Il testait sa force de volonté.

Bernie prit son téléphone et composa le numéro de Max, qui décrocha.

— Salut Bernie. Ça va ?

— Je suppose que tu es dans la voiture de Jeremy, en bas de chez moi.

— Ouais.

— Euh… tu dois être au courant de toute l'histoire, maintenant, non ?

— Quoi ? Que Bridges est le père et que tu attends des jumeaux ?

Droit au but. Du Max tout craché.

— Oui. Il est en train de cogner à ma porte et je ne veux pas le voir pour l'instant. Tu peux le faire partir ?

— Désolé, Bernie. Rien à faire.

— Allez, Max ! Aide-moi !

— Pour le moment, c'est Bridges qui mène la barque. Un petit conseil…

— Quoi ?

— Si tu ne lui parles pas maintenant, tu devras t'en charger plus tard, donc vas-y, gère ça tout de suite.

— Bernie ! hurla Jeremy. Ouvrez la porte !

Résignée, elle s'effondra. Max avait raison, bien entendu. En évitant Bridges, elle ne gagnerait qu'un jour ou deux d'inquiétude avant qu'il revienne à la charge.

— Bernie ? l'interpella Max.

— Oui ?

— Faut admettre que je suis resté sur le cul. Comment toi et Bridges… tu sais… Comment vous en êtes arrivés là ?

— Il faudrait que je sois complètement bourrée pour raconter cette histoire, soupira Bernie.

— J'ai hâte.

Ouais, achète-moi un pack de bière dans à peu près dix-huit ans.

Avec un soupir de profonde frustration, elle posa son portable, prit une grande inspiration et ouvrit la porte.

— Il était temps, lança Jeremy en pénétrant dans l'appartement. Je commençais à croire que vous n'étiez pas rentrée chez vous, à part que votre voiture est juste devant. Ce qui me laisse penser, aussi fou que ça puisse paraître, que vous avez peut-être fait semblant de ne pas m'entendre.

— « Peut-être » ?

— Vous n'auriez pas dû partir toute seule. Vous n'avez pas les idées claires.

— Vous voulez bien arrêter d'être aussi condescendant ? Bien sûr que j'ai les idées claires !

— Ah oui ? Dans ce cas, pourquoi votre tee-shirt est-il à l'envers ?

Bernie baissa brusquement les yeux pour se regarder.

Merde !

Plus Jeremy l'examinait, plus elle se sentait idiote. Elle le contourna et se rendit dans la cuisine sans vraiment savoir pourquoi, bien qu'elle soit certaine d'une chose : elle voulait échapper à son regard indiscret.

— Vous pouvez rentrer chez vous, Bridges. Je suis parfaitement capable de régler ça toute seule.

— Ah bon ? Pourtant, vous avez un peu pété les plombs chez le médecin.

— J'étais sous le coup de la surprise, c'est tout, se défendit-elle en attrapant une bouteille d'eau dans le réfrigérateur.

— Dites plutôt que vous avez paniqué. Mais, vous savez, j'ai réfléchi. En fait, ça pourrait même s'arranger facilement.

— Ah oui ? Et comment ?

— Vous allez avoir des jumeaux, dit-il. Un pour moi et un pour vous.

Bernie fit volte-face.

— Ça ne va pas, non ? Ce n'est pas une paire de Twix !

— C'est bon, on peut rigoler. Ça ne va pas vous tuer.

— Est-ce que vous prenez tout à la rigolade ?

— Parfois, mieux vaut rire que pleurer.

Soudain, Bernie sentit ses yeux la piquer.

Bon sang ! Je pleure ?

Pour une fois dans sa vie, dont elle contrôlait les moindres détails, la force de suggestion prit le dessus. Elle essaya de chasser les larmes, mais en vain. Si cela n'avait tenu qu'à elle, elle aurait envoyé toutes ces hormones féminines au diable.

— Mince ! s'exclama Jeremy en perdant son expression amusée. Je ne voulais pas vraiment dire que vous deviez choisir l'un des deux.

— Je ne choisirai pas, répliqua-t-elle en se retournant vers lui et en dévissant le bouchon de la bouteille. Et je ne pleure pas. Je ne pleure jamais.

— Ah ! Au temps pour moi.

Génial, et maintenant, j'ai le nez qui coule !

Elle posa la bouteille, prit une serviette et s'essuya subrepticement le nez.

— C'est juste que, deux bébés, ça me dépasse un peu. Ce sont des larmes de nervosité. C'est tout.

— D'accord. C'est nerveux.

À cet instant, ses nerfs craquèrent de plus belle et elle prit une autre serviette pour s'essuyer les yeux.

Arrête ça tout de suite, sinon tu n'en finiras plus !

Elle prit la direction de sa chambre, au cas où ces pleurnicheries ne fassent que commencer.

— Où allez-vous ? s'enquit Jeremy.

— Remettre mon tee-shirt à l'endroit.

— On se fiche de votre tee-shirt. Asseyez-vous un instant.

— Je ne veux pas m'asseoir.

Pourtant, quand elle passa devant lui, il la saisit par le bras et l'entraîna vers le canapé.

— Oubliez ce tee-shirt.

— Bridges…

— Asseyez-vous.

Avec un profond soupir, elle s'écroula dans le canapé. Jeremy alla prendre un paquet de serviettes en papier dans la cuisine et les posa sur la table basse, devant elle.

Je n'en ai pas besoin ! Je ne pleure pas, putain ! Enfin, pas beaucoup.

N'empêche, deux bébés ! Comment je vais m'en sortir ?

— Écoutez, j'ai déjà assez de problèmes comme ça, déclara-t-elle. Je n'ai vraiment pas besoin que vous vous en mêliez.

— Des problèmes ? Quels problèmes ?

— Ça ne vous regarde pas.

— Vous êtes en mesure de travailler ?

— Ça ne vous regarde pas non plus.

— Soyons francs, Bernie. Vous portez mes enfants…

— Nos enfants.

— Ce qui signifie que « ça ne vous regarde pas » ne fait plus partie des réponses acceptables. Est-ce que vous êtes en mesure de travailler ?

Bernie réfléchit.

— Pas comme garde du corps.

— Oui, avec la grossesse, j'imagine que c'est compromis. Donc, comment envisagez-vous les choses du point de vue professionnel ?

Bernie détestait parler de cela. Formulé à voix haute, son projet paraîtrait encore plus terre à terre, ennuyeux et voué à l'échec.

— Si vous voulez savoir, j'en ai discuté avec Gabe Delgado. Il m'a trouvé un poste temporaire au Lone Star Museum of Art pour gérer les caméras de surveillance.

Jeremy secoua la tête.

— Vous n'êtes pas faite pour rester assise derrière un bureau à longueur de journée. Vous allez déprimer.

— Pendant les deux prochaines semaines au moins, je ne me sens pas capable de faire beaucoup plus, avoua-t-elle en se massant les tempes.

— Qu'est-ce qui ne va pas ? demanda Jeremy.

— J'ai un peu la tête qui tourne. C'est tout.

— Hum. Et ces larmes que vous ne versez pas ne doivent pas arranger les choses.

— Ce sont juste les nausées matinales.

— Je croyais que les nausées se passaient dans le ventre.

— Non, contredit-elle en relevant la tête. Ça se passe à peu près dans tous les organes du corps.

— Comment peut-on avoir des nausées matinales alors que ce n'est pas le matin ?

— Je ne sais pas pourquoi on leur a donné ce nom-là. Ça dure toute la journée, jusqu'au milieu de la nuit. Enfin, ça s'améliore avec le temps. Vous imaginez dans quel état j'étais avant…

Elle prit une longue inspiration qui ne la soulagea pas du tout. Puis une autre ; même résultat. Peut-être devrait-elle complètement arrêter de respirer. Cela réglerait définitivement le problème.

Un bruit lointain de musique flottait dans l'air. Jeremy jeta un coup d'œil par la fenêtre, et aperçut un voisin de Bernie qui jouait de la guitare sur son balcon. Il avait les cheveux coiffés en pics aux pointes rouges et toutes les zones visibles de sa peau étaient tatouées. Il avait un look assez… différent. À en juger par la grimace de dégoût qui tordit les lèvres de Jeremy, celui-ci devait trouver ce type un peu trop différent.

— Je n'arrive pas à croire que vous viviez dans un endroit pareil, dit Jeremy.

—Où est le mal ?

—Les gens sont bizarres, il y a des nids-de-poule partout, les peintures s'écaillent, la rampe d'escalier se détache du mur.

Merde !

Avec toute cette histoire, elle avait oublié de rappeler Charmin pour cette saleté de rampe.

—Je vous ai vraiment bien payée pendant deux ans, continua Bridges. Vous auriez pu ajouter 300 ou 400 dollars par mois et trouver un endroit convenable. Qu'est-ce qui vous en a empêchée ?

—J'aime faire des économies.

—Ah bon ? Et à quoi ça vous servira si vous vous faites agresser par un détraqué ?

—N'exagérez pas, non plus ! Vous savez que je peux me défendre.

—En temps normal, oui, bien sûr, mais les femmes enceintes constituent des cibles parfaites.

—Vous voulez bien arrêter ? Vous comparez cet endroit au château dans lequel vous vivez, mais les gens normaux vivent dans des endroits comme celui-ci.

—Ah oui ? J'ai croisé quelques individus qui n'avaient pas franchement l'air normaux.

—Ah oui ? Eh bien, moi, j'ai rencontré beaucoup d'hommes en costard-cravate qui étaient pourris jusqu'à la moelle. La plupart des gens qui vivent ici sont des personnes ordinaires qui essaient juste de s'en sortir.

—Je suis le père des enfants que vous portez, rétorqua Jeremy. Donc, je devrais avoir mon mot à dire à propos de votre santé et de votre bien-être. Et vous ne serez ni en bonne santé ni à l'aise très longtemps dans un tel endroit. Déménagez.

Bernie eut envie de s'arracher les cheveux. Voilà que Bridges se comportait comme d'habitude, comme si la population du monde entier allait se mettre en rang dès qu'il claquerait des doigts. Il ne pensait pas à mal mais, aux yeux de Bernie, cette attitude ne comportait absolument rien de bon. Dès l'instant où elle l'autoriserait à lui dicter une chose aussi basique que son lieu de vie, elle serait sous son emprise jusqu'à la fin.

— Vous ne me direz pas où je dois habiter, le prévint-elle. De toute façon, tout est relatif. Même si je voulais un appartement plus agréable, je ne pourrais pas me le payer.

— Euh… Vous vous souvenez de moi ? (Il tendit la main.) Bonjour, Jeremy Bridges, multimillionnaire.

Elle lui serra la main.

— Bonjour monsieur Bridges. Je suis Bernie Hogan, la mère de ces bébés, et vous pouvez garder votre argent.

— Vous êtes en train de me dire que vous préférez priver vos enfants d'une résidence décente alors que leur père pourrait facilement payer les factures à votre place ? s'étonna-t-il en retirant sa main.

— Oui, si cet argent implique que leur mère meure étouffée par tous ces liens.

— Je vous propose simplement de l'aide. Où est le problème ?

« Où est le problème ? » Il se fiche de moi ?

— Si ça peut vous intéresser, je vous rappelle que votre paternité ne pourra pas être prouvée avant la naissance de ces bébés. D'ici là, j'ai la garde exclusive ainsi que tous les droits qui vont avec. (Bernie se leva, lui suggérant ainsi de partir.) En d'autres termes, je n'ai pas à écouter le moindre mot sortant de votre bouche.

Jeremy la dévisagea un moment les yeux plissés, puis il se dressa à côté d'elle en secouant la tête.

— Ne me dites pas que vous êtes aussi naïve !

— Qu'est-ce que vous voulez dire ?

— Vous croyez vraiment qu'il vous suffit de réciter vos droits pour me faire fuir ?

Il parlait avec une telle conviction qu'elle ne put s'empêcher d'être intimidée, surtout sous ce regard hautain, comme si Jeremy avait toutes les cartes en mains. Bernie s'approcha de lui, les bras croisés et les yeux braqués sur lui.

— Vous n'avez aucune idée de ce dans quoi vous vous embarquez, rétorqua-t-elle. Avoir un bébé – ou deux, comme ça semble être le cas – ne se limite pas à pouponner ou à aller jouer au parc.

— Des tas de gens le font depuis la nuit des temps.

— Vous avez aimé m'accompagner chez le médecin, aujourd'hui ? Vous vous êtes senti chez vous ? Vous êtes impatient d'y retourner ?

— Ce fut une expérience intéressante.

— Intéressante, hein ? Croyez-moi : ce sera de plus en plus dur.

— J'ai monté une affaire qui me rapporte plusieurs millions de dollars à partir de rien dans un climat économique qui aurait pu me piétiner et me laisser pour mort. Vous pensez vraiment que je ne saurais pas m'occuper d'un bébé ?

— D'accord. Essayez donc d'expliquer quel remarquable homme d'affaires vous êtes à un bébé qui braille. Avec ça, vous l'endormirez à coup sûr. (Elle s'interrompit un instant.) Quoique, peut-être que ça marcherait. Ça me fait déjà bâiller, moi, railla-t-elle.

Jeremy la gratifia d'un petit sourire entendu.

— Croyez-moi, Bernie. J'ai des qualités que vous n'avez pas encore commencé à entrevoir. Vous en voulez un avant-goût ? demanda-t-il en se rapprochant d'elle.

Il abaissa un regard volontairement nonchalant sur les lèvres de Bernie. Des souvenirs rejaillirent dans l'esprit de la jeune femme, de cette soirée dans la chambre forte, quand il avait fondu sur elle pour l'embrasser avec une telle passion que ses genoux avaient flanché.

Mais qu'est-ce que je trouve à ce type pour avoir envie de l'embrasser et de le gifler en même temps ? se demanda-t-elle, les jambes en coton.

— C'est impressionnant, dit-elle.

Il releva les yeux pour croiser son regard.

— Quoi ?

— Plus vous essayez de m'intimider, plus j'ai envie d'ouvrir la porte et de vous pousser dans l'escalier.

Jeremy secoua la tête tristement.

— Bernie ? Avez-vous déjà envisagé de coucher avec quelqu'un sans être en colère ?

— Dorénavant, en ce qui vous concerne, je pense que je m'en tiendrai à de la colère sans sexe.

— Il ne faut jamais dire « jamais ». Ça rendra les choses tellement plus difficiles quand vous mourrez d'envie de changer d'avis, plus tard. (Il jeta un coup d'œil à sa montre.) Je dois y aller, mais ne vous inquiétez pas, vous me reverrez bientôt.

Tandis qu'il passait la porte, il lui décocha l'un de ses sourires apparemment charmants, mais intérieurement calculateurs. Bernie se demanda ce qu'il mijotait. Ce type mijotait toujours quelque chose.

Toujours.

Elle le regarda descendre les marches en trottinant. Il agrippa la rampe, oubliant visiblement la plainte qu'il avait formulée à son sujet en arrivant. Quand elle trembla dans sa main, il s'arrêta, jura entre ses dents et la secoua brutalement. La rampe se détacha à une extrémité, qui tomba bruyamment en bas des marches, et quelques vis volèrent. Tout d'un coup, il recula et lança un regard furieux vers l'objet.

— Cool ! Merci, s'exclama Bernie. Ça me facilite grandement les choses.

— Cet endroit est un vrai taudis, marmonna-t-il.

— N'empêche que je ne déménagerai pas.

— J'avais compris.

— Alors arrêtez d'essayer de m'en convaincre.

— Oh ! J'ai fini de parler. Ça ne me mène nulle part.

— Dieu merci !

— Il est temps de passer à l'action. À plus, Bernie.

Alors qu'il dévalait les dernières marches et regagnait le parking, une onde d'appréhension envahit Bernie.

« Il est temps de passer à l'action. » Mais qu'est-ce qu'il raconte ?

Max approcha la voiture, Jeremy grimpa dedans et le véhicule s'éloigna. C'est alors que la porte de l'autre côté du palier s'ouvrit sur Ruby, qui apparut, une cigarette à demi consumée entre les doigts. Elle portait des chaussons en éponge et une robe de chambre léopard. La vieille dame adorait le léopard. D'après elle, c'était plus pratique que le zèbre ou le tigre pour camoufler les brûlures de cigarettes.

— Il est parti ? demanda-t-elle.

— Ruby, vous recommencez à m'espionner.

— Je n'ai rien de mieux à faire. C'est un ami à vous ?

— Pas tout à fait. Avec un peu de chance, il ne reviendra pas.

— Vous savez, répliqua Ruby. Vous faites peut-être un peu votre difficile. Les hommes ne tombent pas du ciel. (Elle s'avança en clopinant et jeta un coup d'œil à la rampe à moitié décrochée.) D'ailleurs, on peut dire qu'il déchire, celui-là. Quand allez-vous vous décider à trouver un homme ? lança-t-elle en relevant les yeux vers Bernie.

— En même temps que vous.

— Non ! Je suis assez vieille pour savoir qu'ils n'apportent que des emmerdes. Vous, vous êtes suffisamment jeune pour vous faire avoir. Alors, c'était qui ?

Bernie soupira.

— Le père de mon bébé.

— Hein ?

— Je suis enceinte.

Ruby écarquilla les yeux.

— Ah ouais ?

— Oui, confirma Bernie. Vous vous rendez compte ? Moi, à trente-six ans, je tombe enceinte.

— Hum... J'ai l'impression que cette idée ne vous enchante pas.

— Disons simplement que je suis partagée.

— Je vous crois. Si on part du principe que les hommes sont les pires emmerdeurs de la terre, les enfants suivent de près.

— Surtout quand il y en a deux.

— Deux ? répéta Ruby en haussant un sourcil. Des jumeaux ?

— Ouais.

Ruby secoua la tête.

— Putain de merde ! Vous êtes foutue ! (Voilà qui résumait exactement ce que Bernie ressentait en cet instant.) Bon, il faut voir le bon côté des choses. Il est bel homme, donc, au moins, les bébés ne seront pas laids.

Bernie ne pouvait pas la contredire. Elle ne doutait pas un instant que le matériel génétique de Jeremy avait le même caractère dominateur que lui et qu'il effacerait celui de Bernie. Malheureusement, la beauté de ses enfants représenterait une maigre consolation au fait de devoir supporter un type comme lui.

— Si je peux vous aider, continua Ruby, n'hésitez pas. Compris ?

— Compris.

Ruby repartit vers son appartement, mais elle regarda par-dessus son épaule.

— Je voulais vous demander…

— Quoi ? répondit Bernie.

— Comment ça se fait que votre tee-shirt soit à l'envers ?

— Une longue histoire, soupira la jeune femme.

— Vous feriez mieux de le remettre à l'endroit. Les gens vont vous trouver bizarre.

Quand le téléphone de Bernie sonna, elle le sortit de sa poche pour regarder le nom affiché sur l'écran.

— Il faut que je réponde.

— OK, mais si vous avez l'occasion, vous pouvez rappeler Charmin et en remettre une couche ? Cette rampe est complètement foutue.

— Bien sûr, accepta Bernie. Je m'en occupe dans une minute.

Ruby rentra chez elle en traînant les pieds et Bernie décrocha.

— Allô, Max ?

— Salut Bernie. Ça va ?

— Oui, ça va. Ça fait des années que Bridges me fait péter les plombs, donc il n'y a rien de neuf.

— Tu en es sûre ?

— Je te remercie de t'inquiéter pour moi, répondit-elle en rentrant chez elle. Mais je sais comment m'en sortir avec lui.

— Tiens-moi au courant le jour où tu n'y arriveras plus. Parce que je te jure que, moi, j'y arriverai.

Bernie ne put s'empêcher de sourire. Max n'était pas vraiment une grande gueule. Il était plutôt comme ces gros chiens qui ont rarement besoin de mordre.

— Il écoute tout ce que tu dis, là ? avança Bernie.

— Ouais.

— Est-ce que ça l'énerve, que tu me parles ?

— Ouais.

— Tant mieux. Laisse-le mariner encore un peu. Merci, Max.

Bernie jeta son téléphone à côté d'elle et s'effondra sur le canapé, assaillie par un tas d'émotions contradictoires. Elle détestait cette sensation d'incertitude, détestait ignorer quand Jeremy surgirait derrière elle, ne pas savoir pourquoi, lorsqu'elle lui avait offert un billet en première classe pour fuir cette situation, il l'avait refusé.

Elle ne comprenait pas où il voulait en venir, mais une chose était sûre : le fait que Bridges n'ait pas emprunté cette issue de secours ne signifiait pas qu'il venait soudain d'opérer un virage à cent quatre-vingts degrés et qu'il entendait sauter à pieds joints dans son costume de père. Même s'il déclarait vouloir prendre les choses en main pour l'instant, quand un père ne vivait pas avec sa famille, sa participation était limitée.

Bernie savait comment cela se terminerait : au bout du compte, elle élèverait seule ces bébés.

Max rangea son téléphone dans sa poche et poursuivit sa route sans un mot. Jeremy songea qu'il lui avait fallu pas mal de cran pour tenir une conversation avec Bernie juste sous son nez, mais comment réagir ? Si Jeremy s'en plaignait, il ne réussirait qu'à braquer Max davantage.

— Alors, dit-il d'un air détaché. C'était Bernie ?

— Oui, monsieur.

— Vu que je respire encore, j'en déduis que vous ne ressentez pas le besoin de m'égorger pour son compte.

— Exact, monsieur.

— Mais vous n'excluez toujours pas cette éventualité.

— Cela dépend entièrement de vous, monsieur.

« Monsieur. » Ce que je déteste quand ce mot sort de sa bouche! Il aurait aussi bien pu dire : « Cela dépend entièrement de vous, connard. »

— Elle va avoir besoin d'aide, déclara Jeremy.

— Tout dépend de qui vient cette aide.

— Vous n'êtes pas obligé de me croire, rétorqua-t-il, mais je ne lui souhaite que le meilleur.

— Ça reste à voir, monsieur.

— Vous avez fini avec ces conneries de « oui monsieur, non monsieur » ? s'exclama Jeremy. Ça me vieillit.

— Ce n'est qu'une marque de respect, monsieur.

Pourtant, la note de mépris dans sa voix n'échappa pas à Jeremy.

— Non, Max. Vous n'éprouvez pas le moindre respect à mon égard.

Comme le garde du corps ne répondait pas, Jeremy ressentit une étrange pointe d'agacement. Il ne se rappelait pas avoir perdu une seule minute de sa vie d'adulte à se préoccuper de ce que quelqu'un d'autre pensait de lui, mais là... cela l'agaçait, simplement parce que Max était proche de Bernie. Cependant, il ne comprenait pas pourquoi ces deux-là avaient un problème avec lui alors qu'il essayait juste d'aider.

Jeremy devait trouver un moyen pour que Bernie voie les choses à sa manière et qu'elle agisse au mieux pour elle et les bébés, même si Max devait s'en mêler, ce qui serait le cas. Ce n'était qu'une question de temps.

Chapitre 14

La sécurité du Lone Star Museum of Art reposait sur trente-deux caméras placées à des endroits stratégiques du bâtiment, directement reliées au poste de surveillance par un système fonctionnant en circuit fermé. Dans cette pièce, un panneau de six moniteurs permettait à Bernie de zapper pour regarder ce qui se passait dans la zone de balayage de chaque objectif. Si elle constatait la moindre anomalie, elle communiquait l'information à l'agent de sécurité posté au rez-de-chaussée, qui menait ensuite son enquête.

Et voilà. Son job se résumait à ça.

Un tel immeuble, désert pendant la nuit, ne nécessitait normalement pas un service de sécurité vingt-quatre heures sur vingt-quatre mais, avec la donation d'artefacts égyptiens d'une valeur de plusieurs milliards de dollars, trois ans plus tôt, la direction avait décidé que l'endroit valait la peine qu'on y alloue un peu plus de fonds. Toutefois, il s'agissait surtout de rassurer ce donateur, ainsi que ceux qui voudraient éventuellement l'imiter.

Bernie occupait ce poste depuis quelques jours et, déjà, l'ennui frappait à sa porte. Personne n'avait essayé de voler quoi que ce soit, le vandalisme était inexistant, même les écoliers en visite savaient se tenir. Il régnait un tel calme qu'elle craignait de basculer dans la folie. Elle s'imaginait déjà enfoncer la porte et traverser le bâtiment en hurlant. On appellerait les urgences, qui la sangleraient dans une camisole de force et l'enfermeraient dans un asile d'aliénés où elle finirait sa vie dans une cellule capitonnée, tellement droguée qu'elle en oublierait son propre nom.

Et si cela se produisait ? Sa vie serait-elle vraiment différente ? Ne serait-elle pas mieux ?

Tais-toi ! Ce n'est qu'un boulot, et tu en as désespérément besoin.

Tant qu'elle ne pétait pas les plombs…

Évidemment, si ce travail ne la rendait pas totalement maboule, sa mère s'en chargerait. Bernie avait beau être préparée au caractère intrusif de sa mère, la réalité dépassait de loin ce qu'elle avait anticipé. Eleanor appelait deux fois par jour pour savoir comment Bernie se sentait, pour lui prodiguer toutes sortes de conseils, au sujet des vitamines prénatales ou des modèles de berceau à acheter, en passant par la crèche à choisir. Sinon, elle passait chez Bernie pour lui montrer des tétines ou des chaussettes pour bébés qu'elle avait achetées. Quand la jeune femme avait annoncé à sa mère qu'elle attendait des jumeaux, Eleanor avait atteint le paroxysme de la joie, propulsant Bernie à un degré d'agacement proche de la stratosphère.

N'étant pas retournée chez sa mère depuis quelques jours, elle décida d'y remédier dès sa sortie du travail, le soir même. Eleanor lui offrirait une tasse de thé et un muffin maison, puis elle se lancerait dans une nouvelle tirade sur les bébés. Bernie ne l'avait pas encore informée de la présence de Jeremy dans le tableau, et elle n'avait pas l'intention de le faire. Qu'il se manifeste aujourd'hui ne signifiait pas qu'il serait encore là demain. Si Bernie pouvait éviter cette déception à sa mère, tant mieux.

Un bruit sourd retentit derrière elle. La porte s'ouvrit et Lawanda entra. Bernie aimait le son de cette porte qui s'ouvrait. Elle consulta sa montre. Oui, 15 heures. L'heure pour Lawanda de prendre le relais et pour Bernie de rentrer chez elle.

La nouvelle venue posa un sachet Subway sur la table, cala son sac fourre-tout juste à côté et abandonna une petite glacière par terre. Elle portait un haut Baby Doll vert pomme à volants pailletés, un jean, des chaussures à semelles compensées et des créoles en argent, si grandes qu'elles lui frôlaient les épaules. Ses faux cils la précédaient d'à peu près trente centimètres, et son rouge à lèvres cerise brillait à la lumière des écrans de surveillance. Lawanda avait des goûts vestimentaires pour le moins extravagants et, comme elle était franchement imposante, son look emplissait l'espace partout où elle allait.

Elle posa son derrière rebondi sur la chaise à côté de Bernie. Le siège grinça et couina, et Bernie se demanda quel poids ce pauvre meuble pouvait encore supporter.

Lawanda était entrée au service de Gabe Delgado trois ans plus tôt pour des contrats temporaires comme celui-ci, et assurait la surveillance nocturne du musée depuis six mois. Bernie, qui perdait la boule à force de regarder ces écrans quand le bâtiment recevait des visiteurs, n'osait pas imaginer l'ennui que ce devait être quand il n'y avait personne. Pourtant, seule une chose déplaisait à Lawanda dans ce service de nuit : à cause de ses horaires, elle manquait leurs parties de poker mensuelles avec les garçons.

— Salut, toi ! lança Lawanda avec un sourire d'une blancheur aveuglante amplifiée par la lumière des écrans. Quoi de neuf ?

— Ça arrive qu'il y ait du neuf ici ? rétorqua Bernie.

— Pas faux. (Lawanda fouilla dans sa glacière, en sortit une canette de Red Bull et la décapsula.) Rien d'important à savoir ?

— Non, répondit Bernie. (Elle fourra son iPhone dans son sac à dos et se leva.) Je trace.

— Tu détestes cet endroit, hein ?

— Tu crois ? Qu'est-ce qui te fait dire ça ? ironisa Bernie en se retournant vers elle.

— Je sais reconnaître une personne dégoûtée par son travail.

Bernie se rassit.

— Comment tu fais pour supporter ça ?

— Supporter quoi ?

— L'ennui.

— Ah, ça ! (Elle chercha dans son sac.) J'ai des magazines, ma musique, mon Subway, mon Red Bull et mon téléphone. Il suffit de s'entraîner à lever la tête toutes les vingt secondes et à surveiller les caméras régulièrement, et le tour est joué. Le reste du temps, tu lis, tu envoies des textos, tu bois et tu manges. C'est comme rester bloquée dans un embouteillage pendant huit heures mais, comparé à être gardien de prison, ça déchire. Quand tu t'es fait insulter et cracher dessus à longueur de journée, ce boulot, c'est le paradis.

— Je te crois sur parole, répondit Bernie en songeant que, si elle se faisait insulter et cracher dessus, au moins, il se passerait quelque chose.

— Et essaie un peu de porter un uniforme de gardienne de prison, ajouta Lawanda avec dégoût. Au moins, ici, je suis libre d'exprimer ma propre vision de la mode.

— Il n'y a personne pour te voir.

— Mais, moi, je me sens bien, rétorqua Lawanda avec un sourire et la main sur le cœur. Ça contribue à ma bonne santé mentale.

— Je trouve ça un peu faible en compensation d'un ennui mortel.

— Je pensais que ce boulot te plairait, avec ta grossesse et tout ça.

— Je n'ai pas vraiment le choix.

— OK.

Lawanda lui posa encore quelques questions en apparence innocentes en rapport avec les bébés, mais Bernie savait qu'elle tournait autour du pot, n'osant pas demander ce qui brûlait les lèvres de tous les membres de *Delgado & Associates* : qui était le père ? Tant que Bernie ignorerait à quel point Jeremy comptait s'impliquer dans l'éducation de leurs enfants, elle n'entendait pas satisfaire la curiosité de ses collègues et elle était certaine que Max tiendrait sa langue aussi. Elle se leva en mettant son sac sur son épaule.

— Attends, l'arrêta Lawanda. J'ai oublié de te demander. Est-ce que tu pourrais rester deux petites heures de plus, vendredi ? Je dois rencontrer une avocate. Tu sais, celle que mon amie Sylvia m'a recommandée. Je n'ai pu obtenir un rendez-vous qu'en soirée, et elle est à Mansfield.

— À Mansfield ? C'est loin d'ici.

— Cette fille en vaut la peine. Quand elle s'est occupée du divorce de Sylvia, elle a plumé son mari. Si elle peut faire la même chose pour moi, je suis prête à aller jusqu'à la lune pour la rencontrer, avoua-t-elle avec un sourire malicieux. Teddy ne va pas comprendre ce qui lui arrive.

Deux mois plus tôt, Lawanda avait découvert que son mari – qu'elle avait épousé trois ans auparavant – la trompait avec leur voisine. À force d'acharnement, Bernie l'avait convaincue qu'il valait mieux recourir à la justice qu'à l'homicide.

— Bien sûr, accepta Bernie. Je resterai plus tard. À demain.

Quand Bernie sortit de la pièce, Lawanda déballait son sandwich et s'installait pour les huit longues heures qui l'attendaient. Alors que la porte métallique se refermait bruyamment derrière Bernie, celle-ci appréhendait déjà de devoir revenir le lendemain.

Après la naissance des bébés, elle pourrait sûrement trouver un travail ailleurs. Pour l'instant, elle était coincée là. Enceinte ou non, tant qu'elle réussirait à entrer dans cette pièce chaque jour, à rester assise, les yeux rivés sur les moniteurs, elle ne se disqualifiait pas. Elle gagnait de l'argent et bénéficiait d'une assurance maladie. Pour le moment, cela seul lui importait.

Une demi-heure plus tard, Bernie tournait dans la rue où vivait sa mère. Avisant deux enfants qui jouaient au bord de la route, elle ralentit avant de s'arrêter complètement quand leur ballon rebondit au milieu de la chaussée et qu'ils se lancèrent à sa poursuite.

Penses-tu qu'ils feraient attention à la circulation ? Bien sûr que non. Ah ! Les gosses ! C'est extraordinaire qu'ils soient si nombreux à atteindre l'âge adulte sans se faire rouler dessus.

Cinq minutes après, Eleanor lui ouvrait la porte avec un grand sourire. Elles se rendirent dans le salon encombré de meubles, de centaines de bibelots et de l'odeur trop présente de désodorisant « fraîcheur du printemps ». Bernie était persuadée que ses souvenirs d'enfance de napperons délicats, de commodes chinoises et de bouquets géants de fleurs en soie avaient largement contribué à sa décision d'entrer dans l'armée et de détruire des objets à coups de pistolet.

— Comment te sens-tu ? lui demanda sa mère.

— De mieux en mieux.

— Comment se passe ton travail ?

— Bien. Ça va.

— Assieds-toi, je vais te chercher une tasse de thé. J'ai fait des muffins aux graines de pavot et au citron. (Elle fila vers la cuisine puis, tout d'un coup, elle se retourna.) Ah ! Au fait, je suis allée au nouveau magasin pour bébés du centre commercial. Ils ont des choses adorables ! Une seconde, je vais chercher le catalogue…

Soudain, Bernie entendit la chasse d'eau.

— Maman ? Qui est là ?

— Euh…

La porte de la salle de bains s'ouvrit sur Billy. À la simple vue de son bon à rien de cousin, Bernie sentit la moutarde lui monter au nez.

Comme d'habitude, il portait un jean troué et un tee-shirt miteux, et ses cheveux d'un châtain crasseux lui tombaient sur les yeux. Il avait le genre de tête que l'on voyait dans *Faites entrer l'accusé*. Bien sûr, pour figurer dans cette émission, il aurait fallu qu'il soit tueur en série, par exemple, mais Billy ne bénéficiait pas du professionnalisme nécessaire : après un premier meurtre, il aurait demandé à quelqu'un d'autre de faire le boulot à sa place.

— Billy ? s'étonna Bernie. Qu'est-ce que tu fais là ?

Il se laissa tomber dans le canapé et prit la télécommande.

— Tante Eleanor m'a dit que je pouvais prendre la chambre vide pendant quelques jours.

— Pourquoi ? l'interrogea Bernie avec un regain d'attention.

— Mon colocataire a flippé, expliqua-t-il en allumant la télévision.

— Comment ça, il a « flippé » ? Tu l'as encore arnaqué sur le loyer ?

— Bien sûr que non ! J'étais juste un peu à sec et il a pété les plombs.

— Autrement dit, tu avais trois mois de retard et il a fini par te foutre à la porte. Mais ça ne veut pas dire que tu peux venir ici et…

— Tante Eleanor ? appela Billy d'une voix doucereuse. Tu m'as bien dit que je pouvais rester ici, non ?

— Bien sûr, mon chéri, confirma Eleanor avec un sourire.

Billy décocha à Bernie un regard suffisant avant de se retourner vers la télé en montant le son afin de ne manquer aucun détail précieux de son rallye de poids lourds.

— Maman ? appela Bernie. Je peux te parler dans la cuisine ?

Une fois dans la pièce d'à côté, Bernie regarda sa mère droit dans les yeux.

— Qu'est-ce qu'il fait ici ?

— Il a juste besoin d'un toit pour un petit moment. Le temps qu'il trouve un nouveau travail.

Bernie écarquilla les yeux.

— Il a perdu son travail ? Celui pour lequel je l'avais recommandé ?

— Tu sais que Billy a des problèmes, le défendit Eleanor en haussant timidement les épaules. Ses crises d'angoisse…

— Maman. La seule chose qui provoque des crises d'angoisse chez Billy, c'est justement quand il se dit qu'il devrait gagner sa vie en travaillant.

— Il ne restera pas longtemps.

— Tu as oublié ce qui s'est passé la dernière fois qu'il t'a baratinée pour squatter ici ? Il a laissé des brûlures de cigarettes dans la moquette de la chambre d'amis et il a fourgué ton micro-ondes à un prêteur sur gages !

— Seulement parce qu'il était trop fier pour m'emprunter de l'argent.

— Ah bon ? Pourtant, sa fierté ne l'a pas empêché de te voler !

Eleanor se détourna et prit un torchon pour essuyer quelques gouttes imaginaires sur le bord de l'évier.

— Où est la voiture ? s'enquit Bernie. Je ne l'ai pas vue devant la maison.

— Elle est dans le garage.

— Est-ce qu'il t'a demandé s'il pouvait l'emprunter ?

— Non.

— Pas encore, tu veux dire. (Sa mère ne répondit pas.) Pourquoi tu fais ça ? Pourquoi tu l'aides alors qu'il ne fait rien pour s'en sortir ?

— Parce qu'il fait partie de la famille, rétorqua Eleanor. Il faut prendre soin de sa famille. Toujours.

« La famille ». Chaque fois que sa mère invoquait cette notion sacrée, Bernie se retrouvait pieds et poings liés. Pour Billy, appartenir à « la famille » ne représentait rien de plus qu'un heureux hasard de la vie qui empêchait Bernie de le jeter dehors et de lui botter le cul comme il le méritait. Ce qui énervait le plus Bernie, c'était que Billy savait quelles difficultés Eleanor allait traverser dans les années à venir, mais cela ne l'empêchait pas de profiter d'elle. Quant à sa mère, Eleanor Hogan pensait toujours du bien de tout le monde, même lorsque tout indiquait le contraire, et elle ne changerait jamais.

— Ça va aller, lui assura sa mère. Il se remet à la recherche d'un emploi dès demain et il ne restera qu'une semaine. Il dit qu'après il ira chez un ami.

Bernie avait envie de s'arracher les cheveux. L'aveuglement d'Eleanor dès qu'il s'agissait de la famille atteignait des proportions grotesques.

— Promets-moi que tu ne lui diras pas de partir, insista Eleanor.

— Non, maman, soupira Bernie avec l'impression de ne plus rien contrôler. Je ne lui dirai pas de partir.

— Ça ira, tu verras, la rassura sa mère en souriant.

Non, ça n'ira pas, et quand tout partira en vrille, je n'aurai plus qu'à ramasser les morceaux.

— Est-ce que tu as fait des courses, cette semaine ? s'enquit Bernie.

— Bien sûr, ma chérie. Et j'ai acheté de quoi faire du saumon selon une recette du chef Allen. Je l'ai trouvée dans le livre que tu m'as offert. Ça te dirait de venir dîner un soir, cette semaine ?

Bernie jeta un coup d'œil dans le salon avec un profond soupir.

—Franchement, il ne vaut mieux pas.

—Je comprends, mais Billy ne sera plus là dans une semaine. Tu pourras venir après, d'accord ?

Bernie n'y croyait pas. La semaine deviendrait un mois – voire plus – avant qu'il finisse par débarrasser le plancher.

—Je t'envoie quelqu'un demain, décida Bernie. L'automne approche, et je veux m'assurer que ta chaudière fonctionne.

—D'accord, accepta Eleanor en posant la bouilloire sur le feu. Qu'est-ce que tu veux comme thé ?

—Je crois que je ne vais pas prendre de thé aujourd'hui, maman. J'ai dix mille trucs à faire. Je voulais juste faire un saut pour voir comment tu allais.

—Tiens, le catalogue dont je t'ai parlé.

Bernie le prit, remercia sa mère, puis la salua et se dirigea vers la sortie. En traversant le salon, elle regarda Billy, vautré dans le canapé, ses pieds sales posés sur la table basse.

Bernie changea de direction et fondit sur lui pour lui arracher la télécommande des mains et éteindre le son. Le dominant de toute sa taille, elle s'adressa à lui d'une voix basse et sévère.

—Écoute-moi bien, Billy. Tant que tu vis ici, tu vas te tenir correctement. En clair, tu ne fumes pas dans la maison, tu n'amènes pas tes potes et tu ne vides pas le frigo jusqu'à la dernière miette. Et, surtout, tu n'empruntes pas d'argent, cette fois. Compris ?

—Oui, Bernie, répondit-il avec un sourire hautain. Tout ce que tu voudras.

Il tendit le bras pour récupérer la télécommande, mais elle l'éloigna de lui.

—Tiens-toi, ou je te promets que…

—Quoi ? Qu'est-ce que tu vas faire ? Me taper dessus ? Tu veux faire pleurer ta mère ? Ça marcherait. (Encore cet air suffisant.) Après tout, je n'ai pas eu de mère, moi.

— Espèce de…

Billy lui reprit brusquement la télécommande.

— Sérieux, la grossesse, ça vous rend vraiment connes, les meufs.

Il tendit le bras et appuya sur une touche pour remettre le son.

Va-t'en tout de suite avant de l'étriper pour de bon.

Bernie fit volte-face et sortit avec l'impression qu'un rocher de deux tonnes pesait sur sa poitrine et l'empêchait de respirer : difficile de gérer à la fois sa situation de future mère, son nouveau travail qu'elle détestait et un cousin parasite. Comment s'en sortirait-elle après la naissance des bébés ?

Et puis, il y avait Jeremy, l'élément imprévisible, celui qui semblait n'exister que pour la faire enrager. Il allait la rendre dingue en lui faisant croire qu'il tenait à s'impliquer dans la vie de ses enfants. Bernie aurait aimé, un jour prochain, avoir au moins une certitude dans sa vie. Mais ce n'était pas pour tout de suite.

Elle monta dans sa voiture, claqua la portière, posa les mains sur son ventre et ferma les yeux. Elle se mit à imaginer sa vie quand elle devrait se lever au beau milieu de la nuit pour allaiter ses bébés et quand il faudrait batailler pour trouver une bonne nounou. Deux enfants, ça devait être deux fois plus difficile à élever qu'un seul. Bernie prit une grande inspiration en se disant que tout irait bien. Les choses se calmeraient et, un jour ou l'autre, elle retrouverait la maîtrise des choses.

Elle entreprit d'allumer le contact, mais sa main retomba sur sa cuisse et sa gorge se serra.

Oh non ! Je vais encore me mettre à pleurer !

De la maîtrise ? De qui se moquait-elle ? Elle ne contrôlait rien du tout. En ce qui concernait les bébés, elle n'avait même encore rien prévu. Pour une femme qui s'était toujours vantée de son sens aigu de l'organisation, elle n'arrivait pas à rassembler ses esprits. La veille, elle avait ressorti certains magazines et catalogues que sa mère lui avait donnés et elle avait commencé à établir la liste de ce dont elle aurait besoin pour les enfants mais, face à l'énormité de cette tâche, elle avait tout abandonné pour regarder *Les Experts Miami* et faire comme si elle n'attendait pas des jumeaux.

Désormais, elle ne ferait plus semblant. Il était temps d'affronter la réalité et d'accomplir concrètement quelque chose. Il lui fallait les conseils d'une personne autre que sa mère, qui persistait à parler avec extase des petites filles qui portaient ces adorables bandeaux avec des petits nœuds.

Bernie prit son téléphone et appela Teresa Ramsey pour lui demander si elle pouvait venir la voir. Teresa parut contente à l'idée de discuter avec Bernie, qui se réjouit de passer un peu de temps avec une femme pour qui la maternité semblait facile. Bernie ignorait comment elle s'en sortait mais, à cet instant précis, tandis qu'elle se représentait sa maternité comme un chaos infernal, elle mourait d'envie de le découvrir.

Dix minutes plus tard, Bernie se garait devant la maison de Bill et Teresa. Elle frappa à la porte et attendit un moment.

Rien.

Elle toqua encore, mais toujours en vain. Elle jeta un coup d'œil par-dessus son épaule pour s'assurer que la voiture de Teresa était bien dans l'allée, puis elle se remit à cogner. Soudain, la porte s'ouvrit.

— Salut Bernie, l'accueillit Teresa, le visage illuminé d'un sourire.

Non, attends, ce n'est pas la Teresa que je connais.

Il s'agissait de son double négligé : elle portait un short de gym usé et un tee-shirt bleu délavé, et ses cheveux étaient relevés en queue-de-cheval avec un chouchou rose. Sur sa hanche, elle tenait un bébé vêtu uniquement d'une couche et au menton duquel pendouillait une substance douteuse.

Dès que Teresa eut ouvert la porte, elle pivota et s'éloigna.

— Entre et assieds-toi, lança-t-elle. J'en ai pour une minute : c'est la crise dans la cuisine.

Bernie avança dans le couloir et referma la porte derrière elle.

— J'espère que je ne te dérange pas. J'avais une ou deux questions à propos de…

C'est alors qu'elle se tourna et vit le salon.

Tandis que Teresa disparaissait dans la cuisine, Bernie resta plantée là, n'en croyant pas ses yeux. On aurait dit qu'une tornade avait balayé la pièce, détruisant une pile de jouets pour répandre un bazar sans nom. Les coussins du canapé étaient entassés par terre. Deux verres de jus de fruit étaient abandonnés sur la table basse. Allongée sur le ventre, la petite Sarah, cinq ans, regardait une de ces émissions survoltées pour enfants dont Bernie avait toujours pensé qu'elles devraient être interdites par la loi. Sarah se tourna pour la dévisager de ses grands yeux bleus, d'un air de dire : « Mais tu es qui, toi ? » Puis elle reporta son attention sur la télé, dont le volume s'élevait à un niveau assourdissant.

— Attention où tu mets les pieds ! cria Teresa dans la cuisine.

Bernie apprécia la mise en garde. Elle enjamba un tas de cubes et contourna un puzzle en bois pour enfin s'asseoir sur le canapé. Cela ne pouvait pas être la maison de Bill et Teresa. C'était impossible.

— Bernie ? appela Teresa depuis la cuisine. Je peux t'offrir quelque chose ? Un café ? Un Coca ?

— Non merci, répondit Bernie sans cesser de contempler la pièce avec ahurissement.

Ses yeux devaient être totalement exorbités. Quelques minutes plus tard, Teresa revint dans le salon.

— Sarah ! gronda-t-elle. Pas si fort !

La petite prit la télécommande, qui semblait énorme dans sa main minuscule, et appuya sur le bouton du volume pour le ramener à un niveau tolérable, pour le plus grand bonheur de Bernie. Teresa s'assit à côté de son invitée et posa le bébé sur ses genoux.

— Désolée, s'excusa-t-elle. Quand tu as frappé à la porte, le petit Matt que tu vois là s'est mis à dégobiller dans la cuisine, donc il fallait que je nettoie. (Elle soupira bruyamment.) Je suis vraiment une mauvaise mère.

Cette remarque attisa la curiosité de Bernie.

— Une mauvaise mère ? Pourquoi ?

— Parce qu'une bonne mère n'est pas censée être dégoûtée par un peu de vomi, elle est censée sourire à son petit ange comme s'il ne venait pas de gerber. Moi, chaque fois, j'ai un haut-le-cœur. Je te jure que ce petit est une machine à vomi. (Elle baissa la tête vers son bébé.) Hein, petit bout. La prochaine fois, tu gardes tout, d'accord ?

Elle posa le bambin par terre. Il fit quelques pas maladroits avant de tomber sur le tapis et de ramper vers sa sœur, toujours scotchée à son écran.

— J'imagine que les enfants regardent beaucoup la télé, non ? avança Bernie.

— Oui. Certaines personnes prétendent que ça leur ramollit le cerveau, mais je n'y crois pas trop. Je la limite autant que possible mais, parfois, c'est une bénédiction. Quatre-vingt-quinze pour cent des mères reconnaissent qu'elles s'en servent comme d'une nounou régulièrement.

Teresa se pencha vers Bernie et chuchota sur le ton de la confidence :

— Si tu veux mon avis, les cinq pour cent restants mentent.

Bernie fut ravie d'entendre cela. Chaque fois qu'elle s'imaginait calant ses enfants devant le téléviseur de temps en temps, elle se voyait marquée au fer rouge comme une mère indigne. Et une inquiétude en moins, une !

Il ne lui en restait plus qu'un millier.

Teresa se retourna et replia les jambes sur le canapé.

— Bill m'a dit que tu n'étais pas allée au poker chez Lucky cette semaine. Ta grossesse se passe bien ?

— Oui. Ça va. En fait, j'ai appris une petite nouvelle, cette semaine.

— Ah oui ? Quoi donc ?

Bernie éprouvait toujours de la difficulté à le formuler à voix haute.

— Il s'avère que je vais avoir des jumeaux.

Teresa s'étrangla, puis un grand sourire illumina son visage.

— Tu te fiches de moi ? Des jumeaux ?

— Tu peux me croire, insista Bernie. Je ne plaisanterais pas sur une chose pareille.

— C'est tellement excitant ! s'exclama Teresa, mais son sourire s'évanouit rapidement. Non ?

— Si. Bien sûr. C'est juste que... (Bernie ferma les yeux.) Teresa ! Je venais tout juste de me faire à l'idée d'avoir un enfant, et voilà que j'en attends deux.

— Oui, j'imagine que ça doit faire un choc.

— Tu n'as pas idée, soupira Bernie. Ça doit être comme pour le poker, non ? Je n'ai qu'à jouer avec les cartes qu'on m'a distribuées.

— Sois heureuse qu'ils soient deux et pas trois. Ça, ce serait dur. Il ne t'en manquerait plus que cinq pour avoir ta propre émission de télé-réalité.

Cette simple idée fit frémir Bernie.

— Pourquoi est-ce que j'ai l'impression que c'est inné pour toutes les autres mères de la terre et que je suis la seule femme anormale ? demanda-t-elle.

— Bernie, répondit Teresa en riant. Quatre-vingt-quinze pour cent des femmes ont ce sentiment pour leur premier enfant.

— Et les cinq pour cent restants mentent ?

Teresa sourit.

— Voilà, tu commences à comprendre.

— Je ne sais même pas ce qu'il faut acheter pour un bébé. J'ai feuilleté des catalogues, j'ai consulté Internet, j'ai regardé dans quelques magasins…

— Une seconde, la coupa Teresa en levant la main. Ne te laisse pas entraîner là-dedans. Tu n'as vraiment besoin que de quelques trucs.

— Comme quoi ?

— Des couches jetables, répondit Teresa en comptant sur ses doigts au fur et à mesure. Du lait maternisé, si tu n'allaites pas ; assez de vêtements pour ne pas avoir à faire la lessive toutes les cinq minutes ; un endroit pour coucher les bébés ; deux sièges-auto. (Elle réfléchit un instant.) Et un sac à couches. Ah ! Et une poussette. Une double, je pense, vu que tu vas avoir des jumeaux.

Bernie écarquilla les yeux.

— C'est tout ?

— À peu près. Enfin… à part le pot qui joue *Au clair de la lune* pour récompenser ton bébé à chaque fois qu'il fait pipi.

— Ça existe ? s'étonna Bernie.

— Oui. Tu te rends compte ? Mais tu peux aussi te contenter de poser tes gosses sur le trône en leur disant ce qu'il faut faire. Si ça marche, tu leur donnes un M&M's. Pour le pot musical, c'est 40 dollars. Un paquet de M&M's, c'est 2,90.

— Ça ne les habitue pas à avoir un M&M's chaque fois qu'ils font pipi ?

— Non. Et quand bien même, qu'est-ce que tu préfères : un gamin qui ne sait pas faire pipi s'il n'a pas les poches pleines de M&M's, ou un gosse qui ne peut pas s'il n'entend pas *Au clair de la lune* ?

Bernie sourit.

— Très bien vu.

— Et, avec les M&M's, tu as toujours une dose de chocolat sous la main en cas de besoin.

Plus Teresa parlait, plus Bernie sentait son inquiétude s'envoler. C'était exactement ce qu'il lui fallait : des conseils pratiques de la part d'une personne capable de lui prouver que la maternité n'était pas insurmontable.

— Je ne sais pas comment tu y arrives, se confia Bernie.

— À quoi ?

— Quand on fait nos parties de poker ici, votre maison est impeccable. Toi aussi, tu es parfaite.

Teresa éclata de rire.

— Heureusement qu'il y a vos soirées poker, sinon, je crois que je ne nettoierais jamais cette maison.

— Sans blague ? Tu es en train de me dire que, une fois que j'aurai les bébés, mon appartement ne sera jamais propre, sauf si j'accueille les soirées poker ?

— Non. Je te dis juste que le ménage n'est pas important. Personne ne devient un adulte heureux, en bonne santé et normalement constitué en grandissant dans une maison au carrelage immaculé. (*Encore un bon point*, songea Bernie.) Élever des enfants, ce n'est pas sorcier, la rassura Teresa. Même quand on en a deux d'un coup. Tu sais tenir un bébé ? Changer une couche ? Lire une histoire ? Coller des pansements sur les bobos ? Dire à ta fille que, non, elle ne peut pas se percer la lèvre ? Dire à ton fils qu'il a intérêt à bien traiter les femmes, sinon… ? Est-ce que tu sais faire tout ça ?

Bernie ne put s'empêcher de sourire.

—Oui, je sais faire ça. (Puis son sourire s'effaça.) Mais est-ce que je saurai faire ça toute seule ?

Teresa se renfonça dans le canapé en dévisageant attentivement Bernie.

—Ce sera le cas ?

—Je ne suis pas sûre, soupira Bernie.

—Est-ce que le père veut être présent ?

—Il fait comme s'il en avait envie, mais je ne suis pas sûre de pouvoir lui faire totalement confiance.

—Tu es amoureuse de lui ?

Bernie en resta abasourdie.

—Amoureuse de lui ? répéta-t-elle en secouant énergiquement la tête. Bien sûr que non !

—Ah ! D'accord.

—Non, vraiment. Ce qui s'est passé entre nous était une erreur. On ne sortait même pas ensemble. Pas dans ce sens du terme, en tout cas. Et ce qui s'est passé ne se reproduira plus jamais.

—OK. Donc, il n'y a rien entre vous. Ça ne veut pas dire qu'il ne peut pas être un bon père.

—Si tu savais qui c'est, tu n'en serais pas si sûre.

Teresa réfléchit un instant.

—Tu tiens à m'en parler ?

Quel intérêt de garder encore le secret ? Le monde entier le saurait bientôt, de toute façon. Autant cracher le morceau.

—Jeremy Bridges.

Pendant quelques secondes, Teresa en resta pantoise. Puis elle cilla, pencha la tête et fronça les sourcils.

—Jeremy Bridges ? Le multimillionnaire pour qui tu travaillais ?

—Oui.

—Ça, c'est la meilleure !

Teresa secoua la tête, éberluée.

— Je sais que ça paraît bizarre, reprit Bernie. Tu peux me croire, j'en ai bien conscience. Un type comme lui avec une femme comme moi...

— Pourquoi ? Parce qu'il est bourré de fric et pas toi ?

— Non, contredit Bernie, légèrement honteuse. Parce qu'il est sorti avec les plus belles femmes de la planète, et qui est-ce qu'il met enceinte ?

— Eh !

— Quoi ? demanda Bernie en relevant brusquement la tête.

— Je ne te permets pas de te rabaisser comme ça ! Je connais peu de femmes aussi bien que toi. Tu me donnerais presque des complexes.

— Qu'est-ce que tu veux dire ?

— Regarde ton parcours. Tu as un diplôme universitaire, tu as fait l'armée, tu es garde du corps, tu as voyagé autour du monde. Tu crois que j'ai accompli la moitié de ça ? Non. Et même si Bill déconne pas mal avec toi, sache qu'il a plus peur de toi que de Max, confia-t-elle en souriant. Je trouve ça mignon.

C'était bien gentil de la part de Teresa de lui dire cela mais, en vérité, Bernie avait parfois envie de troquer toutes ces choses contre le fait d'être le genre de femme dont les hommes ne pouvaient pas détacher leur regard.

— Ce que j'essaie de te dire, reprit Teresa, c'est que Jeremy Bridges aurait de la chance de t'avoir, si tu en avais envie.

Bernie n'en croyait pas ses oreilles. Jeremy ? Chanceux de l'avoir, elle ?

Après tout, pourquoi pas ? Ça lui ferait peut-être du bien, de temps en temps, de considérer une femme autrement que comme un support à silicone, à eau oxygénée et à Botox ; de creuser un peu plus et de découvrir ce qu'est vraiment une femme. Il aurait bien besoin d'être un peu secoué par une fille qui ne lirait pas que Facebook et les boîtes de céréales. Malheureusement, de toute évidence, Jeremy ne croyait pas à l'importance de tout cela, et Bernie doutait qu'il change un jour d'avis.

—Merci, répondit-elle. Ça me touche, mais pour être honnête, c'est toi qui me files des complexes.

—Hein?

—À ton avis, pourquoi je suis ici? Parce que tu es très douée dans un domaine qui m'est totalement inconnu.

—Tu sais que je t'aiderai autant que possible, promit Teresa avant de serrer franchement Bernie dans ses bras. Et puis, on ne sait jamais, peut-être que Jeremy aussi.

Peut-être, mais Bernie n'y comptait pas. Si elle ne prenait pas garde, elle dépendrait vite de lui et il ne tarderait pas à s'apercevoir qu'elle et les bébés l'empêchaient trop de mener la vie qu'il s'était si soigneusement construite. Alors, elle se retrouverait de nouveau seule. En réalité, il n'était pas revenu chez elle depuis plusieurs jours, et cela confortait Bernie dans l'idée qu'elle devait mettre les voiles. Avait-il déjà renoncé à son rôle dans cette histoire?

Aucune idée. Bernie savait simplement que la plus grosse erreur qu'elle pouvait commettre, dans cette situation, serait de compter sur quelqu'un d'autre qu'elle.

—Même s'il voulait vraiment tenir son rôle, déclara Bernie, ce ne serait sûrement pas une bonne idée.

—Pourquoi?

—Parce que Jeremy Bridges est l'homme le plus exaspérant que je connaisse. Si on reste dans la même pièce trop longtemps, on est capables de s'entre-tuer.

—Dans ce cas, comment avez-vous fini par… tu sais… vous retrouver ensemble?

—C'est comme ça que c'est arrivé. Parce qu'il est trop exaspérant.

—Je ne comprends pas.

— Un soir où j'étais chez lui, il m'a poussée à bout. Vraiment. Pour la première fois en deux ans, je lui ai dit exactement ce que je pensais de lui, et je dois avouer que ça m'a fait du bien. Mais, ensuite, ça a un peu dérapé. Je me souviens qu'on s'est disputés et, tout d'un coup, il m'a embrassée et, sans que je m'en rende compte…

— Ah ! acquiesça Teresa d'un air entendu. L'amour vache.

— L'amour vache ?

— Colère et passion réunies – ça fait un sacré mélange.

— Malheur ! Si seulement on m'en avait parlé avant ! se lamenta Bernie en se prenant la tête entre les mains. C'est la première fois de ma vie que je fais une chose de ce genre, et regarde où ça m'a menée !

— Oui. Tu vas avoir deux beaux bébés.

Oui, et si j'apprends à positiver autant que Teresa, je m'en sortirai.

— Maman !

Bernie pivota brusquement vers Matt, qui roulait pour se mettre à quatre pattes et crapahuter vers sa mère. Arrivé à la table basse, il s'y appuya des deux mains et se dressa sur ses jambes. Teresa lui tendit alors les bras.

— Tu viens jusqu'à moi, mon cœur ? Viens ici. Montre à maman comment tu marches.

Le bambin fit un pas tremblant, puis deux autres avant de chuter dans les bras de Teresa qui le souleva et le posa sur ses genoux.

— Bravo ! s'exclama-t-elle en applaudissant. Tu as réussi !

Il sourit en tapant des poings sur ses cuisses et en sautillant, sa couche bruissant en rythme. Teresa fourra son nez dans le cou de son fils et poussa des grognements de cochon jusqu'à ce qu'il se mette à se tortiller en poussant des cris perçants. Bernie savoura cet instant en songeant que, si elle pouvait trouver en elle les sentiments maternels qui semblaient si naturels à Teresa, tout irait bien.

C'est alors que Matt vomit encore.

Teresa recula instantanément mais, le mal étant déjà fait, elle fit une grimace de dégoût.

— Oh ! Bon sang ! J'aurais juré qu'il avait tout rendu la dernière fois.

— C'est un peu comme une bouteille de soda, je suppose, avança Bernie en grimaçant.

— Euh… ouais. Tu devrais garder cette image en tête pour l'avenir.

— Je ne risque pas d'oublier, lui garantit Bernie en se levant. Il faut que j'y aille.

— Ce n'est pas moi qui vais te le reprocher, répondit Teresa en souriant.

— Merci pour tes conseils.

— Quand tu veux. Au fait, Bernie…

— Oui ?

— Je sais que c'est un peu la pagaille pour l'instant, mais tu repenseras bientôt à tout ça en te disant que le jeu en valait la chandelle. Tu me crois ?

— Oui, acquiesça Bernie. Je vois ce que tu veux dire.

Quand Bernie reprit le volant de sa voiture, elle se sentait déjà un peu mieux, plus calme, davantage aux commandes, avec une vision plus claire de la maternité et de la vie en général. Elle décida de rentrer chez elle et de ressortir les catalogues qui, cette fois, ne lui apparaîtraient pas comme un océan sur lequel elle ignorait comment naviguer. Elle choisirait intelligemment, établirait une liste et aurait le sentiment de reprendre sa vie en main.

Ah ! Elle se sentait tellement mieux !

Puis elle arriva devant son immeuble, avisa la barrière, et tout vola de nouveau en éclats dans sa tête.

Chapitre 15

Tout d'abord, Bernie n'en crut pas ses yeux. Elle battit des paupières plusieurs fois, mais rien ne changea : une clôture en fer forgé de deux mètres cinquante de haut séparait la rue de la pelouse clairsemée de la résidence Creekwood. Un instant, Bernie crut avoir tourné dans la mauvaise rue et se retrouver au pied d'un autre immeuble. Elle vérifia même le panneau cabossé pour s'assurer qu'elle se trouvait au bon endroit. Les ouvriers qui s'affairaient avaient encore du travail avant que la résidence soit complètement encerclée, mais cela semblait bien être le projet.

Bernie avança sa voiture, baissa sa vitre et héla un quinquagénaire dégoulinant de sueur et coiffé d'une casquette.

— Eh ! C'est quoi, cette barrière ?

— Rénovation. Après on posera un portail. Pour contrôler les entrées.

— Ici ? s'étonna Bernie.

— Vous pouvez me croire, insista le type en haussant les épaules. J'ai vérifié deux fois l'adresse.

Bernie n'en revenait pas. Farnsworth avait enfin décidé de dépenser un peu d'argent pour cet endroit ? Tant mieux ! Il aurait mieux valu commencer par poser une nouvelle couche de peinture et combler quelques nids-de-poule, mais c'était peut-être sa façon d'opérer un changement visible pour améliorer le cadre de vie des résidents. D'ailleurs,

Bernie appréciait cette nouveauté. Elle fut d'autant plus contente lorsqu'elle rangea sa voiture sur une place de parking devant son appartement et qu'elle gravit l'escalier. La rampe à moitié arrachée du mur avait disparu, remplacée par une barre en fer flambant neuve, vissée si fermement à la paroi qu'elle aurait pu résister à une bombe nucléaire.

Bernie la contempla avec admiration pendant un moment, puis elle regarda par-dessus son épaule vers le bâtiment de l'autre côté du parking, dont elle savait qu'il méritait les mêmes travaux. Là-bas, elle ne vit rien d'autre que la vieille rampe branlante et rouillée. Elle se rendit à l'immeuble voisin pour y jeter un coup d'œil mais, là non plus, aucune rampe n'avait été changée. Une recherche un peu plus poussée la mena à la conclusion que le remplacement ne concernait que son escalier.

Étrange.

Bon, peut-être que Charmin avait indiqué de commencer par chez Bernie, vu qu'elle se plaignait pour tout le monde. Cependant, la nouvelle barrière constituait un problème tout à fait différent. Rien n'obligeait le propriétaire à installer un tel dispositif de sécurité.

Attends une minute. Un dispositif de sécurité ?

Bernie resta plantée là quelques instants en ressassant cette idée. Plus elle y songeait, plus elle trouvait ça louche.

Elle sortit son téléphone, appuya sur le raccourci de la touche 6 et, quelques secondes plus tard, Jeremy décrocha.

— Bernie ! Quel plaisir de vous entendre !

— Une clôture ? Un portail pour contrôler l'accès ? Une nouvelle rampe ? énuméra-t-elle en repartant à grands pas vers chez elle. Est-ce que ça vous dit quelque chose ?

— Vous voulez dire, est-ce que j'ai quelque chose à voir avec ça ?

— Oui.

— Bien sûr que oui.

Bernie en resta sans voix.

— Donc, c'est vraiment vous. C'est vous qui avez convaincu le propriétaire de faire ça ?

— Tout à fait. Et je n'ai pas eu de mal à l'en persuader, d'ailleurs.

— Mais ce n'était pas à vous de l'en persuader !

— Ça a été du gâteau. Il s'avère que votre propriétaire voit les choses de la même manière que moi et, en plus, il est vraiment sympa. Beau, intelligent, talentueux...

Bernie s'arrêta en bas des marches de son bâtiment. Farnsworth n'était ni beau ni intelligent, et comment pouvait-on considérer comme talentueux un type qui gérait un endroit comme celui-ci ?

— Bridges ? reprit-elle avec un frisson de soupçon. Qu'est-ce que vous avez fait ?

— Comment ça, qu'est-ce que j'ai fait ?

Alors, Bernie se sentit stupide d'y avoir ne serait-ce que pensé.

— Laissez tomber, répondit-elle avec un petit rire. Même vous, vous n'auriez pas pu aller jusque-là.

— Jusqu'où ?

— Jusqu'à racheter ma résidence.

— Mon Dieu ! Bernie, vous me croyez vraiment capable d'un truc pareil ?

— Bon, d'accord, concéda Bernie. C'est n'importe quoi. Cette simple idée était débile.

— Non, pas du tout. J'ai effectivement acheté votre résidence.

Pendant trois bonnes secondes, Bernie en eut le souffle coupé.

— Achetée ? Vous l'avez achetée ? Entièrement ? s'exclama-t-elle lorsqu'elle eut recouvré l'usage de la parole.

— En général, on n'achète pas la moitié d'une résidence.

— Non. C'est impossible. Vous n'auriez pas pu l'acheter. Pas si vite.

— C'est incroyable ce qu'un vendeur peut être motivé quand on lui propose de payer comptant. Un contrat standard, un titre de propriété, une demi-heure dans une agence et le tour est joué. Marché conclu. De toute façon, je projetais d'investir un peu dans l'immobilier, et le prix était plus qu'attractif.

— Ça n'a rien d'un investissement, objecta Bernie avec véhémence. Vous avez fait ça parce que vous n'êtes qu'un gros con qui veut tout contrôler !

— Eh ! Vous ne vouliez pas m'écouter et partir de ce trou à rats ! Qu'est-ce que j'étais censé faire ?

— Vous êtes complètement cinglé !

— Je parie que vous aimiez ces changements avant de découvrir que j'en étais à l'origine.

— Jusqu'à ce que je découvre quel connard manipulateur vous êtes, oui !

— J'essaie de vous protéger, et voilà ce que je récolte.

— Je n'ai pas besoin de votre protection !

— Il faudra vous y habituer, Bernie. Tant que vous refuserez de prendre les bonnes décisions pour nos bébés, je continuerai.

Bernie entendit la ligne s'interrompre.

Il a raccroché ?

Incrédule, elle regarda son téléphone, puis appuya de nouveau sur le numéro 6.

— Oui, Bernie ?

— Il y a une faille dans votre plan, déclara-t-elle.

— Quoi donc ?

— Vous trouviez que mon voisin d'en face n'avait pas l'air net. Comment vous allez faire pour discipliner la racaille qui, selon vous, vit déjà à l'intérieur de votre clôture ?

— Oh ! C'est là que les agents armés entrent en jeu.

Bernie en resta comme deux ronds de flan.

— Des agents armés ?

— Officiellement pour toute la résidence mais, entre nous, il se concentrera particulièrement sur le bâtiment 6. Vous voyez, il y a des avantages à avoir des amis haut placés.

Sur ce, il raccrocha encore. D'un doigt assassin, Bernie composa de nouveau son numéro.

— Bernie, répondit Jeremy. Quel plaisir de vous entendre ! Ça faisait longtemps !

— Vous savez quoi ? Je crois que vous aviez raison dès le début. Il faut que je déménage.

— Non. Vous n'irez nulle part. J'ai vérifié le marché des locations dans le coin et, apparemment, vivre ici est vraiment un bon plan. Votre résidence a beau être repoussante, elle est au moins dans les limites de l'habitable. Pour le même prix ailleurs, vous atterririez vraiment dans un taudis. Laissez encore quelques jours à ces ouvriers et vous aurez une jolie barrière autour de la propriété et jolie carte à puce toute neuve pour y entrer. Alors ? Ce n'est pas génial, ça ?

Il lui raccrocha au nez pour la troisième fois et, pour la troisième fois, ce silence soudain la fit sortir de ses gonds. Bernie serra les dents et le rappela pour lui donner un meilleur aperçu de son état d'esprit, mais, cette fois, elle n'eut droit qu'à sa boîte vocale.

— Merde ! marmonna-t-elle en rangeant son téléphone dans sa poche.

Elle avait eu l'occasion de le pousser dans l'escalier quelques jours plus tôt. Pourquoi diable ne l'avait-elle pas saisie ?

Bernie monta les marches. En haut, Ruby s'avança sur le palier.

— Jolie rampe, hein ? dit-elle.

— Ouais, grommela Bernie. Très jolie.

— Et vous avez vu la clôture qu'on va avoir ? Et le portail, et tout ça ? Vous avez dû dire à Farnsworth que vous alliez lui exploser la tête, ou un truc dans le genre. Vous lui avez pointé un pistolet sur la tempe, comme dans les films ?

— Ce n'est pas Farnsworth.

— Qui, alors ?

Bernie tourna la clé dans sa serrure avant de faire volte-face.

— Vous vous souvenez de ce type qui est venu me voir il y a quelques jours ? Le beau gosse prétentieux ?

— Le père de votre bébé ?

Bernie tressaillit. S'habituerait-elle un jour à entendre ces mots ?

— Oui. Il a acheté la résidence. C'est notre nouveau logeur.

Ruby fit une grimace qui souligna ses rides.

— Quel intérêt d'acheter un endroit pourri comme ici ?

— Parce qu'il est venu au monde juste pour m'emmerder.

— Ça vous emmerde, tous ces sympathiques changements ?

— Vous ne savez pas à quel point.

— Eh bien ! Moi, ça ne m'emmerde pas le moins du monde. Vous voulez bien lui dire que, pendant qu'il y est, j'ai quelques réparations à faire dans mon appartement ? Comme ma douche qui fuit ou les fourmis dans mon garde-manger. Et je ne raffole pas non plus des trous dans la moquette, d'ailleurs.

— Désolée, Ruby. Je ne crois pas qu'il s'intéresse à…

À cet instant précis, elle comprit.

Jeremy était son nouveau propriétaire. Autant qu'elle sache, Charmin traînait toujours dans les parages, mais Bernie s'était déjà forgé son opinion sur la fainéantise de la gérante. Dans ces conditions, qui restait-il pour régler les problèmes ?

Eh bien ! Le nouveau propriétaire, évidemment !

Le lendemain après-midi, dans son bureau, Jeremy laissa son téléphone sonner pour la vingtième fois environ. Il ne prit même plus la peine de regarder le nom de l'appelant, encore moins de répondre. Il savait qu'il s'agissait d'un autre locataire de la résidence Creekwood qui venait se plaindre de quelque chose, donc il confia la tâche à son répondeur. Mme Keyes ne s'en sortait pas beaucoup mieux avec le téléphone du bureau. Elle n'avait pas reçu autant de coups de fil depuis qu'il était sorti avec un top model français, à côté de qui le personnage joué par Glenn Close dans *Liaison fatale* serait passé pour une nonne.

Jeremy ne préférait pas savoir ce qui se passait sur la ligne de son domicile.

À la fin de la journée, il en arriva à deux conclusions : il n'en pouvait plus de sa sonnerie de portable, et Bernadette Hogan était une emmerdeuse finie.

L'horloge indiquait presque 17 heures. Bernie n'avait pas répondu au téléphone de la journée mais cela n'empêcherait pas Jeremy d'insister. Et il espérait bien la déranger.

Il prit son iPhone et composa son numéro pour la énième fois. Au bout de cinq tonalités, elle décrocha enfin.

— Il était temps, lança Jeremy. Le ciel m'en est témoin : moi, j'ai répondu.

— Ah bon ?

— Ne jouez pas les imbéciles. Je sais ce que vous mijotez. Dix-huit messages rien que sur mon portable. Mon portable personnel. Comment ont-ils obtenu ce numéro, Bernie ? Vous voulez bien me le dire ?

— Qui ça, « ils » ?

—Vous le savez très bien ! Les locataires de cette résidence pourrie !

—Ah ! Donc, maintenant elle est pourrie ? Hier c'était un bon investissement.

—Je reçois aussi des appels à mon bureau, continua-t-il en se levant pour arpenter la pièce. Après la journée qu'elle vient de passer, Mme Keyes va me demander une augmentation.

—Arrêtez de faire le radin et accordez-la-lui. Elle mérite bien ça, rien que pour vous supporter.

—Et chez moi, Bernie ? Est-ce que c'est la même chose ?

—Avec un peu de chance, les appels ont été si nombreux que les lignes ont fondu.

—Donc, ça vient vraiment de vous ! aboya-t-il dans le combiné. C'est vous qui leur avez donné mes numéros !

—Oui. C'est normal, vous êtes le nouveau propriétaire. J'ai toujours entendu dire qu'un logeur devait entretenir des relations cordiales avec ses résidents.

—Des relations cordiales ? Ils n'ont fait que se plaindre ! Des tuyaux bouchés, des appareils en panne, des trous dans les murs, des insectes… Tout le monde a un problème.

—Et qu'est-ce que vous en déduisez ?

—Que la résidence Creekwood est une zone sinistrée !

—Exactement. Et, maintenant que vous en êtes propriétaire, vous avez la responsabilité de tout remettre en ordre.

—Je ne remettrai rien en ordre. D'ailleurs, si j'étais malin, je raserais tout avec un bulldozer et je vendrais le terrain. Ensuite, je vous étranglerais pour avoir eu l'audace de communiquer mes numéros confidentiels.

—Je suis la mère de vos enfants. Je croyais que votre but était de me protéger.

—J'attendrai qu'ils soient nés et, là, je vous étranglerai.

Bernie soupira.

— J'imagine que vous allez absolument vouloir venir ici pour discuter de tout ça avec moi.

— Oh oui !

— Comme vous voulez, mais ne venez pas ce soir.

— Vous serez chez vous ?

— Oui, mais…

— Alors je viens ce soir. Je serai là à 19 heures.

— Bridges ! Non ! Je ne veux pas vous voir. Vous voulez bien…

— Dix-neuf heures, Bernie. On a deux mots à se dire.

Jeremy pressa violemment le bouton de déconnexion de l'appel et jeta son téléphone sur le bureau en essayant de se rappeler la dernière fois où il avait été aussi furieux. Changer tous ses numéros allait être une vraie galère mais, s'il ne le faisait pas, il deviendrait une cible facile. Toutes ces personnes auraient carte blanche pour le déranger nuit et jour, sept jours sur sept, et cette perspective était intolérable.

À 19 heures ce soir-là, Max le conduisit sur le parking de la résidence Creekwood. Jeremy regarda au passage la clôture en construction ; la création en fer forgé jurait totalement avec les bâtiments qu'elle entourait. Pourtant, s'il fallait cette barrière pour prouver à Bernie quel sérieux il accordait à sa sécurité, peu lui importait qu'elle ressemble à la Grande Muraille de Chine posée autour d'un camping.

Jeremy voyait bien que Max se demandait pourquoi ils venaient chez Bernie, mais il ne posa pas la question. Le garde du corps appellerait certainement sa collègue plus tard pour s'assurer que son patron n'aurait pas dépassé les bornes. Pour autant, Jeremy ne prévoyait pas de se tenir à carreau. Il voulait appliquer sa menace à la lettre et l'égorger, à la suite de quoi Max l'égorgerait, lui. Fâché comme il l'était, Jeremy considérait que cela en valait la peine.

Il descendit de voiture. Trois places de parking plus loin, deux adolescents fumaient, appuyés contre une Chevrolet cabossée, en se donnant des airs de gros durs. Ils contemplaient sa Mercedes d'un œil envieux, probablement dans l'idée d'en voler certaines pièces. Étant donné le système de sécurité du véhicule, ils ne partiraient pas avec grand-chose, mais ils pouvaient toujours casser une ou deux vitres. C'est alors que Max sortit de la voiture et se dressa de toute sa taille. Soudain, les deux gros durs se rappelèrent qu'ils avaient autre chose à faire. Au moins, avec le garde du corps sur le coup, Jeremy pressentait avec une quasi-certitude qu'il retrouverait sa Mercedes intacte quand il redescendrait.

Comme il gravissait les marches menant chez Bernie, il put admirer la nouvelle rampe qu'il avait fait poser. Il espérait que Bernie avait été impressionnée mais, telle qu'il la connaissait, elle refusait sans doute d'y toucher, uniquement pour le vexer.

Un instant plus tard, il frappait à sa porte. Fort.

Il entendit un bruit sourd à l'intérieur, suivi d'un temps de latence avant que Bernie vienne à la porte. Quand elle ouvrit, il fonça devant elle pour s'introduire dans l'appartement.

— Asseyez-vous, Bernie. Il faut qu'on parle.

Ce n'est qu'une fois dans le salon qu'il s'aperçut qu'ils n'étaient pas seuls. Loin de là.

Une quinzaine de personnes, au bas mot, occupait les lieux : le type aux cheveux rouges du balcon d'en face ; une blonde décolorée portant d'immenses anneaux en argent aux oreilles et dont le dernier achat de maquillage avait dû vider les stocks de Gemey Maybelline ; un garçon d'une vingtaine d'années vêtu d'un tee-shirt et portant cinq piercings à l'arcade sourcilière droite ; deux vieilles femmes, dont une en robe de chambre léopard et qui semblait avoir cent trente ans ; une jeune Hispanique avec un bébé dans les bras et un bambin tout juste capable de marcher ; une personne tellement androgyne que Jeremy ignorait totalement quel sexe Dieu lui avait attribué ; un assortiment de bons vieux Texans en jean et santiags, et tatoués de partout.

Jeremy les contempla avec une profonde incrédulité, comme s'il venait de pénétrer au pays des marginaux.

— Mesdames, messieurs, annonça Bernie, je vous présente Jeremy Bridges, le nouveau propriétaire de la résidence Creekwood. (Elle se tourna vers lui avec un sourire mielleux.) Monsieur Bridges, voici vos locataires. Ils mouraient d'envie de vous rencontrer.

Chapitre 16

Jeremy envisagea sérieusement de tourner les talons et de ressortir aussi sec, en entraînant Bernie avec lui pour lui exposer clairement son état d'esprit, mais l'une des vieilles dames lui offrit un cookie aux pépites de chocolat tandis que l'autre lui fourrait un verre de punch dans la main. En un rien de temps, tous les occupants de la pièce le mitraillèrent de leurs problèmes et toute fuite devint impossible.

Pendant une heure, Jeremy entendit à peu près tout ce qui n'allait pas dans la résidence Creekwood : la gardienne, les jardins, les appareils ménagers, l'agencement des appartements, les trottoirs, l'éclairage, les égouts, l'emplacement et même l'orientation par rapport au soleil en été. Cette dernière plainte fut formulée par une blonde New Age aux cheveux frisés, avec les oreilles percées sur toute la longueur, qui croyait également que la résidence était construite sur un cimetière indien du XVIIe siècle. Tout ce temps, Jeremy hocha la tête en feignant d'écouter, mais son esprit vagabondait. Il imaginait un énorme bulldozer rasant cet endroit jusqu'à ce qu'il ne reste plus qu'un tas de gravats. Quand la résidence serait réduite en poussière, les défunts Indiens pourraient s'élever vers le Grand Esprit et la carrière de marchand de sommeil de Jeremy, courte mais intense, reposerait en paix.

Il réussit finalement à chasser tout le monde en les remerciant d'être venus et en leur promettant de mettre fin à leurs inquiétudes dès que possible, même s'il risquait de s'en occuper à l'aide du bulldozer susmentionné. Ainsi, il dut endurer les poignées de main et les remerciements de chacun.

Comme si la décision de les rencontrer venait de lui.

Bernie ferma la porte derrière la dernière personne avant de se retourner lentement vers lui, sans se défaire de cette expression exaspérante de satisfaction et de suffisance qu'il mourait d'envie de faire disparaître de son visage.

— Je n'ai jamais vu personne manigancer un traquenard aussi sournois que ça.

— De la part du maître de la manipulation, je prends ça pour un compliment.

— Je ne vois pas l'intérêt de m'attirer ici pour entendre ces gens râler exactement comme au téléphone.

— Je ne vous ai pas attiré ici, objecta Bernie en s'affairant dans le salon pour ramasser les gobelets vides. Si je me souviens bien, c'est vous qui vous êtes invité.

— Vous m'avez dit de ne pas venir. Pour quoi faire ?

Elle s'arrêta devant lui avec son sourire mielleux.

— Ça vous a fait venir, non ?

Comme elle partait dans sa cuisine, il se sentit parfaitement stupide. À l'aide de quelques mots soigneusement choisis, elle l'avait manœuvré comme un torero agitant sa cape rouge devant un taureau en pleine charge.

— Avec ce que vous venez de faire, déclara-t-il, estimez-vous heureuse que je ne vous envoie pas manger les pissenlits par la racine avec les Indiens.

— Il y a peut-être un fond de vérité dans cette histoire de cimetière indien, répondit-elle en jetant les gobelets à la poubelle. Je pense que c'est peut-être à cause de ça que les lumières clignotent dans le coin : des âmes errantes.

— Les lumières clignotent parce que l'installation électrique est merdique.

— Pas grave, vous allez la changer.

— Non. Je ne réparerai que dalle.

Bernie fronça les sourcils.

— Comment ça ? Vous pourriez repeindre ces immeubles à la feuille d'or sans vous ruiner.

— Je n'en suis pas arrivé là en prenant de mauvaises décisions en affaires.

— Donc, la clôture autour de la résidence était une mauvaise idée ? (Jeremy ouvrit la bouche pour répondre, mais il finit par la refermer.) Ça ne vous dérange pas de dépenser une coquette somme juste pour prouver que vous avez raison, mais vous rejetez l'idée de mettre la main à la poche pour une bonne cause.

— Je fais des dons pour toutes les causes imaginables, Bernie. Vous devriez le savoir plus que n'importe qui.

— C'est vrai. Quand vous donnez pour des œuvres de charité, c'est parce que vous faites de la lèche à une personne haut placée avec qui vous essayez de faire affaire. Est-ce que vous avez déjà envisagé de faire une bonne action sans arrière-pensée financière ?

— Ces bâtiments ont quarante ans. Les rénover reviendrait à coller un pansement sur une fracture ouverte.

— Et vous les avez quand même achetés, s'étonna Bernie. Dire que vous vous prenez pour un homme d'affaires !

Et merde ! C'est vrai que j'ai fait n'importe quoi.

En effet, cette résidence lui avait coûté une bouchée de pain mais, comme elle ne valait rien, cette bouchée de pain équivalait à une fortune. Certes, il ne manquerait jamais d'argent. Ce qui l'ennuyait, c'était de s'être laissé guider par ses émotions au lieu de son cerveau, et Bernie le lui faisait payer cher.

— Et Charmin ? s'enquit Bernie. Est-ce qu'elle travaille toujours ici ?

— La gérante ? Pour l'instant, oui, elle reste.

— Vous l'avez rencontrée ?

— Pas encore, mais Farnsworth m'a dit qu'elle était parfaite pour ce poste.

— Tout à fait. Un jour, elle a trouvé une chips qui ressemblait à Jésus et a passé l'après-midi enfermée dans son bureau pour la prendre en photo et la mettre en vente sur eBay.

— Elle ne coûte pas cher.

— C'est parce qu'elle se donne beaucoup de mal pour ne rien faire. Elle ferme à clé son bureau deux heures par jour pour regarder tranquillement son feuilleton. Un jour, une locataire s'est plainte que l'alarme à incendie ne fonctionnait pas : Charmin lui a répondu que, dans ce cas, elle ferait mieux de ne pas trop fumer au lit. Voilà le genre de connerie que les résidents doivent supporter.

— Rien ne les empêche de déménager.

— Vous l'avez dit vous-même : tout ce qu'on trouve ailleurs pour le même prix, ce sont des taudis.

— Ce n'est pas mon problème.

— Vous voulez savoir ce que c'est, votre problème ? Vous n'accordez aucune importance à l'avis des autres. Lupe Alvarez, par exemple. La femme avec les deux enfants. Savez-vous qu'elle cumule deux emplois pour réussir à joindre les deux bouts ? Tout ce qu'elle demande, c'est une cuisinière qui fonctionne pour pouvoir servir des repas chauds à ses enfants.

— Bernie…

— Et Frieda Jackson. La vieille dame au pantalon à fleurs. Elle vit des aides sociales et ne peut même pas se payer les soins dont elle a besoin pour ses problèmes de cœur, encore moins aller vivre ailleurs. Vous savez, un endroit où le propriétaire s'assurerait que son évier se vide normalement.

— Bernie…

— Et le maigrichon en santiags. Saviez-vous qu'il…

— Bernie ! la coupa Jeremy en levant la main. Vous voulez bien vous taire ? On n'est pas au Téléthon, là !

Elle lui décocha un regard noir.

— Même si c'était le cas, vous ne donneriez pas un centime.

— D'où vous sortez ça ? Je ne vous croyais pas aussi sensible.

— Je ne suis pas sensible. J'ai juste l'impression que les seules choses qu'on répare ici sont celles pour lesquelles je me plains. Les gens s'en sont aperçus, donc, ces derniers temps, je me charge de signaler les problèmes à leur place.

— Et quelles personnes intéressantes ! commenta-t-il.

— Franchement, j'ai eu la même réaction quand je suis arrivée ici. Je venais de passer plusieurs années à l'armée, où tout est irréprochable et réglé comme du papier à musique. Et puis j'ai commencé à comprendre que l'habit ne fait pas le moine. Oui, il y a deux ou trois pourris qui vivent ici, mais la plupart des résidents essaient simplement de s'en sortir. Vous n'avez donc aucune compassion pour eux ?

— Au risque de me répéter : je suis un homme d'affaires, un point c'est tout.

— Donc, en ce qui vous concerne, c'est sûr, l'habit fait le moine.

— Tout à fait.

— Un enfoiré sans cœur qui gaspille son argent n'importe où ailleurs.

Jeremy sentit sa colère le piquer.

— Eh ! Je n'ai pas demandé à être aussi impliqué. C'est vous qui m'avez poussé là-dedans.

L'expression de Bernie devint glaciale.

— Pourquoi a-t-il fallu que vous achetiez la résidence ? Vous auriez pu vous contenter de disparaître, mais non. Maintenant, toutes ces personnes pensent que vous allez vraiment les aider.

— Et c'est ma faute, peut-être ? N'est-ce pas vous qui avez distribué mes numéros de téléphone avant d'inviter ces personnes à boire du punch et à manger des cookies pour me piéger dans ce traquenard ? se défendit-il en lui lançant un regard furieux. Vous avez fait tout ça rien que pour m'énerver.

— Faux. J'ai fait ça parce que j'espérais qu'en rencontrant les locataires en personne vous verriez à quel point ils ont besoin de votre aide et que vous vous occuperiez vraiment de leurs problèmes.

— Je suis homme d'affaires, pas assistante sociale. Qu'est-ce que vous ne comprenez pas là-dedans ?

Bernie serra les dents en le fusillant du regard comme s'il s'agissait de l'être le plus méprisable de l'humanité.

— Vous savez quoi ? Vous avez raison. Vous n'avez absolument aucun devoir envers ces personnes. Vous avez été clair. Vous voulez bien partir, maintenant ?

— Bernie…

— Non, sérieusement, je veux que vous partiez.

Une frustration dévorante s'empara de Jeremy, au point qu'il eut envie de donner un coup de poing dans le mur. Il aurait été complètement idiot de dépenser une telle somme pour rénover cet endroit, quel que soit le nombre de personnes qui en rêvaient. Pourquoi Bernie ne voulait-elle pas le comprendre ?

— OK, Bernie. Je m'en vais. Comprenez juste que les choses ne sont pas aussi simples que vous le décrivez.

— Vous êtes plein aux as. Tout est simple, pour vous. Vous n'en avez rien à foutre de nous tous.

À ces mots, elle disparut dans sa chambre en claquant la porte derrière elle.

Jeremy resta planté là un moment, furibond. Il avait raison, cela ne faisait aucun doute. La meilleure chose qu'il puisse faire pour cette résidence, c'était de la raser. On ne se trouvait qu'à quelques rues de la gare, donc le terrain devait avoir une certaine valeur. Il ignorait combien, mais même un débile profond comprendrait que les bâtiments construits à cet endroit présentaient plus de problèmes que d'atouts.

Jeremy ouvrit la porte d'entrée et sortit sur le palier, mais il s'immobilisa quand il se rendit compte qu'il n'était pas seul. Adossée au mur, la vieille dame en robe de chambre léopard fumait une cigarette. Si ses souvenirs étaient bons, elle s'appelait Ruby.

—Voilà ce qui s'appelle une explication en règles, lança-t-elle.

Jeremy ferma la porte de Bernie avant de se retourner vers la vieille femme.

—Vous écoutez toujours aux portes ?

—Ouais. Dès que j'en ai l'occasion. (Elle aspira une longue bouffée de fumée.) Alors comme ça, vous allez laisser cet endroit pourrir, comme Farnsworth.

Comment en était-il arrivé là ? Comment s'était-il fourré dans une telle situation ? Une semaine plus tôt, sa vie se déroulait parfaitement bien. Et puis Bernie avait débarqué avec sa grossesse, et tout était parti en vrille.

—Je n'ai pas encore décidé de ce que j'allais en faire, déclara-t-il.

—Elle nous aide énormément, vous savez.

—Bernie ?

—Oui. Depuis qu'elle a emménagé ici. Je ne sais pas pourquoi elle habite dans cet endroit immonde, parce que je pense qu'elle pourrait trouver mieux, mais nous sommes tous bien contents qu'elle soit là.

La situation devenait de plus en plus claire. Jeremy n'avait jamais vu Bernie comme une bienfaitrice, mais plutôt comme quelqu'un qui ne laissait personne l'emmerder. Dans ce cas, ces deux traits de caractère se rejoignaient peut-être.

—Elle a dit que vous nous aideriez aussi, continua la vieille dame. Apparemment, elle s'est trompée.

—Il ne faut pas lui en vouloir.

—Je ne lui en veux pas. C'est à vous que j'en veux.

Jeremy regarda en bas des marches, puis de l'autre côté de la pelouse clairsemée, où un vieillard attendait que son boston-terrier finisse de pisser sur un buisson de houx. La nuit tombait et les ombres du crépuscule rendaient le stuc de l'immeuble de derrière encore plus laid et déprimant.

—Ce n'est que du business, répondit-il à Ruby.

—Hum... Comme vous êtes le père de ses bébés, j'aurais tendance à dire que ce n'est pas que du business. C'est plutôt une histoire de famille.

Donc elle savait. Il se demanda qui d'autre était au courant mais, après tout, était-ce vraiment important ? Sa relation avec Bernie n'avait aucun rapport avec cette histoire.

Dans ce cas, pourquoi n'arrivait-il pas à se sortir ce mot de la tête ? Famille. Ce concept lui échappait depuis toujours et, au fil des années, il semblait s'éloigner de plus en plus pour finalement ressembler à un rêve qu'il aurait fait un jour sans pouvoir s'en souvenir clairement.

—Elle est gentille avec nous, insista la vieille dame. Donc, vous feriez mieux d'être gentil avec elle.

Sur ce, elle rentra chez elle en se dandinant et claqua la porte.

Jeremy n'en revenait pas. Encore une menace ? D'abord Max, puis Ruby ? Combien de personnes le poursuivraient armées de torches et de fourches même s'il ne se rendait coupable que d'avoir élevé la voix sur Bernie ?

Il descendit les marches en secouant la tête. Max l'attendait, bras croisés, appuyé contre la voiture, sans le moindre voleur de voiture potentiel à l'horizon. Le garde du corps ouvrit la portière arrière pour Jeremy avant de contourner le véhicule et de s'installer au volant. Tandis qu'il sortait de la résidence, Jeremy rompit le silence.

— J'ai acheté cet endroit, vous savez, dit-il.

Max leva les yeux vers le rétroviseur.

— Oui, c'est vrai. Je suis l'heureux détenteur d'une affreuse résidence. Bernie ne voulait pas déménager, donc j'ai tout acheté et j'ai fait construire la barrière pour qu'elle soit au moins un peu protégée. (Max reporta son attention sur la route.) Je parie que vous vous demandez ce qui s'est passé chez Bernie.

Max garda le silence.

— Elle m'a tendu un piège, expliqua Jeremy. Elle a invité un tas de résidents décidés à se plaindre. Elle pense que je devrais rénover tout le complexe, même si ça me coûte un bras et une jambe et que je me retrouve dans une situation pire que celle-ci. Le plus intelligent serait de tout raser. Après, le terrain vaudrait vraiment quelque chose.

Toujours pas de réaction.

— OK. Je reconnais que je ne serai jamais dans le besoin, mais comment Bernie peut-elle me demander de dépenser de l'argent dans ce trou à rats ? Je suis un homme d'affaires et ce serait un mauvais investissement.

— Vous voulez la rendre heureuse ? demanda Max.

Jeremy cilla, surpris que le garde du corps prenne la parole, surtout pour poser une question pareille. À son tour, il se tut, surtout parce qu'il ignorait comment répondre. Que voulait savoir Max, exactement ? Si Jeremy voulait s'encombrer d'un bien contre-productif uniquement pour faire le bonheur de Bernie ? S'engager dans des mois de travaux de construction et de réparation juste pour lui donner le sourire ? Dépenser des milliers et des milliers de dollars pour lui prouver qu'il avait un cœur ? Était-ce là ce que Max voulait savoir ?

— Oui, répondit Jeremy. Je veux la rendre heureuse.

— Alors vous savez ce qui vous reste à faire.

Ne parvenant pas à croire qu'ils en étaient arrivés là, Jeremy s'enfonça dans son siège, accablé par le poids de la résignation. S'il faisait ce que Bernie attendait de lui, cela signifierait qu'il avait un spaghetti à la place de la colonne vertébrale, que son intelligence était neutralisée et que son sens affûté des affaires l'avait complètement déserté.

Bon Dieu ! Si un seul de mes concurrents découvre un jour quelle andouille je suis, ma carrière est finie.

Chapitre 17

Le lendemain après-midi, alors qu'elle entrait dans la résidence Creekwood après son travail, Bernie constata avec un mélange d'étonnement et d'agacement que les ouvriers avaient terminé d'installer le portail. Celui-ci était fermé. Son ouverture nécessitait un badge mais, ne le possédant pas encore, elle baissa sa vitre et appuya violemment sur le bouton de la console. Elle attendit quelques secondes, appuya de nouveau, patienta encore. Elle tendait le bras pour presser le bouton une troisième fois quand elle entendit une voix dans le haut-parleur.

— Bon sang ! Ça va, ça va ! J'arrive !

Charmin. Apparemment encore plus grincheuse que d'habitude.

— Charmin, c'est Bernie. Vous pouvez ouvrir le portail ?

— Merde ! Il ne devrait pas être déjà fermé. Personne n'a de carte. Je n'ai pas le temps de m'occuper de ça. J'ai trop de trucs à faire, putain !

Elle, trop occupée ? Essayait-elle de regarder *Les Feux de l'amour*, de commander une pizza et de jouer au solitaire en même temps ?

— Charmin ?

— OK, OK ! Voilà ! Ça devrait être bon, là.

Bernie entendit un « clic » et le portail s'ouvrit devant elle. Elle s'engagea dans l'allée et prit la direction de son immeuble, mais elle céda à sa curiosité. Il était un peu tôt pour donner le chèque du loyer à Charmin, mais cela fournirait à Bernie une excellente excuse pour lui rendre visite et découvrir ce qui contribuait à sa mauvaise humeur.

Bernie se gara devant la loge de la gérante. Quand elle entra, elle eut le choc de sa vie : le téléviseur était éteint et Charmin n'avait pas les fesses collées à son fauteuil. Elle fouinait dans un placard, le téléphone à l'oreille. On aurait dit qu'elle... travaillait ?

— Putain ! Oui, tu dois être là à 8 heures du matin, grommela Charmin en sortant un dossier du placard. Parce que ce sont tes horaires, Miguel ! (Elle se tut pour écouter, puis haussa le ton.) Depuis que tu travailles ici, voyons ! Tu vas amener tes fesses ici tous les matins, compris ? Si je dois être là, toi aussi !

Elle retourna à son bureau, raccrocha brutalement le téléphone et jeta la chemise cartonnée sur une pile de dossiers. Passant ses doigts dans ses frisettes noires, elle poussa un soupir de colère.

— Mauvaise journée ? s'enquit Bernie avec nonchalance.

— Expliquez-moi comment le boulot peut être fait pour demain si le personnel d'entretien se ramène tranquillement ici aussi tard que d'habitude, deux heures après avoir fini son petit déjeuner ? (Elle ramassa un papier sur sa table et se mit à l'agiter.) J'ai une liste de réclamations d'un kilomètre de long !

— Ce n'est pas nouveau, si ? Vous avez toujours une liste de réclamations d'un kilomètre de long.

— Ouais, mais je n'ai pas l'habitude que le propriétaire me colle au cul pour s'assurer que tout soit bien fait.

— Une minute, l'interrompit Bernie, de plus en plus curieuse. Le nouveau propriétaire. C'est lui qui vous donne tout ça à faire ?

— Il m'a envoyé cette liste par e-mail ce matin, expliqua-t-elle. Il y a des choses dont je n'ai jamais entendu parler, mais il veut que ce soit fait le plus vite possible. J'ai passé une journée infernale : des livraisons de matériel, des chiottes qui fuient, encore des foutues rampes à remplacer… Et il a fallu que je supervise le tout. À partir de demain, j'aurai en plus des peintres sur le dos.

Jeremy a décidé de rénover la résidence ? songea Bernie, incrédule.

Un sentiment jouissif de plaisir et de satisfaction fourmilla en elle et lui arracha un sourire. Elle ignorait la raison exacte de ce changement d'avis. Une chose était sûre : à cet instant précis, Bernie en était plus qu'heureuse. Et, cerise sur le gâteau, cela faisait perdre la boule à Charmin.

— Qu'est-ce qui vous fait rire ? cracha Charmin.

— Savoir que les choses sont prises en main. C'est bien.

— C'est bien, mon cul ! rétorqua Charmin en jetant la liste sur son bureau en grognant presque de dégoût. J'ai raté *Les Feux de l'amour* à cause de toutes les merdes dont j'ai dû m'occuper pour les résidents.

— N'est-ce pas ce qu'un gérant est censé faire ?

— Si je voulais vraiment travailler, je trouverais un vrai boulot, répliqua-t-elle en prenant la télécommande. J'ai déjà loupé une de mes séries, aujourd'hui. S'il croit que je vais aussi manquer *Bridezillas*, il se fourre le doigt dans l'œil. (Elle tourna le dos à Bernie et alluma la télévision.) Je vous le dis, ce type est un trou du cul qui n'y connaît rien en business. Sinon, pourquoi dépenser autant d'argent dans un taudis comme celui-ci ? Pour transformer ce bouge en Buckingham Palace ?

— Excusez-moi ?

Bernie fit volte-face au son de cette voix masculine. Quand elle vit qui avait parlé, son plaisir et sa satisfaction furent décuplés.

La télécommande toujours en main, Charmin lui décocha un regard noir par-dessus son épaule.

— Vous êtes qui, vous ?

— Qui je suis ? (Jérémy avança de quelques pas, les mains dans les poches.) Je suis le trou du cul qui dépense autant d'argent pour transformer ce bouge en Buckingham Palace. (Les yeux écarquillés, Charmin se retourna complètement vers lui.) Et vous, vous devez être Charmin.

Pour la première fois de sa vie, peut-être, la gérante resta sans voix. Derrière elle, à l'écran, une blonde insistait pour qu'on teigne en bleu turquoise les colombes qui s'envoleraient à son mariage.

— Charmin ? intervint Bernie en désignant le téléviseur. Vous ratez votre émission.

La gérante coupa immédiatement le son et se retourna lentement vers Jeremy en déglutissant.

— Est-ce que… je peux vous aider ? s'enquit-elle.

— Non. Je peux me débrouiller tout seul. Vous êtes virée.

Charmin resta bouche bée.

— Virée ? Vous ne pouvez pas me virer !

— Je viens de le faire. Et je veux que vous partiez immédiatement.

— Tout de suite ? (Elle parcourut la pièce du regard et s'arrêta sur le téléviseur.) Mais toutes mes affaires…

— Notez votre adresse quelque part. On vous les livrera sous vingt-quatre heures.

Elle plissa les yeux de colère.

— Si vous croyez que vous allez m'arnaquer sur l'indemnité de licenciement…

— Vous recevrez deux semaines de salaire et tous les congés payés qu'il vous reste à poser, mais je veux que vous partiez sur-le-champ.

— C'est de la discrimination !

Jeremy eut un mouvement de recul.

— Pardon ? De la discrimination ?

— Vous me renvoyez parce que je suis une femme ! Je vais vous poursuivre en justice !

Il la regarda d'un air ahuri avant de se tourner vers Bernie en secouant la tête.

— Bon sang ! Elle est horrible !

— Je vous avais prévenu, non ? confirma Bernie.

— Dorénavant, quand vous aurez une information de ce genre à me signaler, insistez davantage, d'accord ? (Il reporta son attention sur Charmin.) Dehors.

Le visage de la gérante vira au rouge sous l'effet de la colère, tandis qu'elle serrait les dents.

— Vous aurez des nouvelles de mon avocat ! s'exclama-t-elle.

Elle griffonna son adresse sur un post-it, empoigna son sac et sortit du bureau.

— Bon Dieu ! Pourvu qu'elle me fasse un procès, souhaita Jeremy pendant que Bernie claquait la porte derrière la gérante. Je prendrais mon pied à regarder mes avocats la ridiculiser au tribunal.

— S'il vous faut quelqu'un pour témoigner de son incompétence au travail, je m'en chargerai avec plaisir.

— Et c'est avec plaisir que je vous prendrai au mot. (Il ramassa la liste des tâches à effectuer sur la table de Charmin.) Je vais faire appel à mon prestataire de services pour assurer l'intérim en attendant que je trouve quelqu'un de sérieux pour ce poste.

— Ce sera difficile de dénicher la personne idéale pour gérer cet endroit, répondit Bernie. Beaucoup de travail, mais rien de vraiment prestigieux.

— J'ai entendu parler d'une agence qui pourra procéder aux recherches pour moi. Je vais leur demander de choisir quelques candidats et de m'envoyer leurs CV.

— Alors, enchaîna Bernie en s'approchant de lui d'un air désinvolte. Vous avez décidé de faire rénover la résidence ?

— Oui.

— Vous disiez que ça équivalait à coller un pansement sur une fracture ouverte.

— Apparemment, je peux déduire des impôts une belle part des travaux de rénovation, expliqua-t-il en se concentrant sur la liste. Quand la rénovation sera terminée, je pourrai augmenter les loyers des nouveaux résidents. Mon comptable a établi un plan pour les cinq prochaines années, et il semblerait que cet endroit pourrait finir par rapporter de l'argent.

— Répétez-moi tout ça en me regardant droit dans les yeux.

— Quoi ? demanda Jeremy en levant la tête.

— Ha ! Ce que vous mentez mal !

— Qu'est-ce que vous voulez dire ?

— Vous allez y laisser votre chemise, pas vrai ?

Jeremy reporta son attention sur sa liste et se tut pendant un long moment.

— Je sais que vous n'avez jamais vu ma penderie, répondit-il, mais perdre une chemise n'est pas un problème pour moi.

— Vous n'êtes pas du genre à apprécier de perdre quoi que ce soit. Qu'avez-vous fait de votre « ce n'est que du business » ?

— Si je ne remets pas cet endroit en état, je vous aurai sur le dos pour le restant de mes jours, donc je n'ai pas le choix.

— On a toujours le choix.

— Mais que diraient les gens s'ils savaient que je suis propriétaire d'une résidence qui ressemble à un taudis ?

— Vous vous fichez de ce que pensent les gens, rappelez-vous.

— J'ai besoin d'un bien qui me fasse perdre un peu d'argent pour contrebalancer les sommes indécentes que j'engrange chaque année.

— Eh bien ! Vous avez trouvé ce qu'il vous fallait. Je commence à croire que vous êtes vraiment le trou du cul dont parlait Charmin.

Il haussa les épaules d'un air détaché.

— Peut-être bien.

— Ou peut-être que vous faites une bonne action sans rien attendre en retour.

— Ça suffit, Bernie. Je ne suis pas un saint.

Elle avança encore de quelques pas.

— C'est vrai, confirma-t-elle en adoucissant sa voix. Mais vous n'êtes pas non plus le pécheur invétéré que je pensais.

Leurs regards se croisèrent quand il leva les yeux juste avant de les détourner.

— Je n'ai que trente-sept ans, dit-il. En matière de péché, je ne suis qu'un débutant.

— Tant mieux. Si vous ne commettiez pas un petit écart de temps en temps, vous ne seriez pas vous-même.

— Vous commencez à m'agacer. Vous feriez mieux d'arrêter pendant qu'il est encore temps.

— OK. Je m'en vais, décida-t-elle en souriant.

Elle posa son chèque de loyer sur la table, gratifia Jeremy d'un dernier sourire et prit le chemin de la sortie. Elle ne se souvenait pas de la dernière fois où elle s'était sentie aussi bien. Bridges allait s'occuper des résidents et, qu'il le sache ou non, maintenant qu'elle avait eu un aperçu de qui il était réellement, il ne pourrait plus jamais rien lui cacher.

Quelques soirs plus tard, assis à l'arrière de sa limousine, Jeremy buvait son whiskey en contemplant l'horizon de Dallas pendant que Carlos le conduisait au Lone Star Museum of Art. L'austérité de ce musée – un monolithe en béton, haut de plafond et comportant de nombreuses salles vides – avait toujours déprimé Jeremy. L'idée de visiter la nouvelle exposition d'art précolombien ce soir-là ne lui réchauffait pas non plus le cœur.

Carlos avança la voiture devant l'entrée. Max sortit en premier pour sonder les environs comme le bon garde du corps qu'il était. Jeremy descendit et entra dans le bâtiment, Max dans son sillage. Ce dernier se posta contre un mur en béton qui s'accordait parfaitement avec sa personnalité. S'il restait là sans bouger, les invités le confondraient peut-être avec les statues en terre cuite grandeur nature figurant à l'exposition, avant de s'étrangler de peur quand ils s'apercevraient qu'il respirait. Cela égaierait certainement la soirée.

— Tu t'es finalement décidé à venir.

Jeremy pivota et se retrouva face à Phil, qui sirotait un martini.

— Bien sûr ! Je n'aurais raté ça pour rien au monde, ironisa Jeremy en prenant un verre de vin sur le plateau d'un serveur. Tu sais comme je suis friand d'art précolombien.

— Tout à fait. Tu aimes ça autant que les chiens aiment les puces. Tu es venu parce qu'Alexis a promis de te présenter une jolie femme.

— Oui. J'ai hâte de la rencontrer.

— Tu sais, depuis qu'Alexis sait que tu vas être père, elle est persuadée que la femme de tes rêves est juste sous ton nez.

Jeremy soupira. À l'instant où Phil avait annoncé à son épouse qu'il allait avoir des enfants, elle en avait déduit qu'un mariage aurait également lieu. Jeremy avait dû insister pendant une bonne demi-heure pour la convaincre qu'il n'en serait rien. Elle avait refusé de le croire jusqu'à ce qu'il accepte de rencontrer la femme extraordinairement belle et douée à laquelle elle pensait.

— C'est uniquement parce qu'Alexis croit aux contes de fées, rétorqua Jeremy. Bernie est la mère de mes enfants, c'est tout.

— Tu en es sûr ?

— Je te dis qu'elle ne m'intéresse pas.

— Ah bon ? Elle t'a intéressé au moins une fois.

— C'était une erreur.

— Donc ce n'était qu'un coup d'un soir, comme toutes les autres ?

Comme toutes les autres ? Certainement pas. Après plusieurs semaines, il lui suffisait de fermer les yeux pour se remémorer les moindres sensations de cette nuit-là.

— À peu près, répondit Jeremy en détournant les yeux.

— Tu mens.

Jeremy se retourna d'un coup.

— Et qu'est-ce qui te fait croire que Bernie m'intéresse ?

— Parce que je n'ai jamais vu aucune autre femme te refuser quoi que ce soit.

— Et je devrais bien le prendre ?

Phil se contenta de sourire et de boire une gorgée de martini.

— Jeremy ! On a failli t'attendre !

L'interpellé se retourna vers Alexis qui approchait. Comme toujours, elle portait une tenue splendide.

— Salut Alexis, lança-t-il en l'embrassant. Tu es magnifique, ce soir.

— Quel flatteur ! Je ne sais jamais si tu es sincère.

— Tu me vexes.

— Impossible. Pas un homme aussi insensible que toi. En tout cas, c'est ce que prétend la presse.

— À propos de cette histoire d'acquisition ? Oh, tu sais, les affaires sont les affaires. *Sybersense* fait simplement ce qu'il faut pour ses actionnaires.

— Ce n'est pas moi qui te contredirai, répondit Alexis. Rien ne me plaît davantage que voir nos actions grimper en flèche.

— Et où est donc cette femme que je dois rencontrer ? s'enquit Jeremy.

— Juste là, indiqua-t-elle avec un signe du menton vers l'autre côté de la salle.

Il suivit son regard et dut reconnaître que cette femme était belle à tomber par terre. Même de loin, il distinguait ses yeux bleus étincelants. Elle portait une robe vert émeraude qui mettait en valeur son corps souple et élancé, et son menton légèrement relevé soulignait ses traits fins.

Alexis fit signe à son amie, qui se tourna vers eux. Ses yeux d'un bleu de glace s'arrêtèrent immédiatement sur Jeremy. Elle sourit et vint les retrouver en le dévisageant avec une assurance dont seules les plus belles femmes du monde avaient le secret.

Alexis la présenta sous le nom de Madeline Rayburn. Un verre de Chardonnay dans une main, elle serra celle de Jeremy de l'autre.

— Madeline vient d'arriver à Dallas, expliqua Alexis. C'est la nouvelle directrice du développement du musée.

— Félicitations, la congratula Jeremy en souriant.

— Je t'avais parlé de Jeremy, reprit Alexis. Tu sais, c'est le P.-D.G. de *Sybersense.*

Comme si elle n'avait pas déjà raconté tout ce qu'elle savait à Madeline, de ses actions en Bourse jusqu'à son restaurant préféré, en passant par ses goûts en matière de sous-vêtements.

— Oui, bien sûr, je m'en souviens, confirma-t-elle d'un ton évasif.

— C'est aussi un coureur de jupons sans scrupules, lui confia-t-elle en s'approchant de son oreille. Fais attention, Madeline. Il te brisera le cœur sans se poser de questions.

Madeline poussa un soupir exagéré.

— Ah ! Il faut croire que certains hommes n'ont pas d'autre but que de papillonner.

— Exact, renchérit Alexis en dévisageant Jeremy. Mais certains d'entre eux ne sont simplement pas encore tombés sur la bonne personne.

— De quelle catégorie faites-vous partie ? demanda Madeline à Jeremy.

— À vous de le découvrir, rétorqua-t-il avec un sourire suggestif.

— Bon, on dirait que je n'ai plus rien à faire ici, déclara Alexis. Faites donc connaissance, tous les deux. Le maire vient d'arriver, ajouta-t-elle en prenant le bras de Phil. Allons l'accueillir.

Tandis qu'ils s'éloignaient, Madeline se rapprocha de Jeremy et, après quelques minutes de conversation, il dut reconnaître qu'Alexis avait raison : Madeline était belle, cultivée, bien élevée, elle s'exprimait bien et dégageait un tel sex-appeal qu'il se demandait comment elle pouvait approcher la trentaine sans avoir une bague au doigt. En gros, elle représentait tout ce qu'un homme attendait d'une femme, en plus d'une plastique très attirante. Dans ce cas, pourquoi ne ressentait-il rien à l'idée de l'embrasser, de la déshabiller et de la caresser ?

Bon, d'accord, il éprouvait quelque chose. Il faudrait qu'il soit mort et enterré pour n'avoir aucun sentiment mais, dernièrement, il avait beau sortir avec les femmes les plus époustouflantes de Dallas, il se lassait vite et s'apercevait qu'il en attendait plus.

Il s'apercevait qu'il attendait Bernie.

Elle travaillait justement au musée. De jour, mais cela n'empêchait pas Jeremy de l'imaginer en train de l'observer sur l'un de ses écrans de contrôle. Si elle le regardait maintenant, elle verrait aussi Madeline. Il imaginait très bien ce qu'elle en penserait.

« Sérieusement, Bridges. Grande, belle et blonde ? Vous ne croyez pas qu'il serait temps de sortir des sentiers battus ? »

« Elle ne s'intéresse qu'à votre argent, vous savez. Comme toutes les autres. Les chercheuses d'or, on les ramasse à la pelle. »

« Combien de fois je vous l'ai dit ? Plus les seins sont faux et gros, plus le cerveau est petit. »

Bon sang ! Comme il regrettait l'époque où elle lui envoyait des remarques sarcastiques comme on jette des bonbons à un défilé de Mardi gras.

Madeline commentait l'une des pièces exposées, mais Jeremy n'entendait que ses propres pensées. Les souvenirs de cette nuit dans la chambre forte défilaient dans son esprit. Dire qu'il songeait à faire de nouveau l'amour avec Bernie était une belle litote.

Il imaginait même exactement comment cela se passerait.

Ce serait différent de la première fois. Il s'en assurerait en prenant les commandes, cette fois. Bien sûr, elle commencerait par protester, mais seulement parce qu'ils étaient comme l'eau et l'huile, comme le feu et la glace, comme deux extrêmes qui s'équilibraient malgré une opposition quasiment inscrite dans leur ADN. Pourtant, grâce à un seul baiser torride, sa résistance disparaîtrait et Jeremy prendrait le contrôle de chaque instant. Il deviendrait le chorégraphe de chaque battement de cœur. Il effacerait toute trace d'animosité. Il éveillerait la sensualité de Bernie. Il transformerait la fureur ardente de leur première nuit en un festin de sensations brûlantes et langoureuses. Il la prendrait lentement, même si elle le suppliait d'accélérer, mais il aurait toute la nuit pour lui faire l'amour, et la nuit suivante, et encore celle d'après…

— Jeremy ? Jeremy !

Il revint d'un coup à la réalité. Madeline le regardait comme si une seconde tête venait de lui pousser.

— Vous aviez l'air un peu perdu dans vos pensées, dit-elle.

— Euh... oui. Désolé. Que disiez-vous ?

— Peu importe. Je crois qu'il est temps de changer de sujet.

Elle le gratifia d'un sourire séducteur en s'approchant de lui, rappelant à Jeremy la promesse qu'il avait faite à Alexis de bien se tenir, ce qui impliquait qu'il se sorte Bernie de la tête. Il ne cessait de travailler depuis des années pour s'offrir la carrière, l'argent, les voitures, les maisons et la vie de jet-setter dont il avait toujours rêvé. Toutefois, son plus grand succès résidait dans l'attention que lui portaient les belles femmes et, cette nuit, il ferait tout pour en profiter.

— Salut, toi ! lança Lawanda en franchissant la porte. Merci d'avoir attendu que j'arrive.

— Pas de problème, répondit Bernie en rassemblant ses affaires. Tu as eu le temps de tout faire ?

— Oui, confirma Lawanda en posant sa glacière et son sac McDonald's.

Soirée Big Mac au programme, apparemment.

— L'avocate t'a plu ? demanda Bernie.

— Oui. Elle déchire. Quand elle en aura fini avec mon futur ex, ce fils de pute ne saura plus où il habite. (Elle fouilla dans sa glacière et en sortit une canette de Red Bull qu'elle ouvrit immédiatement.) Rien de spécial, aujourd'hui ?

— Non, répondit Bernie en fourrant son iPhone dans son sac. Ça a été aussi ennuyeux que d'habitude. Ah ! si, attends ! Un enfant a essayé de grimper sur un sarcophage. J'ai appelé Carl sur sa radio pour qu'il s'en occupe. Ça a été le divertissement du jour.

— Eh bien ! Les choses vont s'animer dans deux minutes, annonça Lawanda en cliquant sur l'un des moniteurs. Tiens, tu vois ! Avec la soirée de collecte de fonds, les riches débarquent.

Bernie jeta un coup d'œil à l'écran sur lequel défilaient de belles voitures déposant la crème de la société de Dallas devant l'entrée du musée. Cette scène beaucoup trop familière à Bernie expliquait pourquoi elle venait de passer ces vingt dernières minutes à ne vérifier que hâtivement cette caméra ainsi que celles de l'atrium, où l'événement se déroulait. Maintenant que Lawanda était enfin arrivée, elle pouvait débarrasser le plancher.

— J'ai l'impression de voir les stars sur le tapis rouge des Oscars, commenta Lawanda. Reste ! On va s'amuser à critiquer les robes.

— Non, merci, refusa Bernie.

— Ou mieux, proposa sa collègue en passant sur une vue de l'atrium. On peut se choisir deux beaux mecs fortunés.

— Tu parles ! Ces types ne nous adresseraient même pas la parole.

— Eh ! Ne joue pas les trouble-fête ! Ce soir, je suis d'humeur à faire du lèche-vitrine.

— Bonne chance, alors, lança Bernie en enfilant son sac à dos et en partant vers la porte. J'espère que tu trouveras celui que tu cherches.

— Ça alors ! s'exclama Lawanda. Ça a été rapide !

— Quoi ? s'étonna Bernie en faisant demi-tour.

— Il est là.

— Qui ?

— L'homme de mes rêves, bien sûr.

Bernie tourna les yeux vers l'écran quand sa collègue zooma, et ce qu'elle vit la fit presque tomber raide morte.

Jeremy ?

Chapitre 18

Bernie s'approcha du moniteur en suivant du regard le contour d'une pommette anguleuse, puis la courbe sensuelle de la bouche. Même de loin, l'identité de l'homme ne faisait aucun doute.

C'était bien Jeremy.

Bernie se rappelait la dernière fois où elle l'avait vu ainsi vêtu. Puis dévêtu. Elle ferma les paupières un instant pour tenter de refouler ce souvenir dans son subconscient, là où il devait rester.

En vain.

— Ouah ! fit Lawanda avec un soupir béat. J'adore les hommes en costard. Ça leur donne un air de James Bond.

Bernie déglutit dans l'espoir de garder son calme. Comme Jeremy assistait sans cesse à ce genre d'événements, elle avait toujours su qu'elle pourrait le voir un jour sur ces écrans, sûrement avec une ou deux femmes.

Cependant, elle ne s'attendait pas à ce que cela se produise aussi tôt.

Elle avait même imaginé sa propre réaction : elle se contenterait de hausser les épaules et de zapper sur la caméra suivante comme s'il ne représentait rien à ses yeux. Et c'était le cas, il ne représentait rien pour elle ; du moins, pas dans ce sens-là. Mais alors, pourquoi sentait-elle des frissons sur sa nuque, comme des minifeux d'artifice ?

Quand Lawanda élargit légèrement le plan, Bernie découvrit la femme qui était au bras de Jeremy car, évidemment, il était accompagné. Il s'agissait de Madeline Rayburn, la nouvelle directrice du développement du musée ; l'une de ces femmes grandes, belles et bénies par la nature qui plaisaient tant à Bridges. Il la ramènerait chez lui, sans aucun doute, car les femmes ne disaient jamais « non » à Jeremy. La fête commencerait à l'arrière de la limousine et se poursuivrait jusqu'à son lit à baldaquin.

— Merde ! jura Lawanda. Il est avec la nouvelle poule du musée. Pétasse. Je vaux deux fois mieux qu'elle, se réconforta-t-elle en levant le menton.

À la pesée, en effet, Lawanda valait deux fois plus que la plupart des femmes, mais Bernie se garda bien de le souligner.

Elle savait que la situation était risquée. Elle aurait pu se contenter de partir, mais elle était inexplicablement hypnotisée par l'image projetée à l'écran et ses pieds semblaient rivés au sol. Elle n'ignorait pas que la valeur d'une femme ne se mesurait pas à son apparence. Par conséquent, pourquoi était-elle verte de jalousie en détaillant Madeline ?

Elle observa le sourire que Jeremy offrait à sa compagne. Quand Bernie avait passé la nuit avec lui, elle n'avait vu aucun sourire. De la passion, certes, mais alimentée par la colère. Du désir, évidemment, mais le plus primitif qui soit. Les petits cœurs et les fleurs étaient réservés aux femmes comme Madeline. En revanche, les hommes du genre de Jeremy niaient tout rapport sexuel avec des femmes comme Bernie.

Bien sûr, étant donné sa grossesse, il aurait du mal à prétendre qu'il ne s'était rien passé.

— Vu ta réaction, tu as l'air prête à te battre contre moi pour l'avoir, reprit Lawanda en agitant le doigt. Mais laisse-moi te dire un truc : tu es peut-être ceinture noire et tout, mais ta grossesse te ralentira, même si je suis petite et rouillée.

— Tu frapperais une femme enceinte ?

— Ma chérie, pour cet homme, je frapperais même une nonne enceinte.

Bernie indiqua Madeline du menton.

— Oublie-moi. C'est avec elle que tu vas devoir monter sur le ring.

— Ah ! Cette salope maigrichonne ? Je la mets KO en un clin d'œil. Je me demande qui est ce type, ajouta-t-elle en reportant son attention sur l'écran.

— Jeremy Bridges, murmura Bernie.

Le simple son de ce nom passant sur ses lèvres lui donna un frisson.

— Jeremy Bridges ? Attends… C'est le type pour qui tu travaillais avant ? Le mec hyper-riche ?

Bernie décrocha son regard du moniteur.

— Il faut que je rentre chez moi.

— Bon, très bien ! rétorqua Lawanda en levant les yeux au ciel. Tu le connais déjà, donc tu as la priorité, mais le prochain richard sexy est à moi.

— Les riches sont des emmerdeurs, répliqua Bernie en espérant que ses paroles contreraient ses pensées et que sa collègue ne remarquerait pas le rouge qui lui brûlait les joues. Je te les laisse tous.

— D'accord, accepta Lawanda. Ce serait bête de refuser ça ! Mais n'oublie pas que je t'ai proposé de partager.

— Et n'oublie pas de surveiller les trente-cinq autres caméras, lui rappela Bernie.

— Dis donc ! Tu crois que je ne sais pas faire plusieurs choses à la fois ? Je suis la reine des multitâches !

Elle décocha un sourire et un clin d'œil à Bernie avant de reporter son attention sur les écrans.

Bernie sortit dans le couloir avec l'impression de marcher dans le brouillard. Elle décida d'emprunter la porte la plus éloignée de l'atrium et de faire le tour du bâtiment pour rejoindre le parking à l'arrière. Ainsi, elle s'engouffrerait dans sa voiture et rentrerait chez elle, où elle terminerait sa soirée, comme d'habitude, devant la télévision avec un dîner insipide. Puis elle subirait les bavardages agaçants de sa mère au téléphone avant de finalement se coucher et de se relever pour tout recommencer. Cette seule pensée lui donnait la nausée.

Non. Je ne peux pas. Ce n'est plus possible.

Revenant sur ses pas, elle entra dans les toilettes, où elle s'assit sur la banquette et laissa son sac à dos glisser par terre. Elle se prit la tête entre les mains, suffoquant presque. Elle se sentait désespérée.

Seule.

Elle n'y arriverait jamais. Elle ne pourrait pas rentrer chez elle, dans le silence douloureux de son appartement, où elle passerait la nuit à imaginer Jeremy avec Madeline et à regretter qu'il ne soit pas plutôt avec elle.

Qu'est-ce qui ne va pas chez toi ? Arrête ça tout de suite. Tu croyais vraiment qu'il s'était abstenu de fréquenter toutes les autres femmes de la ville, ces derniers mois ?

Quelle idiotie ! Elle connaissait Jeremy : qu'il décide de goûter aux joies de la paternité ne signifiait pas qu'il avait des sentiments pour elle. Donc, pourquoi agissait-elle comme une imbécile heureuse et amoureuse ?

Ça suffit ! Tu t'apitoies sur ton sort, mais tu ne veux pas vraiment de Jeremy. Tu te sens juste dépassée par les événements, mal aimée, grosse, moche et enceinte, alors que, lui, il mène la grande vie. Enfin, c'est sa vie, pas la mienne. Et ça ne changera jamais.

Jeremy s'attendait à ce que Madeline arpente la salle en bonne professionnelle de la collecte de fonds, donc il se passerait un moment avant qu'il puisse l'entraîner dans sa limousine pour une virée en ville suivie d'un séjour dans sa chambre. Toutefois, tandis qu'elle saluait les invités et bavardait avec cette assemblée de philanthropes, elle saisissait chaque occasion de lui toucher le bras, de s'approcher de lui et de rire doucement à toutes ses plaisanteries.

Ils sortiraient de là plus tôt qu'il ne l'avait cru.

— Alors comme ça, vous avez étudié l'histoire de l'art, dit Jeremy. Cette exposition précolombienne doit vous passionner.

Madeline regarda autour d'elle avant de lui répondre tout bas.

— Vous pouvez garder un secret ?

— Bien sûr.

— Je déteste l'art précolombien. Je suis plus branchée par l'art moderne.

— Mais votre poste vous oblige à faire semblant pour la soirée ?

— Exactement. (Elle s'approcha de lui jusqu'à ce qu'il sente son souffle sur son oreille.) Les sculptures du jardin me plaisent davantage. Vous les avez déjà vues ?

— Une ou deux fois.

— Nous avons quelques nouvelles pièces. Voudriez-vous y jeter un coup d'œil ?

— J'adorerais.

— Suivez-moi. Je connais un raccourci.

Ils abandonnèrent leur verre sur le plateau d'un serveur et Madeline l'emmena dans un circuit à travers l'atrium, en passant par une salle de pierres semi-précieuses, pour finalement emprunter la porte qui menait au jardin des sculptures. Max, qui les suivait à une distance respectable, s'installa près de la fenêtre de l'entrée et redevint de marbre.

Les derniers rayons du soleil baignaient le jardin d'une lumière rouge. Le paysage était magnifique, contrairement aux sculptures, mais Jeremy feignit l'admiration devant le dernier ajout ; des pièces colossales en fer enroulées les unes autour des autres. Le tout ressemblait aux débris d'un 747.

— Cette œuvre provient de la série du *Guerrier* de Carillo, expliqua Madeline. Qu'en pensez-vous ?

— Je pense qu'il faut avoir un œil averti pour apprécier des objets d'une telle qualité, répondit-il.

— Vous êtes très diplomate, remarqua Madeline avec un sourire. Selon moi, la beauté est subjective.

Ils se rendirent devant une autre sculpture dont Madeline fit une description élogieuse. Pour Jeremy, cette pièce avait l'air d'une poubelle géante surmontée d'une girouette.

— Que pensent vos visiteurs de ces nouveaux éléments ? s'enquit-il.

— Ils ont manifesté de l'enthousiasme, répondit-elle. Malheureusement, dans ce contexte économique…

— Tout le monde est un peu à court.

— Oui, soupira Madeline. Vous n'avez pas idée de l'énergie qu'il faut pour sourire et être aimable à de potentiels donateurs à longueur de journée.

— Des donateurs comme moi.

Les cheveux soulevés par la brise du soir, Madeline se rapprocha de lui.

— Si vous vouliez signer un bon gros chèque, je ne le refuserais certainement pas mais, croyez-moi, l'attention que je vous porte n'a rien à voir avec un quelconque don au musée.

Son jeu de séduction venait de perdre toute subtilité. Elle affichait désormais un regard lourd de sens.

— Si vous voulez bien me faire savoir quand vous serez fatiguée de sourire, déclara-t-il, nous pourrons peut-être nous échapper d'ici. On saute dans ma voiture et je pourrai vous montrer un peu Dallas. Les lumières de la ville...

—J'en ai assez de sourire.

Comme elle le regardait avec insistance, lui offrant clairement tout ce qu'il pensait vouloir et même plus, Jeremy éprouva de la déception. Existait-il une seule femme sur cette terre qui soit difficile à avoir ?

D'ailleurs, il n'était même pas sûr de vouloir celle-ci.

Espèce d'idiot ! Bien sûr que si ! Elle va te remettre les idées en place. Fonce, et tout de suite.

Il sortit son téléphone de sa poche dans l'intention d'appeler Carlos pour qu'il avance la voiture. Puis il entendit une porte s'ouvrir de l'autre côté du jardin. Se tournant automatiquement, il vit une femme émerger du bâtiment.

Bernie ?

Il se figea un instant, les yeux rivés sur elle. Ce n'était pas le bon horaire. Il savait qu'elle assurait le service de jour.

Pourtant, elle était là.

—Restez ici deux minutes, dit-il à Madeline en partant vers Bernie.

—Quoi ? Où allez-vous ?

—Ne bougez pas, lança-t-il par-dessus son épaule. Je reviens tout de suite.

Il descendit le sentier pavé en appelant Bernie, qui fit volte-face, surprise. Comme d'habitude, elle portait un tee-shirt et un jean, pas de maquillage, et ses cheveux noirs et raides étaient ramenés derrière ses oreilles. Depuis toujours, elle devenait invisible aux yeux de Jeremy dès qu'une femme comme Madeline apparaissait. Dans ce cas, pourquoi avait-il du mal à se souvenir du visage de cette dernière ?

—Bernie, la salua-t-il en s'arrêtant devant elle. Qu'est-ce que vous faites ici ? Je croyais que vous travailliez de jour.

—Euh... Oui, d'ordinaire, mais j'ai dû rester plus tard ce soir.

Soudain, Jeremy s'aperçut qu'il n'avait rien à dire. Pourquoi avait-il couru à sa rencontre ? Sans qu'il sache pourquoi, son cœur se mit à battre la chamade.

— Alors…, reprit-il finalement. Comment se passe ce boulot ?

— Bien. Ça va. À ce que je vois, vous êtes ici pour la soirée de récolte de fonds, avança-t-elle en toisant son costume.

— Ouais.

Il sourit intérieurement. Bon, nous y voilà. « Bon sang ! Vous ne pouvez pas nouer cette cravate ? Quand est-ce que vous allez grandir et vous habiller comme un adulte ? »

— Et que pensez-vous de l'exposition précolombienne ? demanda-t-elle.

Jeremy fronça les sourcils.

Qu'est-ce que c'est que cette question ? Impossible que mon avis sur l'exposition l'intéresse. Pourquoi me sort-elle des banalités comme si on se connaissait à peine ?

— Pour être franc, c'est nul. (Il regarda Madeline par-dessus son épaule avant de baisser le ton.) Je vous jure qu'il faut être débile pour penser que cette merde est de l'art. Et je ne parle pas que de l'exposition. Regardez ce jardin. Là, indiqua-t-il en désignant une sculpture, on dirait que quelqu'un a tailladé une immense feuille d'aluminium à coups de machette.

Bernie haussa les épaules avec désinvolture.

— À mon avis, la beauté est subjective.

Jeremy tressaillit. Madeline n'avait-elle pas prononcé ces mots exacts ? Depuis quand Bernie répondait-elle de cette manière, elle qui lui avait dit un jour que le tableau dans son salon ressemblait à deux pigeons se battant pour une frite couverte de ketchup ?

— En parlant de beauté, poursuivit Bernie, il semble que vous ayez rencontré la nouvelle directrice du développement.

— Euh… ouais. La femme de Phil Brandenburg fait partie du conseil du musée. C'est elle qui nous a présentés. D'après elle, nous formerions un couple parfait.

— Elle a raison.

Jeremy cligna des yeux.

— Vraiment ?

— Bien sûr. Que chercher de plus chez une femme ?

— Vous n'allez pas me dire qu'il est temps que j'arrête de sortir avec des bimbos ? s'étonna Jeremy, de plus en plus étonné.

— Je ne vois aucune bimbo ici, répondit Bernie. Il paraît qu'elle a fait son master à Vassar. Honnêtement, il était temps que vous sortiez avec une femme de votre niveau intellectuel.

— De mon niveau intellectuel ? répéta-t-il. Quand m'avez-vous vu choisir une femme pour son intellect ?

— Jamais. Apparemment, vous vous diversifiez. Tant mieux pour vous, commenta-t-elle avec un sourire mielleux.

Jeremy avait l'impression de débarquer sur une autre planète.

Arrêtez de ne pas être Bernie ! Je déteste ça !

Soudain, une pensée lui vint à l'esprit : elle était peut-être mal à l'aise de le voir en compagnie de Madeline, et cela diminuait son sarcasme. Il n'aurait jamais cru cela possible, mais comment expliquer cette attitude autrement ?

— Je sais que ça peut vous paraître étrange, déclara-t-il.

— Étrange ? répéta Bernie, interloquée.

— De me voir avec une autre femme.

— Pourquoi je trouverais ça étrange ? Je vous ai vu en compagnie d'autres femmes pendant des années.

— Vous savez de quoi je parle. Que je sorte avec une autre alors que vous êtes… vous savez.

— Enceinte ?

— Oui.

— De vous ?

— Oui.

— Donc, vous croyez que ça me dérange de vous voir avec une autre femme ?

— Je me trompe ?

Bernie éclata de rire.

— Bien sûr que oui. Tout comme ça ne vous gênerait pas de me trouver avec un autre homme.

— Un autre homme ? répéta Jeremy en haussant les sourcils.

Bernie sourit.

— Le fait que nous ayons des enfants ne signifie pas que nous devions empiéter sur nos vies respectives, si ?

— Euh… non. Bien sûr que non.

— Par conséquent, il est l'heure pour vous de retourner auprès de Madeline. (Elle marqua une pause.) Et je retournerai auprès de Ronald.

— Ronald ? Qui est Ronald ? s'enquit Jeremy, brusquement curieux.

Bernie haussa les épaules négligemment.

— Quelqu'un avec qui je passe la soirée.

— Je ne savais pas que vous sortiez avec quelqu'un.

— En fait, je vois Ronald depuis peu de temps. (Elle consulta sa montre.) Mince ! Je suis en retard et il m'attend. (Elle hocha le menton vers l'autre côté du jardin.) Et Madeline vous attend.

Jetant un coup d'œil par-dessus son épaule, Jeremy vit Madeline faire semblant de contempler une ignoble sculpture, alors qu'il était évident qu'elle les observait, lui et Bernie.

— Euh… ouais, répondit Jeremy. Je ferais mieux d'y aller aussi.

Après l'avoir salué, Bernie se remit en marche sur l'allée pavée. Comme elle s'éloignait, il remarqua – peut-être pour la première fois – qu'elle avait vraiment de jolies fesses, moulées dans son jean d'une façon qui attirerait l'attention de n'importe quel homme.

Jeremy se renfrogna. Il fallait croire qu'elles avaient attiré l'attention de « Ronald ». Il n'avait jamais rencontré ce type, mais il le détestait déjà.

Il regarda Bernie franchir le portail qui menait au parking, l'observa tandis qu'elle ouvrait sa voiture à distance, et ne la quitta pas des yeux pendant qu'elle s'installait au volant, qu'elle démarrait le moteur, qu'elle…

— Jeremy ?

Il fit volte-face et se retrouva nez à nez avec Madeline.

— Vous la connaissez ? s'enquit-elle.

— Euh… oui.

— Comment ? demanda-t-elle, comme si elle ne le croyait pas.

— C'est mon ancienne garde du corps.

Il ne souhaitait mentionner que ce rapport-là.

— Vous plaisantez ?

— Non.

— Hum, répondit Madeline en regardant la voiture de Bernie s'éloigner. Maintenant que vous le dites, elle a l'air un peu brut de décoffrage.

— Brut de décoffrage ?

— Vous savez, comme si une journée chez Elizabeth Arden pouvait lui faire le plus grand bien.

Inexplicablement, cette remarque agaça Jeremy au plus haut point. Il avait une meilleure idée : peut-être qu'une journée dans un camp militaire ferait le plus grand bien à Madeline.

Celle-ci se colla à lui avec un sourire séducteur.

— Vous êtes prêt à partir ?

Quelques mois plus tôt, il n'aurait pas hésité une seule seconde. Maintenant, en revanche, il ne pensait qu'à Bernie.

— Changement de programme, annonça-t-il tout d'un coup.

— Pardon ? s'étonna Madeline avec un mouvement de recul.

— Je crois qu'il va falloir reporter notre soirée.

Madeline eut l'air complètement abasourdie. Elle n'avait visiblement pas l'habitude de se battre pour un homme. Jeremy la sentit peser le pour et le contre pour décider s'il valait la peine qu'elle perde un peu la face.

— D'accord, répondit-elle froidement.

De toute évidence, elle ne l'était pas.

— Nous pourrions peut-être nous revoir une prochaine fois, proposa Jeremy.

Madeline le toisa lentement du regard avant de lever le nez en l'air.

— Si je suis libre dans une semaine ou deux, je vous appellerai peut-être.

— Génial. Merci, Madeline. Ravi de vous avoir rencontrée.

Apparemment, elle ne s'attendait pas à une chute aussi rapide. Un éclair de surprise traversa son visage, mais elle l'effaça immédiatement. Elle se contenta de lui décocher un regard dédaigneux avant de tourner les talons. Jeremy savait qu'il essuierait les foudres d'Alexis, mais il réglerait ce détail au moment opportun.

Quelques instants plus tard, à bord de sa limousine en compagnie de Max et de Carlos, il rentrait chez lui. Pour une fois, Jeremy ne se plaignit pas du silence de son garde du corps. Bernie et ses prétendus projets pour la soirée occupaient tellement ses pensées qu'il n'aurait pas réussi à tenir une conversation. Enfoncé dans son siège, les bras croisés, il sentait l'agacement le consumer.

Ronald ? D'où sortait ce type ?

Cette question lui prenait la tête, tout comme l'image d'un autre homme touchant Bernie en ce moment même. En toute logique, il n'y avait pas de mal à cela. Bernie n'avait aucun compte à rendre à Jeremy. On était au XXIe siècle. Avoir un bébé ensemble ne leur donnait pas le droit de veto sur leurs vies respectives.

Dans ce cas, pourquoi cette situation le mettait dans tous ces états ?

Il essaya de se ressaisir, de se dire que rien ne l'autorisait à se mettre en travers des relations de Bernie. Pour autant, n'avait-il pas le droit de savoir avec qui elle sortait ? Qu'adviendrait-il si elle s'accrochait à un type qui aurait une mauvaise influence sur ses enfants ?

Quand ils seraient nés.

Et assez grands pour subir une influence extérieure.

Un jour viendrait où il serait absolument nécessaire que Bernie s'unisse à la bonne personne. Plus il y pensait, plus il se persuadait qu'il avait le droit de s'assurer que la mère de ses enfants ne se laisse pas embringuer par un homme qui risquait de ne pas être bien pour les bébés. Il fallait vraiment qu'il en découvre davantage sur ce Ronald.

— Max ? appela-t-il.

— Oui, monsieur ?

— Est-ce que Bernie connaît un certain Ronald ?

Max réfléchit, certainement pour fouiller dans ses souvenirs. Jeremy espéra qu'il n'avait pas subitement perdu l'usage de la parole.

— Pas que je sache, monsieur.

Voilà. La preuve que ce type, qui qu'il soit, ne faisait pas partie de la vie de Bernie depuis longtemps. En conclusion, elle venait tout juste de le rencontrer, et il pouvait être

M. Parfait aussi bien que M. Tueur-en-série, en passant par une centaine d'autres possibilités douteuses. Dans d'autres circonstances, Bernie aurait pu se défendre face à n'importe quel dégénéré mais, désormais, elle était enceinte. Parfois, elle ne se sentait pas bien, et plus la grossesse approcherait de son terme, plus elle perdrait de sa dextérité. Comme Jeremy le lui avait indiqué précédemment, les futures mères constituaient des cibles parfaites.

Il ne fallait pas prendre cette situation à la légère.

Quelques minutes plus tard, la limousine entrait chez Jeremy. Carlos et Max quittèrent ce dernier quand celui-ci pénétra dans la maison, où il prit son téléphone et composa le numéro de Bernie. Il crut un instant qu'elle ne répondrait pas mais, au bout de six sonneries, il entendit finalement sa voix.

— Bridges ? Qu'est-ce que vous voulez ?

Elle avait l'air de mauvais poil, ce qui indiquait qu'il venait de l'interrompre. De toute évidence, Bernie et Ronald étaient déjà en plein… bref, au beau milieu de ce qu'ils avaient prévu.

Ne pense pas à ça. Fais juste en sorte que ça s'arrête.

— Il faut qu'on parle affaires.

— Affaires ? s'étonna Bernie. De quelles affaires ?

— De celles qui méritent qu'on en parle maintenant. Vous pouvez venir chez moi ?

— Maintenant ? Cette nuit ?

— Oui.

— Vous n'êtes pas avec Madeline ?

— Non.

— Elle n'est pas là ?

— Non.

— Je croyais qu'elle rentrerait avec vous.

— Je lui ai dit qu'il y avait un changement de programme, répondit sèchement Jeremy. Il faut absolument que je vous parle.

— Pas question. J'ai quelque chose sur le feu.

Non. Pas quelque chose – quelqu'un.

— Je sais. Vous avez un rencard, mais…

— Pourquoi ne me dites-vous pas tout de suite de quoi il s'agit ?

— Je ne peux pas en parler au téléphone.

— Je vous dis que je suis occupée.

Cette idée ne plaisait pas à Jeremy.

— Mais il faut que vous veniez tout de suite, insista-t-il. C'est à propos de… *(Merde ! À propos de quoi, d'ailleurs ?)* La résidence Creekwood.

— Creekwood ? Il y a un problème ?

Comme le timbre de Bernie montait de deux octaves, Jeremy comprit qu'il avait attiré son attention.

— Vous voulez bien venir pour que nous en parlions ?

— Bridges ? Qu'est-ce qui se passe ? s'obstina Bernie.

— Je vous dirai tout quand vous serez ici.

— Ça ne peut pas attendre demain ?

— Je suis désolé d'interrompre votre rendez-vous, Bernie, mais je ne vous demanderais pas ça si ce n'était pas important.

Il entendit un long soupir.

— OK. Je serai là dans une demi-heure.

Une vague de soulagement envahit Jeremy.

Prends ça, Ronald !

Puis il entendit un bruit de fond.

Une voix d'homme ? Oui. Exactement. Bon, peu importe. Bernie vient chez moi donc, quoi qu'il arrive, c'est tant pis pour ce mec.

Au moment où Bernie raccrocha, Jeremy se sentit d'abord victorieux, puis un peu fourbe.

Et légèrement stupide.

Il lui fallait trouver une raison justifiant qu'il fasse venir Bernie chez lui. Un sujet de discussion. Ensuite, il aurait le loisir de la questionner sur ce type qui sortait de nulle part et qui ne réussirait qu'à la rendre malheureuse.

Pour l'heure, il regrettait juste de ne pas encore savoir comment il allait bien pouvoir expliquer sa venue.

Chapitre 19

À la fin de la conversation, Bernie resta confuse un moment devant son téléphone. Finalement, Jeremy n'était pas avec Madeline ? C'était insensé. Dès qu'une grande blonde incroyablement belle apparaissait dans son champ de vision, il fonçait droit dessus. Vu la façon dont Madeline s'était accrochée à lui à cette soirée, la suite logique des événements aurait dû les entraîner au lit tous les deux.

— Eh ! Madame !

Bernie fit volte-face, s'apercevant soudain que, depuis le début de sa discussion avec Jeremy, le serveur du drive-in essayait d'attirer son attention.

— Ça fera 7,85, annonça-t-il.

Bernie posa son téléphone à côté d'elle et fouilla dans son sac pour en sortir un billet de dix, qu'elle tendit au caissier. Ce dernier lui rendit sa monnaie et lui donna sa commande.

— Ronald McDonald vous remercie de votre visite, dit-il avec un sourire. Bonne soirée.

Bernie posa le paquet sur le siège passager et éloigna sa voiture de la fenêtre avec un sentiment de stupidité plus fort que jamais. Le clown rieur du *McDonald's* semblait se moquer d'elle et de son attitude ridicule lorsqu'elle avait parlé à Jeremy au musée. Un rendez-vous avec Ronald ? Lui avait-elle vraiment raconté cela ? Cette simple idée lui donnait envie de se cacher tellement elle avait honte.

Elle ignorait ce qu'elle avait fait, mais elle savait qu'en voyant Jeremy avec Madeline elle avait perdu toute rationalité. Elle s'était imaginée rentrant chez elle seule avec un plat à emporter comme lot de consolation. Depuis que ses nausées matinales la laissaient tranquille, son appétit égalait celui d'un bûcheron participant à un concours du plus gros mangeur. Ainsi, pendant que Jeremy coucherait avec Madeline, Bernie ferait l'amour à un double cheeseburger, à une portion de frites et à un milkshake au chocolat.

Putain ! Je fais vraiment pitié !

Cependant, il apparaissait désormais que Jeremy n'était pas avec Madeline, finalement.

Bernie s'engagea sur Park Boulevard en direction de la résidence de Bridges, plutôt contente de la tournure des événements. Cela dit, s'il ne passait pas cette nuit avec Madeline, il restait encore le lendemain. Et s'il ne revoyait pas Madeline, il y aurait toujours une autre femme. Jeremy se vautrerait dans les bras des belles blondes jusqu'à la fin de sa vie, et que deviendrait Bernie ?

Elle vivrait d'interminables soirées en solitaire sans autre réconfort que le fast-food.

Dix minutes plus tard, elle frappait à la porte de Bridges. Il ne tarda pas à lui ouvrir et à l'inviter dans son salon tout en discutant.

—Je suis désolé d'interrompre votre soirée avec… comment, déjà ?

—Ronald, lui rappela Bernie.

Elle aurait juré que son nez s'allongeait.

—Quel est son nom de famille, déjà ?

—Je ne vous l'ai jamais dit.

—Et donc ?

—Donc, euh… Il s'appelle… Don. Ronald Don.

Son nez s'allongea encore d'un centimètre : son mensonge l'entraînerait tout droit en enfer.

— Vous l'avez rencontré où ? s'enquit Jeremy en lui faisant signe de s'asseoir sur le canapé.

— Au restaurant, déclara-t-elle en espérant clore ce maudit sujet.

— Quand ?

— Il n'y a pas longtemps.

— Qu'est-ce qu'il fait dans la vie ?

— Vous voulez bien arrêter de me poser des questions stupides et me dire pourquoi vous m'avez fait venir ?

— Oh ! Oui, bien sûr. (Il sortit une liasse de papiers de son porte-documents et s'assit auprès d'elle.) J'ai six candidats pour le poste de gérant de Creekwood. Je voudrais votre avis sur ceux que je dois recevoir.

Pendant un instant, Bernie eut la certitude de l'avoir mal entendu.

— Pardon ?

— Il y a quelques bons CV là-dedans, mais je veux faire très attention à qui j'embauche.

— Attendez, répondit Bernie en levant la main. Si je comprends bien, vous avez interrompu mon rendez-vous et vous m'avez fait venir ici à 20 heures pour savoir ce que je pense de quelques candidats ?

— Vous disiez que je devais trouver exactement la bonne personne, donc je voulais tenir compte de votre opinion.

Il lui tendit les documents, qu'elle feuilleta. Aussi absurde que cela puisse paraître, il lui avait vraiment remis un paquet de CV.

— Est-ce que c'est une blague ? insista-t-elle.

— Une blague ?

— Il n'y a rien là-dedans qui ne puisse pas attendre qu'on en parle demain.

— Mais vous, plus que quiconque, devriez savoir que ce poste est très important. Charmin terrorisait les résidents depuis des années. Il faut que je trouve quelqu'un qui serait en mesure de réparer les dommages qu'elle a causés et de repartir du bon pied.

— Oui, tout à fait, répliqua Bernie en essayant de ne pas crier. Demain !

— Si vous jetez un coup d'œil au premier de la pile, vous verrez…

Bernie se leva brusquement.

— Je rentre chez moi.

— Eh ! Je croyais que vous teniez aux habitants de Creekwood.

— Oh ! Arrêtez ! Ça ne changera rien pour eux que je lise ça ce soir ou demain matin. En tout cas, je commence à penser que vous avez complètement perdu la boule.

Elle jeta les CV sur la table basse et prit le chemin de la sortie.

— Bernie ! Attendez ! s'écria Jeremy en bondissant du canapé pour la rattraper. Maintenant que vous êtes ici, pourquoi ne pas regarder ces CV ?

— Parce que j'ai un rendez-vous !

Elle ouvrit la porte d'entrée et dévala les marches du perron, Jeremy sur ses talons.

— Bernie, attendez.

À sa voiture, elle saisit la poignée de la portière mais, avant qu'elle puisse l'ouvrir, Bridges appuya sa main contre la vitre.

— Vous allez attendre, oui ?

Elle fit volte-face.

— Vous recommencez. Vous êtes toujours persuadé que tout ce que vous voulez est plus important que ce que les autres ont envie de faire et que vous n'avez qu'à claquer des doigts pour qu'ils accourent. Eh bien, je commence à en avoir ras le bol !

— Eh ! J'ai volontairement annulé mon rencard. Pourquoi vous ne pourriez pas faire la même chose ?

— Vous avez jeté Madeline pour rentrer chez vous et lire un paquet de CV ? Qu'est-ce qui ne tourne pas rond chez vous ?

— Rien. Ce sont juste les affaires.

— Les affaires ? Ben voyons.

Bernie secoua la tête avec dégoût et ouvrit violemment sa portière. Elle se glissa derrière le volant, mais Jeremy retint la porte avant qu'elle puisse la refermer.

— Bernie, attendez.

— Lâchez cette portière.

— Vous n'allez pas déjà partir !

— J'hallucine ! s'exclama Bernie. J'avais rendez-vous avec un mec génial, et vous avez tout fait foirer ! C'est vraiment nul !

— Je ne voulais pas tout faire foirer !

— Ah bon ? Et vous vous attendiez à quoi en insistant pour que je laisse tout en plan et que je fonce ici ?

— D'accord, reconnut-il sur un ton agacé. Je l'ai fait exprès pour faire foirer votre rendez-vous, mais seulement parce que je m'inquiétais pour vous.

— Vous vous inquiétiez ?

— Vous n'aviez jamais parlé de ce type, avant. Comment je pouvais savoir s'il était réglo ?

— Bon, répondit Bernie en levant les yeux vers lui. Avant que je pète un câble, je vous donne dix secondes pour m'expliquer ce qui vous fait croire que vous avez le droit de tout connaître des hommes que je fréquente.

— Parce que vous attendez mes bébés.

— Vos bébés ? Non mais j'hallucine ! Vous vous croyez à la préhistoire, ou quoi ? (D'un geste vif, elle sortit ses clés de son sac.) Je m'en vais. Dès que je serai partie d'ici, j'appellerai Ronald pour m'excuser de lui avoir posé un lapin. Avec un peu de chance, il me pardonnera. Mais, dans le cas contraire, je vous en tiendrai pour responsable !

— Bernie?

Elle se figea.

— Oui?

Jeremy inclina la tête.

— Qu'est-ce que c'est que ça?

— Quoi?

Il regarda avec insistance derrière elle en désignant le siège passager.

— Ça.

Bernie se tourna d'un coup. Au moment où elle se rappela ce qui occupait cette place, elle sut qu'elle était fichue: le sac imprimé à l'effigie de Ronald McDonald, écrit en caractères gras et rouges.

Bernie regarda Jeremy en espérant qu'il ne résoudrait pas l'équation mais, au vu de son expression, les maths étaient son point fort.

Il tendit le bras et lui arracha ses clés de la main.

— Eh! protesta-t-elle. Qu'est-ce que vous faites?

Jeremy contourna la voiture et ouvrit la portière de droite. Bernie agrippa le sac, mais Bridges se glissa sur le siège et le lui arracha des mains.

— Tiens, tiens! lança-t-il d'une voix empreinte de sarcasme. Vous sortez avec un hamburger.

Bernie se sentit rougir comme une tomate. Gênée, elle ouvrit la bouche dans l'espoir qu'une explication en sortirait miraculeusement, mais il n'en fut rien.

— Vous vous voyez souvent, tous les deux? l'interrogea Jeremy.

Bernie ne s'était jamais sentie aussi humiliée de sa vie. Une idée lui effleura l'esprit: Bridges croirait peut-être qu'elle sortait avec le gérant du *McDonald's*. Toutefois, elle avait déjà inventé tellement de mensonges cette nuit qu'elle n'était pas sûre de réussir à lui en faire gober un autre.

— Je rêve ! lâcha-t-il en laissant tomber le sac à ses pieds. Vous m'avez accusé de vous faire manquer un rendez-vous avec un homme qui n'existe même pas ?

— Mais vous ne saviez pas qu'il n'existait pas !

— Là n'est pas la question. C'est vous qui avez commencé en mentant la première !

— Et vous n'auriez jamais su que je mentais si vous n'aviez pas essayé de vous mêler de ce qui ne vous regardait pas !

— De toute évidence, j'avais intérêt à rencontrer votre petit ami fictif, répondit Jeremy. Qu'est-ce qui vous est passé par la tête ? Vous vouliez me rendre jaloux ?

— Si j'essayais de vous rendre jaloux, je ne vous aurais pas dit que je trouvais Madeline parfaite pour vous. J'aurais plutôt fait en sorte que vous ne repartiez pas avec elle.

— Psychologie inversée, rétorqua-t-il en se tapotant la tempe. Vous savez que je fais toujours l'inverse de ce que vous me dites.

— Ça, c'est sûr ! répliqua-t-elle en grimaçant.

— Vous ne m'avez toujours pas répondu. Pourquoi est-ce que vous vous êtes inventé un petit ami ?

Bernie détestait la boule qui se forma dans sa gorge quand elle essaya de trouver une réponse, mais elle haïssait encore plus le fait qu'il ne lui reste plus qu'à expliquer la vérité.

— D'accord, accepta-t-elle. Je vais vous dire pourquoi. Parce que vous alliez ramener une femme splendide chez vous et que, moi, j'allais rentrer avec un sac de fast-food. (Elle s'interrompit quand sa voix trahit son sentiment d'humiliation.) Je ne voulais pas que vous sachiez combien je suis pathétique.

— Pathétique ? Mais vous n'êtes pas pathétique !

— Arrêtez ! J'ai presque quarante ans et j'attends des jumeaux. Quel homme voudra s'engager là-dedans ?

— Vous avez vraiment une aussi mauvaise opinion de vous ?

— Je suis juste réaliste. Même avant que je tombe enceinte, les hommes ne se bousculaient pas vraiment au portillon pour sortir avec moi.

— Peut-être parce que vous les intimidez. La plupart des hommes ont du mal à se sentir à l'aise avec une femme quand ils savent qu'elle pourrait les démembrer à mains nues.

— Vous, je ne vous intimide pas.

— C'est parce que je suis au-dessus de la moyenne, dit-il en souriant.

— Et tellement modeste !

— Franchement, Bernie, vous aussi, vous êtes largement au-dessus de la moyenne. Et je reconnais que, quand j'ai cru que vous étiez avec un autre homme, ça m'a rendu un peu jaloux.

Cette déclaration étonna Bernie. Jeremy Bridges, cet homme qui pouvait avoir toutes les femmes de la planète, lui avouait qu'il ressentait de la jalousie si elle voyait un autre homme ? Elle se délecta de cette idée pendant cinq bonnes secondes, puis la réalité lui sauta aux yeux et accentua son impression de ridicule.

— Vous n'êtes qu'un menteur, lui reprocha-t-elle en se détournant. Vous dites ça seulement parce que vous avez pitié de moi.

— Pardon ? s'étonna-t-il en riant carrément. Euh… non. Désolé, mais ce n'est pas mon genre.

— Vous m'avez fait venir ici, mais ça n'avait rien à voir avec de la jalousie. C'est juste parce que vous voulez toujours tout contrôler. Vous êtes aussi possessif avec moi qu'avec ces bébés et, par conséquent, avec tout ce qui s'en approche. Vous devriez travailler là-dessus, Bridges. C'est un vrai défaut.

— Un vice à la fois, répondit-il. Occupons-nous d'abord de ce problème de jalousie. (Il se pencha en avant et appuya son bras sur le tableau de bord.) Approchez.

Bernie le toisa d'un air sceptique.

— Pourquoi ?

— Je veux m'assurer que vous entendiez chaque mot qui va sortir de ma bouche et que vous ne tiriez pas n'importe quelle conclusion débile.

La profondeur de son regard attira Bernie vers lui comme un aimant.

— Plus près, insista-t-il.

Comme elle ne bougeait pas, il la saisit par le bras et l'obligea à avancer jusqu'à ce que seuls quelques centimètres séparent leurs lèvres. Si près de Jeremy, Bernie percevait soudain tout le magnétisme qu'il réservait aux femmes et elle s'aperçut qu'elle n'y était pas insensible. Elle ne le serait jamais. Il avait beau être exaspérant et arrogant – et elle aurait beau le nier de toutes ses forces –, elle éprouverait de l'attirance pour cet homme jusqu'à son dernier souffle.

— Écoutez, Bernie, dit-il doucement. Vous m'écoutez ?

Il était si près qu'elle sentait la caresse de son souffle sur sa peau. Dans l'obscurité de la voiture, les secondes semblaient s'étirer à l'infini. Malgré la tombée de la nuit, la chaleur du mois d'août emplissait la voiture et accroissait l'impression de ralenti général. À l'exception du cœur de Bernie, évidemment, qui palpitait comme les ailes d'un colibri.

— J'écoute, confirma-t-elle.

— Je vous ai dit la vérité. J'étais jaloux. Ne me demandez pas pourquoi, car je ne suis pas certain de le savoir moi-même. Une chose est sûre : quand j'ai quitté le musée, j'avais déjà décidé que si un homme devait vous toucher ce soir… ce serait moi, conclut-il dans un murmure.

Très lentement, très calmement, il se pencha vers elle, comblant le vide qui les séparait et posant ses lèvres sur celles de Bernie. Portée par la chaleur de sa main sur son épaule, elle s'appuya contre lui et se laissa envahir par la tiédeur de son baiser. Jeremy était fort, solide, sûr de lui et, surtout, il avait envie d'elle. Dieu savait combien ce désir était réciproque. À tel point qu'elle en perdit le souffle. Toute la soirée, elle n'avait pu penser à autre chose que lui, et l'idée qu'il passe la nuit avec Madeline lui avait infligé une souffrance inimaginable. Pourtant, aussi incroyable que cela puisse paraître, il était là. Avec elle.

Bernie passa la main sur la nuque de Jeremy, puis elle glissa les doigts dans ses cheveux pour l'attirer vers elle. Son corps entier brûlait de désir pour lui. De sa paume, il traça un chemin de feu sur le bras de Bernie jusqu'à sa cuisse, qu'il agrippa tandis que ses lèvres se déplaçaient sur sa joue, puis son cou. Elle pencha la tête en arrière pour l'encourager, et il l'embrassa longuement avant de remonter vers son oreille, où elle sentit son souffle chaud.

— Vous avez envie de moi, Bernie ?

— Oh oui ! avoua-t-elle d'une voix étouffée. Vous le savez très bien. Je me suis inventé un petit ami juste pour attirer votre attention. Bien sûr que j'ai envie de vous !

— Venez. Maintenant.

Il s'écarta brusquement, ouvrit la portière et donna un malencontreux coup de pied à Ronald, qui cracha quelques frites. Vu ce que Jeremy ressentait pour Ronald, peut-être n'était-ce pas vraiment accidentel. Il fit le tour de la voiture pour ouvrir à Bernie. Quand il lui tendit la main, elle était déjà à moitié levée, mais il l'aida à sortir.

Il commença à fermer la portière, puis s'arrêta tout d'un coup, le souffle court, sans détacher ses yeux du siège du conducteur.

— Quoi ? demanda Bernie.

— Je ne sais pas, répondit-il en tendant le doigt. Qu'est-ce que c'est que ça ?

Elle se pencha pour regarder l'endroit où elle était assise quelques secondes plus tôt.

— Oh mon Dieu !

— Est-ce que c'est…, commença Jeremy en déglutissant.

Bernie étudia le fauteuil plus attentivement, mais elle comprit qu'il ne pouvait s'agir que d'une chose. Elle articula le mot avec peine.

— Du sang.

— À l'hôpital, décida-t-il. Tout de suite.

Chapitre 20

Vingt minutes plus tard, aux urgences, Bernie passait une échographie sous les yeux de Jeremy, assis sur une chaise à côté de la table, les coudes posés sur les genoux et les mains jointes devant lui. Il semblait sincèrement inquiet et communiquait ce sentiment à Bernie. En dépit de tous les moments difficiles auxquels elle s'attendait après l'arrivée des bébés, elle refusait de les perdre.

Le médecin appliqua la substance visqueuse sur le ventre de Bernie et passa le transducteur dessus.

— D'autres saignements avant aujourd'hui ? demanda-t-elle.

— Non, répondit Bernie. Aucun.

Le docteur promena le transducteur d'un côté, puis de l'autre, tout en regardant l'écran. Bernie essayait de comprendre les images mais, à ses yeux, les taches noires et blanches qu'elle y voyait auraient aussi bien pu représenter la surface de la lune.

— Les bébés vont bien ? s'enquit-elle, craignant d'avance la réponse.

— Calmez-vous, la rassura le médecin. Ils vont bien. Dans l'immédiat, vous ne risquez pas de les perdre.

— Ouf! murmura Bernie.

Elle se tourna vers Jeremy juste au moment où, soulagé, il fermait les yeux et relâchait ses épaules.

—Cela dit, je dois vérifier quelque chose. Vous voyez ce point noir ? annonça-t-elle en indiquant une zone de l'écran. C'est un hématome rétroplacentaire.

—Et plus exactement ?

—Du sang qui s'est accumulé entre les membranes du placenta et de l'utérus. Autrement dit, un caillot.

—C'est dangereux ?

—Il est petit, donc probablement pas grave. La plupart du temps, un caillot de cette taille se disperse ou se résorbe tout seul. Mais, en attendant, vous devriez rester couchée.

—Pardon ? réagit brusquement Bernie.

—Si vous êtes alitée pendant deux semaines, il se peut que...

—Attendez ! Non, je ne peux pas rester au lit. Je dois travailler.

Le médecin secoua la tête.

—Mauvaise idée. Un caillot augmente les risques de fausse couche, et bouger ne sert qu'à l'aggraver. Il faut que vous restiez couchée. Vous pourrez vous lever pour aller aux toilettes et peut-être pour manger à table, si vous y tenez. Ne portez rien de lourd et n'ayez aucun rapport sexuel. Faites une visite de contrôle chez votre médecin dans quelques semaines : si le caillot a disparu, le danger aussi. Alors, vous pourrez reprendre le travail.

—Et s'il est toujours là ?

—Vous devrez rester alitée et être davantage surveillée. En fonction de la gravité des éventuels saignements à venir, il se peut que vous soyez hospitalisée jusqu'à l'accouchement.

Une vague d'inquiétude envahit Bernie, qui fut assaillie de pensées en tous genres. Si elle ne travaillait pas, elle ne recevrait pas sa paie. Si elle s'absentait trop longtemps, on lui retirerait son assurance maladie.

—Mais il ne me reste que quelques jours de congés maladie à prendre. Je ne peux pas rester chez moi tout ce temps. Et mon travail est très sédentaire : je suis assise à rien faire à longueur de journée. Je suis sûre que ça irait.

— Pour votre santé et celle de votre bébé, je vous recommande l'alitement mais, au final, la décision vous revient.

Quand le médecin eut quitté la pièce, Jeremy regarda Bernie d'un air soucieux.

— Ça va ?

— Pas vraiment, reconnut Bernie en fermant les yeux.

— Les bébés iront bien.

— Tant que je ne travaillerai pas, ce qui est problématique.

— Peut-être pas dans le sens où vous l'entendez. Habillez-vous. Je vais à l'accueil pour régler la consultation et vérifier qu'ils font le nécessaire pour l'assurance. Ensuite, on décampe.

Quand Jeremy sortit, Bernie retira sa blouse et remit son tee-shirt. L'infirmière lui avait donné un sac plastique pour ranger son jean, ainsi qu'un pantalon de chirurgien pour qu'elle ait quelque chose à se mettre à sa sortie de l'hôpital. Elle fourra donc son jean dans le sac et enfila le pantalon imprimé de petits cœurs sur toute sa surface. Bernie ne s'était jamais sentie aussi ridicule de toute sa vie.

Quelques minutes plus tard, elle entrait dans la salle d'attente, ralentissant à peine en passant à côté de Jeremy.

— On y va.

Il se leva et la suivit.

— Il faut qu'on parle.

— Il n'y a rien à dire.

— Comment allez-vous gérer votre alitement ? demanda-t-il en marchant à son côté.

— Je trouverai une solution. C'est juste l'histoire de quelques semaines.

Ils franchirent la porte vitrée qui menait au parking. Il faisait noir, désormais, et seuls les faibles halos lumineux des réverbères brillaient par cette nuit sans lune.

— Et si ça dure plus longtemps ?

— Je trouverai autre chose.

Jeremy déverrouilla les portières et ils s'installèrent.

— Quel est le programme, alors ? s'enquit-il.

— Démarrez.

— Quand vous m'aurez dit ce qui se passera si vous ne pouvez pas travailler pendant plusieurs mois.

Bernie ne voulait pas se lancer dans cette discussion. Elle refusait de lui dire qu'elle avait besoin du moindre centime dont elle disposait pour s'occuper de sa mère quand celle-ci ne serait plus autonome. Bernie ne supportait pas l'idée de placer Eleanor dans une maison de retraite glauque, déprimante et pleine d'employés sans cœur parce qu'elle n'aurait pas d'assurance et ne pourrait rien s'offrir de mieux.

Désormais, sa mère ne constituait plus le seul sujet de préoccupation de Bernie. Ses bébés s'y ajoutaient. Devenir maman impliquait qu'elle ne travaillerait plus jamais comme garde du corps. L'argent qu'elle empocherait, elle le gagnerait certainement en bossant de 9 heures à 17 heures à un endroit qu'elle détesterait. Cette résolution lui semblait de plus en plus pénible chaque jour.

— Ça va me mettre dans le pétrin, reconnut-elle. Il me reste quelques congés maladie, mais seulement quelques jours. J'ai besoin de cet argent.

— On s'en fout, de l'argent.

— Facile à dire, vous êtes plein aux as.

— C'est vrai. Je suis plein aux as. Ce qui explique, pour commencer, pourquoi vos chèques de loyer, je n'en veux pas. Donc, économisez le papier et ne m'en envoyez plus. De toute façon, c'est sans importance, puisque vous devez maintenant vivre avec moi.

Bernie se figea.

— Quoi ?

— Le temps que vous soyez de nouveau sur pied. Soyons rationnels : ça vous libère de vos frais, et vous avez besoin qu'on s'occupe de vous. Mme Spencer préparera vos repas et sera là dès que vous aurez besoin.

— Hors de question, protesta Bernie, sidérée. Je refuse d'habiter avec vous.

— Pourquoi pas ?

— Parce que ce n'est pas nécessaire. J'ai juste besoin qu'on me fasse mes courses. Ma mère pourra s'en charger.

— Vous avez entendu le docteur : ça peut durer deux semaines comme deux mois. Vous voulez vraiment être coincée dans votre appartement pendant tout ce temps ? Au lit, en plus ?

Elle ouvrit la bouche pour répondre, mais préféra la refermer que de recourir à un autre mensonge.

— Je prends ça pour un « non », déclara Jeremy.

— Je peux habiter chez ma mère.

— C'est vraiment ce que vous souhaitez ? (De nouveau, Bernie ne répondit pas.) Encore un « non », commenta Jeremy. Vous venez chez moi.

Elle lui décocha un coup d'œil agacé.

— Vous avez déjà envisagé de demander au lieu d'exiger ?

Jeremy parut déstabilisé.

— Demander ?

— Est-ce vraiment si difficile d'être gentil ?

— Gentil ?

Bon sang ! Je parle chinois ou quoi ?

— Vous savez : proposer quelque chose gentiment. Au lieu de dire « vous venez chez moi, un point, c'est tout », vous pourriez essayer « Bernie, je serais ravi de vous accueillir chez moi jusqu'à ce que vous soyez de nouveau sur pied ».

— Désolé. Je ne suis pas très doué pour la gentillesse.

— Oh ! Ne me prenez pas pour une idiote ! Parfois, vous exagérez tellement votre numéro de charme que c'en est presque étouffant.

— C'est ce que vous voulez ? Que je vous charme ?

— Disons que, pour l'instant, je préférerais que vous soyez faussement gentil que faussement exigeant.

— Et si je vous donnais une bonne raison d'accepter ? Pendant que vous habiterez chez moi, je peux faire passer votre appartement en priorité pour les rénovations. Le faire repeindre, le rééquiper, remplacer les volets… De toute façon, vous ne devriez pas inhaler toutes ces émanations alors que vous êtes enceinte. Vous voulez élever les enfants dans un endroit agréable, non ?

— OK, accepta Bernie après un instant de réflexion. C'est vrai que c'est une raison valable, mais vous oubliez encore une chose à propos de notre cohabitation.

— Quoi ?

— Vous nous connaissez : on se dispute pour tout et n'importe quoi. Un jour ou l'autre, on va finir par s'entre-tuer.

Jeremy esquissa un sourire narquois.

— Bernie, vous ne savez pas tout ce que j'ai envie de vous faire. Vous tuer n'en fait pas partie.

Quand elle saisit l'allusion, un frémissement parcourut son corps jusqu'au bout de ses doigts. Le souvenir du baiser échangé dans la voiture lui revint avec un tel réalisme que, pendant un court instant, Bernie resta focalisée sur l'envie qu'il la touche de nouveau. Comment réussirait-elle à gérer ses sentiments si elle vivait sous le même toit que lui ?

— Vous avez entendu mon médecin, dit-elle. Pas de sexe pour le moment. Enfin, ce n'est pas comme si on l'envisageait.

— Ah non ? Il y a une heure, vous en aviez envie autant que moi.

— D'accord, alors admettons que ça finisse par arriver. Qu'est-ce qui se passera après ? Vous espérez que je vais vous courir après pour recommencer, de sorte que vous pourrez ne pas répondre à mes appels et faire comme si je n'existais pas ?

— Pardon ?

— C'est votre ligne de conduite vis-à-vis de toutes les femmes avec qui vous avez couché, et ce rôle ne m'intéresse pas.

— Je trouve que vous protestez un peu trop pour être sincère.

— Et moi, je trouve que vous avez un ego de la taille du Grand Canyon et que vous n'avez pas la faculté de comprendre quand une femme vous dit « non ».

— Vous ne m'avez pas dit « non », ce soir.

— C'est vrai, reconnut-elle avec un soupir. Et ça aurait été une grosse erreur d'aller jusqu'au bout.

— Pourquoi ?

Elle s'enfonça dans son dossier. Elle se sentait soudain plus vieille et tellement fatiguée qu'elle aurait pu dormir une semaine entière.

— Est-ce qu'il faut que je vous fasse un dessin ? La dernière fois que nous avons couché ensemble, la situation est devenue un peu compliquée. Je ne veux pas que ça se complique davantage. J'aurai quarante ans dans quelques années seulement, j'attends des jumeaux, j'ai des responsabilités que vous ne pouvez même pas entrevoir, alors que, pour vous, l'argent n'est qu'un jeu.

— Bon, d'accord. Oublions le sexe.

Bernie haussa les sourcils.

— Vous avez bien dit « oublions le sexe » ?

— Oui. J'ai eu du mal à prononcer ces mots, mais j'ai réussi. Je gagne des points ?

— Seulement si vous vous y tenez. Si je m'installe chez vous, vous devez me promettre que ce qui s'est passé dans la voiture ce soir ne se reproduira pas.

Cette idée déplaisait à Jeremy. L'engagement semblait trop définitif, comme si Bernie ne parlait pas uniquement de sa période d'alitement, mais de l'éternité. Il constata avec stupéfaction que cela le chagrinait.

Pourquoi cette résolution devait-elle être définitive ?

Le problème venait du manque de confiance de Bernie à son égard. Elle pensait que, dès qu'elle emménagerait chez lui, il lui sauterait dessus. De toute façon, ils ne pouvaient pas coucher ensemble, puisque le médecin l'avait interdit. Pourtant, elle croyait qu'il n'attendait que cela. En vérité, il connaissait Bernie, et prendre les choses à la légère ne faisait pas partie de son caractère. Si elle vivait chez lui, il pouvait être sûr qu'elle suivrait les recommandations du médecin à la lettre. Il fallait qu'il la joue fine : après l'histoire avec Madeline, Bernie croyait avoir le monopole de la psychologie inversée.

Elle se trompait.

— J'ai une suite réservée aux amis, annonça-t-il. Avec salon, chambre et balcon. Très confortable. Elle se trouve dans une aile indépendante de la maison ; quasiment à l'autre bout du pays. Mme Spencer vous apportera vos repas. On s'occupera bien de vous. Et vous savez la meilleure ? (Il s'interrompit.) Vous ne serez pas obligée de me voir.

Face à son hésitation évidente, Jeremy crut un instant qu'elle allait objecter de but en blanc et refuser de passer plusieurs semaines toute seule dans cette suite.

— Merci, dit-elle. Ça me semble parfait.

Jeremy ressentit un léger pincement de déception, mais il se convainquit très vite que ce serait éphémère : il n'aurait qu'à laisser la solitude du confinement faire son effet.

En quelques jours, Bernie viendrait frapper à sa porte en le suppliant de lui tenir compagnie, et il s'exécuterait avec plaisir.

Chapitre 21

L'idée d'annoncer à sa mère ultraconservatrice qu'elle emménageait chez un homme alors qu'ils n'étaient pas mariés rendait Bernie légèrement nerveuse. Pourtant, celui chez qui elle s'installait étant le père de ses enfants, Eleanor choisit de considérer cela non pas comme un péché, mais plutôt comme une bénédiction.

Des bénédictions, il en pleuvait, ces derniers temps. Peut-être plus que Bernie ne le méritait. Même trop.

Merci beaucoup, Dieu, pensa-t-elle en levant les yeux au ciel.

Tandis que Bernie se reposait dans son lit, les yeux mi-clos pour se protéger de la lumière matinale qui filtrait à travers les volets, sa mère s'affairait dans sa garde-robe et sa salle de bains pour rassembler tout ce qu'elle emporterait chez Jeremy. Le simple fait de la regarder donnait la nausée à Bernie.

Dès son réveil, ce jour-là, Bernie avait appelé Gabe pour le prévenir de son absence pour au moins deux semaines. Il lui avait répondu de ne pas s'inquiéter, qu'il lui restait des congés maladie et que, bien sûr, elle retrouverait son travail à son retour. Merveilleux, en supposant que son incarcération ne dure que deux semaines. Si cela durait plus longtemps et si elle n'encaissait pas un salaire… elle préférait ne pas penser aux conséquences.

—Voilà ! Je pense que ça suffira. (Eleanor rentra dans la chambre en tirant une énorme valise à roulettes, qu'elle rangea près de son lit.) Il ne devrait rien te manquer. À quelle heure doit-on venir te chercher, déjà ?

—Midi.

La mère de Bernie s'assit au pied du lit.

—Bernadette ? Maintenant que vous avez réglé ce malentendu à propos de son implication, est-ce que…

—Quoi ?

—Tu sais… Vous deux…

—Oh non ! Sûrement pas, non !

—Mais tu vas habiter avec lui, non ?

—Maman, je t'ai déjà expliqué : il m'aide, c'est tout. Il n'y a rien entre nous. (Eleanor inclina la tête avec un sourire entendu.) C'est la vérité, maman. Ne crois pas un instant qu'il en ressortira quelque chose.

—Je sais que tu me l'as déjà dit, mais…

—Il n'y a pas de « mais ». Je vivrai d'un côté de sa grande maison, et lui, de l'autre.

—En parlant de sa maison, rebondit Eleanor en se penchant vers elle avec des yeux étincelants. À quoi ressemble-t-elle ?

—C'est une énorme monstruosité prétentieuse, ridicule pour un homme seul.

—Eh bien ! Maintenant, vous serez deux, donc il se sentira peut-être moins seul.

—Je te dis que je ne le verrai même pas.

—Mais on ne sait pas ce que l'avenir nous réserve.

—Maman, pour être honnête, je pensais te fâcher en t'apprenant que j'allais vivre chez un homme avec qui je ne suis pas mariée. Tu n'aimes pas ce genre de choses, en général.

— Oui, bien sûr, ce n'est pas l'idéal, reconnut Eleanor. Mais je crois que le mal est déjà fait, si tu vois ce que je veux dire, soupira-t-elle avec un regard vers le ventre de plus en plus gros de Bernie.

Encore une fois, celle-ci fut épatée. Si Eleanor entendait par là qu'elle s'attendait à voir un autre de ses vœux exaucé – avoir un gendre –, son sens des réalités vacillait. « Pas de problème, ma chérie. Maintenant que tu as transgressé une loi divine, pourquoi ne pas vivre totalement dans le péché ? »

— Bernadette ? Tu veux bien me faire une promesse ? reprit Eleanor, l'air soudain sérieux.

— Oui, maman. Laquelle ?

— Promets-moi d'essayer, au moins.

— D'essayer quoi ?

— De montrer… tu sais, cette autre facette de ta personnalité.

— Quelle autre facette ?

— Quand il s'agit des hommes, tu as tendance à être… Enfin, tu sais, soupira Eleanor.

D'accord. Bernie comprenait ce que sa mère sous-entendait : « Essaie d'être assez féminine pour que le père de tes enfants tombe follement amoureux de toi, qu'il t'épouse, que vous formiez une famille parfaite et que nous vivions tous heureux pour les siècles des siècles. »

Elle chantait à Bernie ce même refrain depuis que celle-ci, à l'âge de dix-sept ans, s'était retrouvée sans cavalier pour le bal de fin d'année. « Tiens, essaie ces boucles d'oreilles. Et ce fard à paupières, tu ne le trouves pas joli ? Tu devrais peut-être porter autre chose que du noir. Ce garçon de ton cours d'algèbre est gentil. Si tu souriais de temps en temps… »

En général, Bernie réussissait à faire fi des piques peu subtiles de sa mère mais, ces jours-ci, elle éprouvait plus de difficultés à y parvenir, surtout depuis qu'elle devait emménager avec Jeremy. Elle n'arrêtait pas de se demander comment elle assurait la comparaison avec ses conquêtes habituelles. C'était peut-être idiot, futile et désespéré, mais elle ne pouvait pas s'en empêcher. Certes, il avait prétendu être jaloux la veille, mais il ne s'agissait que de son caractère : il croyait sans réserve que pas une seule chose sur cette planète ne pouvait lui être refusée s'il décidait qu'il la voulait. Et Bernie avait constaté qu'il désirait davantage ce qu'il pensait ne pas pouvoir obtenir.

Pour la centième fois, elle entreprit de répéter à sa mère que tout l'acharnement du monde ne transformerait pas une grenouille en princesse, et que cela lui importait peu, car elle ne verrait même pas Jeremy, mais des coups à la porte l'interrompirent.

— Ce doit être Carlos, avança Bernie.

— Tu veux que je t'accompagne, pour t'aider à t'installer ?

— Non ! s'exclama Bernie avant d'inspirer calmement. Enfin, je veux dire, ne te dérange pas. La gouvernante de Jeremy m'aidera.

— Dis donc ! Une gouvernante ? Il est très riche, hein ? C'est bien, quand un homme a beaucoup d'argent pour entretenir sa famille.

Dans son énervement, Bernie agrippa presque les draps.

— Quelle famille ? Maman, ça ne va pas se passer comme ça.

— Je prie, tu sais, lui confia sa mère avec un sourire entendu.

Connaissant sa mère, celle-ci interpréterait toute cette histoire comme une réponse de Dieu.

Bernie se leva pour aller ouvrir à Carlos. En partant, Eleanor recommanda à sa fille de ne pas rester debout – ce qui tombait sous le sens – et lui souhaita un merveilleux séjour chez Jeremy – ce qui était absurde. Qu'imaginait-elle ? Des vacances dans un hôtel de luxe ?

Pendant que Carlos descendait sa valise dans l'escalier, Bernie s'arrêta devant la porte de Ruby et lui indiqua qu'elle s'absentait pour quelque temps. Puis elle se rendit au parking, où des voisins traînassaient pour admirer la limousine. Elle espérait simplement que personne n'avait volé les enjoliveurs pendant que Carlos se trouvait à l'étage.

Le chauffeur lui ouvrit la portière arrière. Sans lui prêter attention, elle grimpa à l'avant, côté passager. Carlos renonça et vint s'installer au volant.

— Vous n'êtes pas censée vous asseoir ici, protesta-t-il. Bridges m'a dit de prendre la limousine pour que vous bénéficiiez du confort de l'arrière.

— Je préfère me mettre ici.

— Mais il m'a dit…

— Je sais ce qu'il vous a dit. Je reste à l'avant.

Carlos soupira.

— OK, mais je lui dirai que vous étiez à l'arrière.

— Arrêtez donc de jouer les lèche-cul ! Il aboie fort, mais il ne mord pas.

— Eh ! C'est lui qui paie mon salaire, donc quand il aboie, j'obéis.

Carlos démarra la voiture et emprunta la sortie de la résidence sous les yeux ébahis des habitants qui s'attardaient dehors : voir une limousine ici équivalait à trouver un diamant dans une bouse de vache.

Le chauffeur s'engagea dans la 14e Rue.

— Alors, comme ça, vous êtes vraiment enceinte ? s'enquit-il.

— Ouais.

— Et Bridges est le père ?

— Ouais.

— Merde ! C'est… (Il réfléchit, puis secoua la tête.) Bon sang ! Je ne trouve même pas le mot.

— Surprenant ? Étonnant ? Complètement inimaginable ?

— Vous savez, Bernie, je vous aime bien. N'empêche que c'est bizarre.

— Bizarre ? Qu'un homme capable d'avoir toutes les femmes de la terre se tape une femme comme moi, vous voulez dire ?

Carlos haussa les épaules.

— Ben… ouais. Sans vouloir vous vexer, ajouta-t-il en tournant vite les yeux vers Bernie.

— Oh ! Ne vous inquiétez pas, Carlos. Je ne vois pas quelle femme pourrait se vexer pour ça.

— Vous voyez ce que je veux dire.

En effet. Et il ne serait pas le dernier à réagir ainsi. Contrairement à Carlos, la plupart des gens avaient un filtre dans la tête qui les empêcherait de dire à haute voix à quel point ils trouvaient cela bizarre, mais ils n'en penseraient pas moins. Bernie pressentait que les regards étranges et les coups d'œil incrédules ne faisaient que commencer.

Un quart d'heure plus tard, ils arrivaient chez Jeremy, où Mme Spencer escorta Bernie jusqu'à sa suite. Celle-ci s'était préparée à bâiller et prétendre que l'endroit ne valait guère mieux qu'une chambre en motel mais, quand Mme Spencer ouvrit la porte, elle dut se retenir d'écarquiller les yeux.

Elle promena son regard du canapé moelleux au fauteuil en cuir, en passant par le parquet en acajou et la cheminée en pierre surmontée d'un téléviseur. La chambre la stupéfia tout autant, avec son lit géant à baldaquin, ses draps luxueux et son imposante armoire en cerisier qui couvrait presque toute la surface du mur. La pièce consacrée à la garde-robe atteignait quasiment la superficie de son appartement. Quant à la salle de bains… lavabos en marbre, douche équipée de toutes sortes de pommeaux, jacuzzi assez grand pour nager dedans.

—Allongez-vous et reposez-vous pendant que je déballe vos bagages, lui proposa la gouvernante.

Bernie se sentait un peu mal à l'aise de laisser une autre personne regarder dans ses affaires, mais elle était censée prendre du repos, donc elle décida de ne pas s'y opposer. Elle s'assit sur le lit et s'adossa à l'un des oreillers. Elle eut l'impression que le lit se refermait sur elle pour la bercer dans une chaleur apaisante qui absorba la tension de tous ses muscles et la laissa aussi détendue qu'une poupée de chiffon. Elle dut reconnaître que c'était agréable. Vraiment. Beaucoup plus que son propre lit, acheté à une liquidation de fin d'année dans un dépôt de meubles. Le vendeur au toupet effrayant l'avait assurée du bon rapport qualité-prix. Au lieu de cela, Bernie en avait déduit une théorie basique de l'économie : on a ce pour quoi on paie.

Mme Spencer s'activa dans la chambre et la salle de bains et rangea les vêtements de Bernie dans le dressing et l'armoire en fredonnant. Comme à son habitude, elle portait une chemise blanche amidonnée, une jupe descendant à mi-mollets et des ballerines en cuir. Bernie avait toujours pensé que cette femme était née un siècle trop tard. Elle aurait dû servir le thé à la famille royale dans l'Angleterre victorienne, au lieu d'apporter sa bière à un riche célibataire dans la banlieue de Dallas.

—Depuis quand travaillez-vous pour Jeremy ? l'interrogea Bernie.

—Huit ans.

—C'est long.

—C'est un excellent travail.

—Excellent ? répéta Bernie en riant doucement. Avec un patron aussi dur que Jeremy Bridges ?

La gouvernante écarquilla les yeux.

— Dur ? Oh ! Non, madame. M. Bridges n'est pas dur du tout.

— Ah bon ?

— En fait, c'est plutôt simple de travailler pour lui. Il n'est pas difficile sur les repas et, contrairement à ce que laissent penser ses vêtements décontractés, il est très soigneux de sa personne et de son entourage. Et il est très généreux sur la rémunération et les congés.

— Il paraît qu'il est assez impitoyable en affaires, insista Bernie.

— M. Bridges ? Impitoyable ? s'étonna Mme Spencer, visiblement dubitative, avant de hausser les épaules. Je suis désolée, mais je ne suis pas au courant. Tout ce que je sais, c'est quel vin il aime et comment il mange ses œufs. (Elle disparut dans la penderie pour y ranger un jean.) Je suis vraiment ravie que vous veniez vivre avec nous, déclara-t-elle quand elle reparut. Désormais, M. Bridges ne se sentira peut-être plus aussi seul.

Encore ce mot. D'abord sa mère, et maintenant la gouvernante.

— Je suis sûre qu'il vous a prévenue que nous ne nous verrions pas.

— Oui. Je crois qu'il m'en a parlé. Mais il se peut que vous restiez un moment.

Ce qui ne changerait rien.

— Avec toutes les femmes qu'il ramène chez lui, fit remarquer Bernie, quand trouve-t-il le temps de se sentir seul ?

— On peut se sentir seul dans une salle bondée, mademoiselle Hogan, rétorqua Mme Spencer en souriant. Et la présence de deux bambins à la maison lui fera le plus grand bien du monde aussi.

— Mme Spencer… je crois que vous avez mal compris. Je ne serai plus là après la naissance des enfants. Je ne reste ici que jusqu'à ce que le médecin suspende mon alitement.

— Non, mademoiselle. Je comprends parfaitement, contredit-elle en fermant la porte de la garde-robe. Voilà. Fini. Vos vêtements sont dans le dressing, ainsi que vos nuisettes et votre robe de chambre en soie. J'ai mis votre linge de toilette et vos produits de beauté dans la salle de bains, avec…

— Un instant. Est-ce que vous avez dit « nuisettes » et « robe de chambre en soie » ?

— Oui, mademoiselle.

— Et « produits de beauté » ?

— Oui, mademoiselle.

Confuse, Bernie pencha la tête.

— Mais je n'ai rien apporté de tout ça.

— Oh si, mademoiselle. Tout était dans votre valise.

— Mais… ce n'est pas possible. Je n'ai jamais acheté…

Oh non !

Bernie retomba sur l'oreiller quand la vérité la frappa. Sa mère. Comment diable avait-elle pu lui refourguer ces trucs ?

Alors, Bernie se rappela le sac fourre-tout qu'Eleanor portait à l'épaule en entrant chez elle, ce matin-là. De toute évidence, il était truffé d'objets clandestins qu'elle avait réussi à glisser dans sa valise.

— Est-ce que je peux voir la robe de chambre ? demanda Bernie.

— Bien sûr.

Mme Spencer sortit le vêtement de la penderie, sur un cintre matelassé, et Bernie faillit pousser un grognement. La robe de chambre était longue, ample, vert émeraude et soyeuse ; le genre d'habit que Bernie ne porterait jamais, même sur une planète déserte où elle aurait dû se promener nue. Elle entendait d'ici la voix de sa mère : « être enceinte ne t'interdit pas d'être jolie ».

Jolie ? Elle ne l'était pas même avant d'être enceinte, donc quelles étaient ses chances de le devenir à présent ?

— C'est charmant, commenta Mme Spencer. Et les nuisettes assorties aussi.

— Oui. Charmant. J'imagine que vous n'avez pas trouvé de pyjama ni de tee-shirts. Une robe de chambre en éponge, peut-être ?

— Si, madame. C'était aussi dans la valise.

Ouf ! Au moins, j'aurai quelque chose de confortable à mettre pour flemmarder.

Elle ne prit pas la peine de demander quels produits de beauté l'attendaient dans la salle de bains, car cela ne réussirait qu'à lui donner encore plus envie de crier.

— M. Bridges m'a dit que vous deviez rester couchée le plus possible, dit Mme Spencer. Faites-moi savoir si vous avez besoin de quoi que ce soit. Les trois pièces sont équipées d'interphones. Il vous suffit d'appuyer sur le bouton et de parler, je vous répondrai.

— Merci.

— M. Bridges m'a aussi indiqué que vous prendriez vos repas dans votre suite.

— Oui, c'est exact.

— Cependant, si les choses changent et que vous souhaitiez dîner ensemble, je serai heureuse de dresser la table pour deux.

— Je ne crois pas que ça se produira, répondit Bernie. Mais je vous remercie.

Mme Spencer acquiesça et quitta la pièce.

Misère ! Des nuisettes en soie ! Si Jeremy me voit porter des trucs pareils, il va s'étouffer de rire. Heureusement, ça ne risque pas d'arriver. Pendant au moins deux semaines, je serai d'un côté de la maison et, lui, de l'autre. Tant mieux.

Il ne pourrait jamais rien y avoir de stable, de permanent et de durable entre eux. Dans ces conditions, la dernière chose qu'elle voulait était de se laisser charmer par lui et de le suivre sur une voie sans issue.

Chapitre 22

Bernie habitait chez Jeremy depuis presque une semaine, et celui-ci était sur le point de craquer. En lui offrant un isolement total, il avait supposé qu'elle pousserait sa porte au bout de quelques jours, au moins pour le dîner. Toutefois, elle ne dérogeait pas à leur arrangement : elle n'avait pas sorti le nez de sa suite une seule fois ; du moins, pas lorsqu'il se trouvait dans les parages. Tandis que les jours se suivaient et se ressemblaient, il regrettait de lui avoir proposé ce marché. Il découvrait que rien ne le torturait davantage que la savoir chez lui sans pouvoir lui adresser la parole.

— Ne vous fatiguez pas à me préparer à manger ce soir, annonça-t-il à Mme Spencer en rentrant du travail. J'ai un dîner d'affaires.

— Bien, monsieur. (Elle lui indiqua un plateau posé sur la table de la cuisine.) Le repas de Mlle Hogan est ici ; j'allais justement le lui apporter. (Elle réfléchit un instant.) Vous préférez peut-être vous en charger ?

Non. Je n'irai pas vers elle. C'est à elle de faire le premier pas.

— Euh… non. Faites comme d'habitude.

La gouvernante s'essuya les mains sur un torchon.

— En fait, je crois qu'elle commence à se sentir un peu seule, là-bas.

— Vous m'avez dit que sa mère était passée une ou deux fois.

— Oui.

— Libre à elle d'inviter du monde, si elle veut.

— Bien sûr, répondit Mme Spencer. Mais elle préférerait peut-être vous voir, vous.

Le cœur de Jeremy fit un bond.

— Ça m'étonnerait. Elle loge ici parce que c'est la solution la plus pratique. Nous n'avons pas l'intention de nous tenir compagnie.

— Elle m'a demandé de vos nouvelles.

— Ah ? s'étonna Jeremy en se figeant.

— Oui. Elle voulait savoir si vous aviez quitté la ville.

— Pourquoi ça l'intéresserait ?

— Peut-être parce qu'elle espère que vous lui rendrez visite et qu'elle cherche une raison qui vous en empêcherait.

Que je lui rende visite ? C'est bien la dernière chose qu'elle pourrait vouloir.

— J'en doute. Elle n'attend rien de moi.

— Les meilleurs moments sont parfois ceux auxquels on ne s'attend pas.

— Pas dans ce cas.

— Je peux peut-être lui remettre un message ?

— Madame Spencer, répondit sèchement Jeremy. Nous ne sommes plus au lycée. Je n'ai pas besoin que vous lui transmettiez un petit mot.

— Entendu, monsieur Bridges, répondit la gouvernante en se détournant.

Se sentant coupable de lui avoir parlé sur ce ton, Jeremy soupira.

— Je suis désolé. Je ne voulais pas vous rembarrer.

— Ne vous en faites pas. J'ai clairement dépassé les bornes.

— Non. C'est moi qui ai mal réagi.

Mme Spencer hocha la tête, puis elle partit de la salle à manger avec le plateau destiné à Bernie, laissant Jeremy plus seul que jamais.

Deux heures plus tard, il quittait *Gallagher's Steakhouse*, l'estomac plein de viande et de homard, et l'esprit chargé de statistiques qu'il oublierait certainement avant le lendemain matin.

Merde! Je ne m'en souviens déjà plus!

Il venait de passer une heure et demie à discuter de démographie et de stratégie tarifaire avec son vice-président en charge des ventes et du marketing européen, mais il avait suivi la conversation avec autant de concentration que si une fanfare avait traversé la salle.

Phil lui emboîtait le pas. Grâce à sa présence et aux informations qu'il retiendrait, ils ne perdraient pas les bénéfices de cette réunion.

— L'export en Europe a l'air de se porter plutôt bien, commenta Phil. Ça traîne un peu en Allemagne, mais je pense que ça peut remonter avec le changement de distributeur.

— Oui, sûrement.

— Qu'est-ce que tu penses des chiffres en Italie ? Je ne m'attendais pas à de si bons résultats.

— Hum.

Phil se tut un instant avant de se retourner vers Jeremy.

— Comment tu as trouvé cet éléphant rose en tutu qui nous a servis ?

— Il… (Jeremy s'arrêta net.) Quoi ?

— Tu n'as rien entendu de ce que je t'ai dit depuis qu'on est sortis du restaurant.

— C'est faux, se défendit Jeremy en se remettant en marche. J'ai entendu ton histoire d'éléphant.

— Tu n'avais pas l'air dans ton assiette, ce soir. Qu'est-ce qui se passe ?

— Rien. J'étais juste un peu distrait.

— Bon, j'espère que tu es d'attaque pour la réunion stratégie de demain avec l'équipe d'acheteurs. Je vais m'occuper des graphiques et des listes d'employés à ta place.

— Merci.

— Au fait, reprit Phil. Tu as l'intention d'aller à la soirée de remerciements aux donateurs de la Texas Southwestern University ? Tous les ans, Alexis passe la soirée à jacasser avec ses copines de fraternité. Je veux juste savoir si j'aurai un pote avec qui picoler.

— On n'y est pas encore : c'est dans plusieurs semaines. On en reparle plus tard, d'accord ?

— OK, mais n'envisage même pas d'y échapper.

— Franchement, je crois que j'ai un peu peur. Alexis m'en veut encore pour ce qui s'est passé au musée ?

— Eh ! Vieux, tu sais qu'elle t'adore. Elle ne restera pas fâchée longtemps.

— Tant mieux.

— Surtout sachant que c'est Bernie qui t'a détourné de Madeline.

— Quoi ? Comment sait-elle… (Jeremy s'interrompit brusquement.) Ah ! Madeline connaît Bernie parce qu'elles travaillent toutes les deux au musée.

— Et Madeline en a parlé à Alexis. Alors, finalement, tu sors avec Bernie ?

— Non. Ça ne se passe pas comme ça.

— Comment, alors ?

Jeremy s'arrêta net et fit face à Phil.

— Putain ! Je n'ai jamais vu quelqu'un d'aussi fouineur que toi.

— Ça ne répond pas à ma question.

Jeremy soupira.

— D'accord. Bernie vit chez moi, mais…

— Elle vit chez toi ?

— Tu me laisses parler ? Il y a eu un petit problème avec sa grossesse, donc elle doit rester alitée pendant quelques semaines. C'était logique qu'elle vienne chez moi, où Mme Spencer peut s'occuper d'elle. On ne se voit pas : elle occupe une suite à l'autre bout de la maison.

— Tu ne lui parles même pas ? Tu ne trouves pas ça un peu étrange ?

Oh, si ! Jeremy s'en voulait encore pour son plan qui se révélait beaucoup moins ingénieux qu'il ne l'avait cru.

— Peu importe. De toute façon, il n'y a rien entre nous, comme je n'arrête pas de te le dire.

Jeremy repartit vers sa voiture.

— Bon, d'accord, céda Phil en haussant les épaules. Si tu le dis.

— Tout à fait. (Max ouvrit la portière de Jeremy, qui se glissa à l'intérieur.) Rendez-vous à la réunion demain matin.

— J'y serai, répondit Phil.

Comme celui-ci s'éloignait, Jeremy essaya de se rappeler si son ami avait toujours été aussi intrusif, ou si c'était l'influence d'Alexis. Jeremy n'avait pas l'habitude que ses amis viennent fouiner dans ses affaires personnelles mais, en toute honnêteté, ses affaires personnelles étaient quasi inexistantes jusqu'à présent.

Il avait reçu l'invitation pour la soirée de remerciements aux donateurs de la Texas Southwestern University, mais cela ne le motivait pas tellement. Pour lui, l'intérêt premier de ces événements – draguer des femmes – s'était évanoui, et il en connaissait la raison.

Depuis le jour où Bernie avait débarqué dans son bureau pour lui annoncer sa grossesse, il ne s'intéressait plus du tout aux autres femmes. Il ne pouvait pas s'empêcher de penser à elle. Il venait de passer le dîner à l'imaginer, en train de manger, toute seule dans sa chambre, sans même penser à lui.

Elle avait demandé à Mme Spencer s'il était parti en voyage. Cherchait-elle à le savoir parce qu'elle voulait le voir ? Ou parce que, s'il s'absentait, elle pouvait se détendre en sachant qu'elle ne le verrait pas ?

Contrarié, Jeremy ferma les yeux. Il avait dit à Mme Spencer d'arrêter de se comporter comme une adolescente, et voilà qu'il dressait des hypothèses sur toutes les pensées de Bernie, comme un stupide gamin amoureux essayant de découvrir comment attirer l'attention d'une fille.

Au bout de quelques minutes, Max engagea la voiture dans son parking privé.

—Bonne nuit, monsieur, marmonna-t-il avant de monter dans sa propre auto et de partir.

Jeremy prit la direction de la cuisine, mais la porte s'ouvrit avant qu'il puisse introduire la clé dans la serrure, et son cœur faillit bondir hors de sa poitrine.

Bernie ?

Elle portait un jean et un tee-shirt, mais ses cheveux étaient ébouriffés, comme si elle n'avait pas pris la peine de les brosser, et elle semblait assez bouleversée.

—Bernie ? Qu'est-ce que vous faites ?

—J'ai une course à faire.

—Pardon ? Vous n'êtes pas censée quitter le lit, je vous rappelle.

—Ça ne me prendra pas longtemps.

—Non. Vous n'irez nulle part.

—Je suis obligée. (Elle entreprit de franchir le seuil, mais Jeremy se dressa devant elle.) Mais laissez-moi passer, enfin ! s'exclama-t-elle.

—Pas tant que vous ne me direz pas où vous allez.

—Je n'ai pas le temps !

— Je m'en moque. Vous n'irez... (Tout d'un coup, il s'aperçut que des larmes perlaient dans ses yeux.) Bernie ? Qu'est-ce qui ne va pas ?

— S'il vous plaît. Laissez-moi passer.

— Non mais attendez ! Ça concerne les bébés ?

— Non, les bébés vont bien.

— Alors, dites-moi de quoi il s'agit.

— C'est... (Elle soupira en fermant les yeux.) C'est ma mère.

— Que s'est-il passé ?

— Elle m'a appelée du supermarché. Là où elle va tout le temps. Elle m'a dit...

— Quoi ?

Bernie baissa de nouveau les paupières.

— Qu'elle ne se souvient plus comment rentrer chez elle.

— Je ne comprends pas, marmonna Jeremy, confus.

— J'ai essayé de demander à quelqu'un d'autre d'y aller, mais mon amie Teresa ne répond pas ; ma tante est en déplacement ; le permis de conduire de ma grand-mère a expiré il y a deux semaines et elle ne l'a pas renouvelé ; je ne confierais rien à mon cousin Billy ; et je savais que Max était avec vous.

— Attendez une minute. Comment ça, elle ne sait plus comment rentrer chez elle ?

— Elle perd la mémoire, expliqua Bernie. De plus en plus, ces derniers temps, mais jamais à ce point. Dans quelques mois... un an... mon Dieu ! Je ne sais pas comment je vais faire.

Jeremy en perdit les mots un instant. Quand il comprit enfin, il en fut abasourdi.

— Alzheimer ?

Fébrile, Bernie prit une profonde inspiration et hocha la tête.

Le temps de digérer l'information, Jeremy ferma les yeux.

— Est-ce qu'elle court un danger immédiat ? demanda-t-il en la regardant. Elle pourrait peut-être appeler la police.

— Non ! Si la police s'en mêle, elle mourra de peur. Elle est dans sa voiture, donc je lui ai dit d'y rester et de m'attendre. Elle s'inquiétait que je quitte le lit, mais qu'est-ce que je pouvais faire d'autre ?

— Où se trouve ce supermarché ?

— Au coin de Park et Greystone.

— Rappelez votre mère. Dites-lui qui je suis et que je viens la chercher.

— Non. Elle ne vous connaît pas. Elle sera gênée. C'est à moi d'y aller.

— Non. Vous ne devriez pas être debout.

— Et vous ne devriez pas sortir de cette maison sans garde du corps.

— Je vais vous confier un petit secret, Bernie. De temps en temps, je me fais une virée tout seul malgré les recommandations de mon comité directeur.

— Je ferais peut-être mieux d'appeler Max, maintenant qu'il est libre. Je suis sûre qu'il…

— Non, l'interrompit sèchement Jeremy. (Trop sèchement, mais quand il imagina Max se charger de ça à sa place, l'agacement le submergea.) Je peux m'en occuper, reprit-il sur un ton plus doux. Dites-moi simplement quelle voiture elle conduit.

— Une Camry 2006 gris métallisé.

— Son adresse ? demanda-t-il en sortant son téléphone de sa poche.

Il entra la réponse de Bernie dans son portable.

— Quel est son prénom ?

— Eleanor.

Jeremy hocha la tête et rangea l'appareil à sa place, puis il prit doucement Bernie par les épaules.

— Maintenant, retournez vous coucher, d'accord ? Prenez soin des bébés ; je m'occupe de votre mère.

Elle baissa les yeux, acquiesça et, quand elle le regarda de nouveau, elle articula un mot silencieux : « merci ».

Jeremy attendit que Bernie retourne à l'intérieur et verrouille la porte pour prendre sa voiture. En dix minutes, il arriva au parking du supermarché, qu'il parcourut du regard en quête d'une Camry gris métallisé. Dans la pénombre de la nuit tombante, les réverbères à halogène produisaient une lumière crue. En s'engageant dans la dernière zone à parcourir, il eut un mauvais pressentiment : et si Eleanor avait finalement essayé de rentrer chez elle ? Dans ce cas, il ne devinerait jamais où…

Là.

Quand il avisa enfin la Camry, il se rangea à deux places d'elle. Voyant Eleanor au volant, il frappa doucement à sa vitre. Comme elle tournait la tête avec un faible sourire, il ouvrit la portière et s'accroupit à côté d'elle.

— Bonsoir, Eleanor, la salua-t-il.

— Vous êtes monsieur Bridges ? demanda-t-elle d'une voix légèrement tremblante.

— Jeremy. Bernie m'a dit qu'il fallait vous raccompagner chez vous. C'est vrai ?

— Oui. J'en ai bien peur. (Elle rit nerveusement.) C'est tellement embarrassant ! Je ne comprends pas pourquoi c'est si compliqué, ce soir. J'imagine que c'est ce qui arrive quand on vieillit, non ?

— Ça arrive aussi quand on est jeune, vous savez, répondit Jeremy.

— Je n'aurais pas dû paniquer et appeler Bernie. En fait, je me rappelle le chemin jusqu'à chez moi, maintenant, mais elle m'a dit de ne pas bouger jusqu'à votre arrivée.

— Je vous remercie de l'avoir écoutée, déclara Jeremy. Il est tard. Montez donc dans ma voiture et je vous raccompagne.

— Mais ma voiture…

— J'enverrai quelqu'un la chercher demain. Elle sera de retour devant votre maison quand vous vous réveillerez.

Il lui prit la main pour l'aider à s'extraire du véhicule, ferma et verrouilla la portière derrière elle, puis il l'escorta jusqu'au sien. Il vérifia l'itinéraire à suivre sur son téléphone et ils partirent en direction de chez Eleanor. Assise à côté de Jeremy, celle-ci ressemblait beaucoup à la grand-mère qu'elle s'apprêtait à devenir, avec sa chemise à fleurs, son pantalon en polyester et ses minuscules boucles d'oreilles en perles. Elle avait sorti un mouchoir de sa poche et passa la majeure partie du voyage à l'entortiller.

Au bout de quelques minutes, Jeremy arriva devant une minuscule maison en briques entourée d'un épais gazon et de parterres de houx, le tout sous la canopée d'un immense chêne. Tandis que Jeremy accompagnait Eleanor sous son porche, les stridulations des criquets résonnaient dans le crépuscule.

— Je n'aurais pas dû appeler Bernadette, tout à l'heure, répéta Eleanor en arrivant sur le seuil. Elle doit se reposer. Seulement…, ajouta-t-elle en haussant fébrilement les épaules. Je ne savais pas quoi faire d'autre.

— Vous avez fait ce qu'il fallait. Et Bernie a bien fait de me demander de venir. Tout est bien qui finit bien, conclut-il en souriant.

Les traits tirés par la fatigue sous la faible lueur de la lampe du porche, Eleanor hocha la tête.

— Merci pour votre aide, Jeremy.

— Pas de problème.

Il fit demi-tour, mais elle lui toucha le bras.

— Avant que vous partiez, puis-je vous parler juste un instant ?

— Oui.

Eleanor prit une inspiration tremblante.

— Maintenant, vous devez vous douter de ce qui a causé ma perte de mémoire.

— Oui, confirma-t-il doucement. Bernie m'a expliqué.

— Bernadette jure qu'il n'y a rien entre vous et que ça n'arrivera jamais. Cela implique que votre intérêt à son égard se limite aux bébés. C'est déjà merveilleux, car ces enfants auront besoin d'un bon père mais, en ce qui concerne Bernadette…

— Quoi ?

— Elle a toujours été très indépendante. Elle vous dira qu'elle n'a pas besoin d'aide, mais elle s'apercevra qu'il est difficile d'élever deux bébés. En s'occupant de moi, elle alourdira encore son fardeau, mais elle le fera parce que c'est comme ça qu'elle envisage son rôle de fille. (Eleanor tira un autre mouchoir de sa poche et se mit à l'enrouler autour de ses doigts.) J'espérais juste que… peut-être… pendant qu'elle s'occupera de moi…

— Oui ?

— Vous vous occuperez d'elle autant que possible.

Dans les yeux d'Eleanor, Jeremy lut un besoin désespéré de prendre soin de son enfant, même si la roue avait tourné et que ce pouvoir lui échappait peu à peu.

— Bien sûr, promit-il.

— Je sais que c'est beaucoup vous demander, mais c'est la mère de vos enfants et…

— Eleanor. Je vous prie de me croire. Vous n'aurez jamais à vous inquiéter pour ça.

Elle hocha la tête en se tamponnant les yeux à l'aide de son mouchoir.

— Jeremy, allez-vous à la messe ?

— Non, madame. Je suis désolé.

— Peu importe. J'ai connu des tas d'hommes bien qui n'avaient jamais mis les pieds dans une église, et je peux vous assurer que vous êtes un homme bien.

Un instant, il éprouva de la pitié pour elle car, en vérité, il n'était pas quelqu'un de bien. Il était riche, il avait réussi, mais était-il bon ? Pas dans le sens où elle l'entendait. Si elle apprenait de quelle façon il menait parfois ses affaires, cela la choquerait. Si elle avait vent de son passif avec les femmes, elle jurerait qu'il irait droit en enfer. Si elle soupçonnait quelles pensées charnelles il avait eues à propos de sa fille récemment, elle le giflerait certainement.

Un homme bien ?

Non. Il se trouvait là en ce moment uniquement par sens logique : Bernie devait rester couchée, donc il était venu. Cela ne cachait rien d'autre.

— Eleanor ?

— Oui, Jeremy ?

— S'agit-il de la maison où Bernie a grandi ?

Eleanor sourit.

— Oui. Son père et moi l'avons achetée juste après sa naissance, raconta-t-elle avant de pousser un soupir attendri. Maintenant, il n'est plus là, mais je conserve de beaux souvenirs.

Pendant un court instant de gêne, Jeremy dut se détourner. Il ne pouvait pas soutenir ce regard lourd de chagrin. La disparition de son mari ne suffisait pas ; il fallait en plus qu'elle supporte l'idée de perdre un jour son souvenir. Comment faisait-elle pour tenir dans ces conditions ?

Et comment diable Bernie allait-elle assister à cela sans craquer ?

Jeremy souhaita une bonne nuit à Eleanor, qui rentra chez elle. Il fit mine de repartir vers sa voiture, mais s'arrêta un moment sous le porche pour prêter attention aux alentours. À deux maisons de là, des enfants se couraient après autour du jardin, suivis par un chien au poil brun et hirsute. De l'autre côté de la rue, une vieille dame arrosait ses pétunias. Un jeune couple passa devant avec une poussette. Des lucioles flottaient dans la pénombre en clignotant.

Tout d'un coup, la gorge de Jeremy se serra de façon inhabituelle. Bernie était-elle consciente de la chance qu'elle avait eue ?

Dans son enfance, Jeremy n'avait connu que des propriétaires antipathiques, du béton fissuré et des murs couverts de graffitis, le tout dans une atmosphère chargée du désespoir des vieux et de la colère méprisante des jeunes. Même à ce jour, alors qu'il possédait tout ce qu'il pouvait espérer au monde, il lui arrivait parfois de se demander si les gens décelaient dans son regard l'ombre de celui qu'il avait été.

À cet instant précis, le ronronnement sourd d'un moteur, ponctué par un brusque claquement de portière, le tira de ses pensées. Il tourna la tête et avisa une vieille Chevrolet Malibu qui s'arrêtait devant la maison d'Eleanor. Un carton fixé par de l'adhésif marron remplaçait la vitre du côté passager et le tuyau d'échappement traînait presque par terre. L'homme qui en sortit, dépenaillé et pauvrement vêtu, avait tout juste la trentaine et bien besoin d'une coupe de cheveux. Son regard s'arrêta sur la Mercedes de Jeremy garée dans l'allée.

— Eh mec ! lança-t-il en traversant la pelouse en direction de Jeremy. C'est votre voiture ?

Jeremy descendit les marches du perron et s'arrêta.

— Oui, confirma-t-il avec méfiance. Elle est à moi.

— Waouh ! s'exclama l'autre en souriant. Pas mal. Vous êtes qui ?

Ce type n'inspirait rien de bon à Jeremy. Pourquoi furetait-il autour de la maison d'Eleanor ?

— Jeremy Bridges, répondit-il. Et vous ?

— Jeremy Bridges ! répéta l'inconnu avec une étincelle dans les yeux. Vous êtes le père des bébés de Bernie !

— Euh… oui.

— Je suis Billy, son cousin. Qu'est-ce que vous faites chez tante Eleanor ?

Cet individu ne plaisait toujours pas à Jeremy. Pas du tout.

— Elle a eu un petit souci en repartant du supermarché, donc je l'ai raccompagnée.

— Ah ! J'habite ici, pendant quelque temps. Juste entre deux boulots, vous savez.

Comme Billy ne s'embêtait pas à l'interroger sur le problème d'Eleanor, Jeremy comprit immédiatement qu'il s'en contrefichait. De plus, il pressentait que son « entre deux jobs » avait un caractère assez permanent.

— Vous inventez des trucs pour les ordinateurs, c'est ça ? demanda Billy. Comme ce type, là… Gates ? Je comprends mieux comment vous faites pour vous payer ce genre de caisse. (Il secoua la tête d'un air admiratif.) Putain ! Je suis sûr que vous vous êtes tapé des canons. Si j'avais une voiture comme ça, je culbuterais des bombes sept jours sur sept.

Cette remarque indiqua à Jeremy que son interlocuteur avait un véritable problème avec les femmes, et que ça n'avait aucun lien avec le type de véhicule qu'il conduisait.

— Je lis le blog du *Dallas After Dark* de temps en temps, continua Billy. Ça parle des soirées à la con organisées dans les boîtes et les trucs dans le genre autour de Dallas. Je suis sûr d'avoir vu une photo de vous avec un top model, un jour. J'ai oublié comment elle s'appelait. Ça sonnait comme un nom des pays froids où ils écrivent tout bizarrement. Une grande blonde avec une robe longue noire. C'était vous ?

Jeremy était sorti avec plus d'un mannequin scandinave et il connaissait plusieurs boîtes de nuit, mais, au-delà de cela, il n'avait pas la moindre idée de ce que racontait Billy.

— Ouais, répondit-il. C'était moi.

— Waouh ! Je le savais ! (Il secoua la tête en souriant de toutes ses dents.) Mec, vous avez une vie de rêve !

Quel crétin !

La mémoire revint à Jeremy. Bernie n'avait-elle pas mentionné son cousin Billy ? Et le fait qu'elle ne lui confierait jamais rien ?

La petite maline.

— Moi aussi, bientôt, je mènerai la grande vie, déclara Billy. Dès que l'occasion se présentera. Mais, vous savez, pour l'instant, je dois surtout essayer de gagner de l'argent. C'est dur de faire quoi que ce soit sans rentrée d'argent. (Il affichait un air calculateur.) Vous vous faites du fric, non ?

— Oui.

— J'imagine que… Enfin, vous savez… Vous ne pourriez pas me dépanner ?

— Vous dépanner comment ?

— Par un prêt.

— Non.

— Oh ! Allez, mec ! Vous avez tout l'argent que vous voulez et vous faites pratiquement partie de la famille. Vous devez pouvoir me prêter quelques billets pour m'aider à joindre les deux bouts.

Jeremy n'en croyait pas ses oreilles. Ce type n'avait donc honte de rien ?

— Je ne prête pas d'argent, refusa Jeremy. Mais je peux vous donner un conseil.

— Ouais ?

— Si vous voulez de l'argent, gagnez-en. Bonne nuit, Billy.

Sur ce, Jeremy tourna les talons et partit vers sa voiture, plantant le cousin de Bernie dans l'allée. Jeremy ne comprenait pas ce qui avait pu traverser l'esprit d'Eleanor pour qu'elle accepte ne serait-ce que d'offrir un toit à ce pique-assiette, mais il entendait bien le découvrir.

Chapitre 23

Un quart d'heure plus tard, Jeremy entrait dans sa cuisine et claquait la porte derrière lui. Jetant un coup d'œil dans la pièce voisine, il vit une lumière. Bernie était allongée sur le canapé, la télévision allumée mais sans le son.

Il accrocha ses clés derrière la porte et se rendit dans le salon. Bernie remua légèrement, puis elle ouvrit les yeux et battit des paupières, éblouie.

—J'ai dû m'endormir, supposa-t-elle en se redressant. Comment va ma mère ?

Jeremy s'assit à côté d'elle sur la banquette.

—Elle va bien.

—Elle avait l'air tellement perturbée quand elle a appelé.

—Ne vous inquiétez pas. Elle va bien, maintenant.

Bernie poussa un soupir de soulagement.

—J'espère que vous ne m'en voulez pas de vous avoir attendu dans le salon.

—Bien sûr que non. Ça va ?

—Oui. Juste un peu fatiguée.

Ses yeux étaient gonflés par le sommeil et l'inquiétude. Une mèche de cheveux lui barrait le visage, et Jeremy dut réprimer l'envie de s'approcher pour la remettre en place.

—À propos de votre mère, reprit-il. À quel stade en est sa maladie ?

Bernie se frotta les yeux et soupira.

— Pour l'instant, elle n'a que de petites pertes de mémoire. Mais si des incidents comme cette nuit se reproduisent trop souvent…

— Elle ne devrait pas conduire.

— Je sais, mais si elle ne prend pas sa voiture, je vais devoir l'aider encore plus que maintenant. (Elle porta une main à son front.) Comment je vais faire si je suis coincée au lit encore plusieurs semaines ?

— Ce n'est pas un problème.

— Bien sûr que si. Elle ne pourra pas faire ses courses, ou aller à l'église, ou…

— Je mettrai une voiture et un chauffeur à sa disposition.

Bernie se figea.

— Vous ne pouvez pas faire ça.

— Ah bon ? Pourquoi pas ?

— Parce que ce n'est pas votre problème. C'est le mien.

— À partir de demain, si votre mère veut se rendre quelque part, elle n'aura qu'à décrocher son téléphone. Je vais l'appeler et l'en informer.

— Mais…

— C'est temporaire. Dès que vous serez sur pied, vous reprendrez les choses en main, n'est-ce pas ?

— Évidemment.

— En attendant, elle aura un moyen de transport. Le problème est réglé.

Bernie le dévisagea un long moment avec incrédulité.

— Vous feriez vraiment ça pour moi ?

Jeremy se sentait mal à l'aise qu'elle réagisse comme s'il venait d'accomplir un exploit. Certes, il pouvait consacrer une minuscule part de son immense fortune à la résolution d'un problème, mais il n'avait pas vraiment la prétention de prétexter un élan de générosité.

— Si cela se reproduit et que vous sortiez de votre lit pour aller vous promener, ce sera mauvais pour les bébés. (Il prit la télécommande, éteignit l'écran et changea de sujet.) Parlez-moi un peu de Billy.

Le sourire de Bernie s'évanouit.

— J'en déduis que vous l'avez rencontré.

— En effet. Il a essayé de m'emprunter de l'argent.

— Oh non ! s'exclama Bernie en fermant les yeux. Je suis désolée.

— Il dit qu'il vit chez votre mère parce qu'il n'a pas beaucoup de chance en ce moment. C'est une habitude, chez lui ?

— C'est une longue et mauvaise histoire.

— J'ai tout mon temps.

Bernie poussa un soupir de lassitude, comme si le simple fait d'y penser l'épuisait.

— La mère de Billy est morte quand il n'avait que huit ans, commença-t-elle. Depuis, ma mère lui trouve toujours des excuses. Elle croit qu'elle n'a qu'à lui prêter 100 dollars ou à l'héberger pendant une semaine – qui se transforme toujours en un mois – pour qu'il retombe sur ses pattes. En vérité, il a vingt-neuf ans et il n'est toujours pas capable de garder un travail. Il lui emprunte de l'argent qu'il ne rembourse jamais, parce qu'il sait qu'elle ne lui refusera jamais rien, et je ne suis pas là vingt-quatre heures sur vingt-quatre pour empêcher ça. Je crois qu'il en est à 640 dollars.

— Pourquoi ne pas l'avoir viré à coups de pied au cul depuis longtemps ? Si une femme en est capable, c'est bien vous.

— Ce n'est pas l'envie qui m'en manque. J'ignore combien de fois je l'ai menacé, mais maman veut que je le ménage. Il n'a pas eu de mère, vous comprenez, donc il a juste besoin d'un peu de compréhension.

— Je n'ai pas eu de mère non plus, donc cette excuse ne marche pas avec moi. Bottez-lui les fesses, Bernie. Tout s'arrangera.

— Honnêtement, même si je le faisais, ça ne changerait rien. Au bout du compte, Billy sait que je ne le tuerai pas ; et si on ne peut plus envisager le meurtre, il me reste peu de solutions. Il continuera à me rire au nez et à constituer un problème. Malheureusement, il a un atout que personne ne peut lui retirer.

— À savoir ?

Découragée, Bernie haussa les épaules.

— Il fait partie de la famille. Aux yeux de ma mère, ça l'emporte sur tout le reste.

S'il y avait bien une chose qui agaçait Jeremy, c'étaient les parasites comme Billy. Si seulement il pouvait inverser le cours du temps et plonger ce type dans sa propre enfance, ce dernier comprendrait à quoi ressemblait vraiment l'enfer. De plus, famille ou non, si quelqu'un manquait de respect à Jeremy comme Billy envers Bernie, il ferait en sorte que cela ne se reproduise plus jamais.

— Quand est-ce que votre père est mort ? s'enquit Jeremy.

— Il y a huit ans environ. Après son décès, j'ai dû quitter l'armée pour rentrer m'occuper de ma mère.

— Pourquoi ? Sa maladie n'a dû être décelée que longtemps après.

— Je suis rentrée pour les funérailles de mon père, et suis restée deux semaines pour m'assurer que ma mère allait bien. Trois mois plus tard, je suis revenue pour les vacances et je n'en ai pas cru mes yeux : Billy et sa pétasse du mois squattaient à la maison. La chambre d'amis était un vrai dépotoir. Ma mère avait oublié de payer plusieurs factures depuis la mort de mon père. Elle n'a jamais tellement su se débrouiller toute seule – mon père gérait tout – mais je pensais qu'elle enverrait au moins tous les chèques qu'elle devait. Si je m'étais absentée un mois de plus, les huissiers auraient commencé à saisir la maison. J'aurais dû m'apercevoir de son manque d'esprit pratique et de l'ampleur de son chagrin suite à la disparition de mon père. Elle était littéralement paralysée. Et maintenant, avec sa maladie...

— Est-ce que votre père avait une assurance vie ?

— Oui, mais pas énorme. Ma mère l'a confiée à un soi-disant conseiller financier rencontré à l'église pour qu'il investisse à sa place. Il en a perdu une grosse part avant que je sois au courant.

Jeremy n'en revenait pas. De toute évidence, Eleanor faisait confiance à tout le monde et cela lui attirait des ennuis.

— Donc, vous avez repris un appartement à Dallas, en déduisit-il.

— Dès que j'ai pu. Entre-temps, j'ai fait suivre ses factures chez moi pour garantir leur paiement. Je le fais toujours.

— C'est là que vous avez commencé à travailler pour Gabe Delgado.

— Oui, et j'y suis restée. Je m'inquiétais dès que je partais en déplacement une ou deux semaines d'affilée, mais je rentrais assez souvent pour éviter la catastrophe. (Elle soupira.) J'ai l'impression que les voyages ne devront plus m'inquiéter, dorénavant.

Jeremy ne soupçonnait pas une seconde ce qu'elle vivait. Alors même qu'elle travaillait pour lui, elle s'occupait de tout cela !

— Que couvre l'assurance maladie de votre mère ?

Bernie ferma les yeux.

— Elle n'en a pas. Elle l'a laissée expirer après la mort de mon père.

— Personne n'a voulu la couvrir ?

— Elle avait cinquante-sept ans et faisait de l'hypertension. Et puis on a décelé un Alzheimer. Aucune compagnie d'assurance dans tous les États-Unis ne la couvrirait, maintenant. Il faut que je fasse en sorte d'avoir des solutions le jour où cela deviendra nécessaire.

Jeremy restait pantois face à tout ce que Bernie devait gérer. Et voilà que, pour couronner le tout, elle était enceinte. Jusqu'à présent, il connaissait la force de cette femme, mais sans vraiment la mesurer.

Soudain, une étincelle de compréhension le frappa comme une brique en pleine tête.

— C'est pour ça que vous vivez à Creekwood ? demanda-t-il. Vous économisez pour les soins de votre mère ?

Bernie haussa les épaules.

— Ça ne m'aide pas beaucoup, mais j'ai atteint le stade où chaque centime compte.

Jeremy sentit son estomac se nouer quand il comprit l'étendue de sa propre stupidité. Seul un connard pouvait lui répéter d'arrêter de jouer les radines et de déménager dans un endroit convenable, alors qu'il ignorait les circonstances qui la poussaient à se sacrifier pour aider quelqu'un.

— Vous avez endossé beaucoup de responsabilités en ce qui concerne votre mère, dit-il.

— Vous auriez fait pareil, si un membre de votre famille…

— Je n'ai pas de famille.

— Voyons, tout le monde a de la famille.

— Quelques parents éloignés, peut-être.

— Mais votre père et votre mère ?

— Je n'ai jamais connu ma mère, et mon père est mort.

— Oh ! Je suis vraiment désolée. Quand est-ce que c'est arrivé ?

— Il y a plusieurs années, mais je ne l'avais pas vu depuis mes dix-huit ans.

— Ah bon ? Pourquoi ?

— Parce que le jour où j'ai eu mon bac, j'ai fiché le camp. (Il marqua une pause.) Sans me retourner.

— Pourquoi vous ne vouliez plus le voir ?

— Vous êtes sûre de vouloir entendre une histoire triste ?

— Vous avez bien écouté la mienne.

— Allons-y, accepta-t-il en haussant les épaules d'un air dégagé. Ma mère a filé quand j'avais trois ans. Mon père était un bon à rien d'alcoolique apathique incapable de trouver un boulot. Nous vivions dans un appartement infernal dans le pire quartier de Houston.

— Oh ! Mon Dieu ! C'est horrible !

— Je vous avais prévenue, non ?

— Attendez. J'ai lu quelque part que vous étiez diplômé de la Stonebriar Academy. Ce n'est pas ce qu'on fait de moins cher.

— C'est vrai. Quand j'étais au lycée, un de mes professeurs pensait que je devais tenter d'intégrer Stonebriar. Avec son aide, j'ai réussi. Sauf que je devais faire l'aller-retour chaque jour : presque trente kilomètres porte à porte.

— Votre père ne pouvait pas vous y conduire ?

— Non, il refusait. En fait, il a tout fait pour m'empêcher d'aller là-bas.

— Pourquoi ?

— Parce que c'était un vieux jaloux aigri.

— Comment vous avez fait, alors ?

— Je parcourais soixante kilomètres par jour en bus et je terminais en marchant.

Bernie était abasourdie. Elle avait toujours su que le passé de Jeremy n'était pas rose, mais elle ignorait par où il avait dû passer pour s'en tirer.

— Il fallait avoir du cran, commenta-t-elle.

— Je voulais une bonne formation, et c'était le seul moyen d'y arriver. Rétrospectivement, je me dis que toutes les tuiles qui me sont tombées dessus ont constitué une vraie motivation. C'est ce qui m'a conduit là où je suis aujourd'hui. Tout est bien qui finit bien.

Son détachement étonna Bernie. On aurait dit que son passé ne représentait rien de plus qu'un ralentisseur sur une route secondaire, qu'il aurait simplement franchi d'un bond pour emprunter l'autoroute. Cet homme était plus épatant qu'elle ne le soupçonnait, et par bien des aspects. Bernie constatait avec bonheur qu'il avait su s'élever au-dessus de son passé pour s'offrir certaines des plus belles choses de la vie.

—Est-ce que cette expérience avec votre père a un rapport avec votre volonté de participer à la vie de nos bébés ? s'enquit-elle.

Pendant un long moment, il resta sans bouger, les bras croisés et le regard baissé. Puis il haussa légèrement une épaule.

—Pour vous dire la vérité, Bernie, je ne sais pas si je saurai être un bon père ou pas. Dieu sait que j'ai eu un mauvais modèle, mais je ne veux pas que ces enfants grandissent en croyant que leur père ne se préoccupe pas d'eux. Parce que ce n'est pas le cas. Vous le savez, hein ?

À une époque, elle aurait juré que la capacité de Jeremy à tenir aux gens frôlait la nullité absolue et qu'il ne correspondrait jamais au genre d'homme sur qui elle ou ses bébés pourraient compter. Ce soir, en revanche, elle découvrait une nouvelle facette de ce personnage, et cela lui procurait une sensation de chaleur aussi rassurante qu'inattendue.

—Oui, acquiesça-t-elle tout bas. Je le sais.

—Vous avez l'air fatiguée, dit-il. Permettez-moi de vous accompagner à votre chambre.

Jeremy se leva et lui tendit la main. Bernie le regarda avec un sentiment mêlé d'exultation et d'inquiétude.

De l'exultation pour tout ce qu'il avait fait pour l'aider ce soir, mais de l'inquiétude car, avec tout ce qu'il faisait pour elle, elle finirait par lui être tellement redevable qu'elle ne pourrait plus lui échapper.

Bernie glissa sa main dans la sienne et il l'aida à se lever. Mal réveillée, elle avait l'impression de voir trouble et elle se sentait maladroite, mais la chaleur de la paume de Jeremy au creux de son dos la guida dans l'escalier. Sa fatigue était telle que Bernie gravissait chaque marche avec un peu plus de difficulté. Dans sa tête, une petite voix lui soufflait qu'elle commettait une erreur en l'autorisant à la toucher, mais c'était tellement agréable…

Une fois devant la chambre de Bernie, celle-ci s'apprêtait à tourner la poignée quand Jeremy l'obligea doucement à lui faire face.

— Bernie ? Pourquoi ne m'avez-vous pas demandé mon aide, ce soir ?

— Parce que ce ne sont pas vos affaires.

— Ce ne sont pas non plus celles de Max et de Teresa, mais ça ne vous a pas dérangée de les appeler.

— Vous étiez en réunion.

— La prochaine fois que vous avez un problème, même si je suis en rendez-vous avec le pape, adressez-vous à moi. D'accord ?

— Ça dépendra du problème, répondit Bernie, fébrile.

Jeremy sourit brièvement en secouant la tête.

— Est-ce que vous savez à quel point il est difficile de vous suivre, parfois ?

— Nous sommes tous les deux un peu têtus, non ?

Il glissa sa main sur la nuque de Bernie, se pencha et lui déposa un baiser sur le front. Elle ferma les yeux pour apprécier la chaleur de ses lèvres et la force de sa paume.

— J'ai promis de ne pas vous toucher, lui rappela-t-il. Est-ce que je viens de dépasser la limite ?

—Non, répondit-elle en levant brièvement les yeux au plafond. C'était agréable.

—Bernie ?

—Oui ?

Elle plongea son regard dans celui de Jeremy.

—Demain soir… vous viendrez dîner avec moi en bas ?

—Oui, accepta-t-elle. Ça me ferait plaisir.

—Bien. Je préviendrai Mme Spencer.

Bernie acquiesça avant de faire demi-tour et d'entrer dans la chambre, fermant la porte derrière elle. Là, grisée, le souffle coupé, elle s'immobilisa. Fermant les paupières, elle se toucha le front, là où il l'avait embrassée, avec l'impression qu'elle allait fondre sur place. Puis elle baissa la main pour poser ses doigts sur ses lèvres.

Il est mieux que tu ne croyais.

Tellement mieux.

Le lendemain, à 17 heures, Jeremy quitta son bureau de *Sybersense* et grimpa dans sa voiture.

—À la maison, monsieur ? s'enquit Max.

—On fait un petit détour avant, répondit le patron.

—Où ça ?

Jeremy lui donna l'adresse d'Eleanor et le garde du corps l'enregistra dans le GPS.

—La mère de Bernie habite dans cette rue, commenta Max.

—C'est justement là que nous allons, confirma Jeremy. Le cousin de Bernie, Billy, vit chez Eleanor. J'ai deux mots à lui dire. Vous connaissez ce type ?

—Seulement de réputation. Il ne m'impressionne pas.

—Bernie a du mal à le mettre au pas. Ça vous dirait de m'aider à éliminer ce problème ?

Cette fois, Jeremy était sûr d'avoir retenu l'attention de Max.

— Si ça peut aider Bernie, ouais.

— Parfait. Quand nous serons là-bas, je vais le faire sortir de la maison. Dès que je commencerai à lui parler, ce sera à vous de jouer.

Quelques minutes plus tard, Max garait la voiture dans l'allée d'Eleanor et Jeremy alla sonner à la porte. La mère de Bernie ouvrit avec un grand sourire.

— Jeremy ! Quel plaisir de vous revoir !

— Ravi de vous revoir aussi, Eleanor. Il faut que je parle à Billy. Est-ce qu'il est dans le coin ?

— Vous vous connaissez ?

— Il rentrait à la maison quand je suis parti, hier soir. Nous avons discuté dehors.

Eleanor s'avança dans la maison pour regarder dans le salon.

— Billy ? Tu as de la visite.

Jeremy entendit du bruit et le cousin apparut dans l'entrée, affichant un air gêné quand il reconnut son visiteur.

— Vous avez une minute, Billy ? s'enquit Jeremy.

— Euh… oui. Bien sûr.

Il offrit à Jeremy un sourire méfiant. Il se demandait certainement si le millionnaire avait finalement décidé de lui accorder un prêt, ou s'il était venu pour l'inviter à faire un tour en Mercedes afin qu'il puisse draguer. Après tout, ils faisaient presque partie de la même famille, non ?

Tout naïf qu'il était, Billy allait bientôt se rendre compte que les poules n'avaient toujours pas de dents.

Quand ils sortirent de la maison, Jeremy reconnut le moment où Billy avait aperçu Max. Le cousin se figea, les yeux écarquillés.

— Billy, je vous présente Max. Il travaille pour moi.

— Euh… salut, mon pote.

Max ne broncha pas. Il resta planté sur place, les bras croisés sur son large torse, les yeux braqués sur Billy à travers ses lunettes de soleil réfléchissantes. Les yeux ainsi dissimulés, le garde du corps ressemblait étonnamment à Robocop, en plus grand et plus méchant.

Le cousin se tourna vers Jeremy d'un air largement moins ravi qu'avant.

—Alors, Jeremy, qu'est-ce qui vous amène, vieux ?

—Il faut qu'on parle de votre séjour ici.

—Euh… qu'est-ce qu'il y a à dire ?

—Vous avez deux jours pour partir.

Billy se passa la langue sur les lèvres et laissa échapper un rire nerveux.

—Ah ! Vous, vous avez discuté avec Bernie, hein ? dit-il. Sérieux, il en faut peu pour la faire flipper ! Tante Eleanor n'a rien contre le fait que j'habite ici.

—Bernie n'a rien à voir là-dedans. Eleanor non plus. C'est entre vous et moi, Billy. (Jeremy s'approcha de lui en le dévisageant d'un air dur.) Je reviens dans deux jours. Si vous vous trouvez dans un rayon de trente mètres de cette maison, je demande à Max, ici présent, de venir vous chercher. Quand il en aura fini avec vous, même la chirurgie esthétique ne pourra plus vous redonner visage humain. Vous avez bien entendu, Billy ?

Billy jeta un regard horrifié vers le garde du corps, qui fronça davantage les sourcils, leva le menton et fit craquer ses doigts comme tous les hommes de main des films de série B.

—Mais… mais je n'ai nulle part où aller !

—Ce n'est pas mon problème, rétorqua Jeremy. Vous pourriez même dormir dans la rue par moins dix degrés, je n'en aurais rien à cirer. Vous ne retournerez pas chez Eleanor. Si je découvre que vous y êtes toujours, je lâche Max. Je me suis bien fait comprendre ?

—Euh… oui, vieux. Oui, j'ai compris.

— J'ai cru comprendre que vous aviez la vilaine habitude d'emprunter de l'argent à Eleanor sans jamais le lui rembourser. Ça aussi, c'est fini. Vous savez pourquoi ?

— Pou… pourquoi ?

— Parce que je hais les parasites. Et vous savez qui les déteste encore plus que moi ? (Quand Max refit craquer ses doigts, les yeux de Billy semblèrent sortir de leurs orbites.) Si vous faites ne serait-ce qu'allusion à l'argent auprès d'Eleanor, continua Jeremy, Max va vous apprendre la vie. Pigé, Billy ?

Ce dernier déglutit.

— Entendu, vieux. Je n'emprunte plus d'argent à tante Eleanor. J'ai très bien compris.

— Et vous allez la rembourser jusqu'au dernier centime. Six cent quarante dollars, si je ne m'abuse.

— Attendez, les gars, objecta Billy en riant nerveusement. Je suis sûr que c'est loin de faire autant. Ce n'est pas possible. C'est… (Max avança d'un pas. Billy leva les mains en l'air.) OK, mec ! On ne bouge plus, d'accord ? (Il se passa une main sur les lèvres.) Bon, 640 dollars. Ouais. Maintenant que j'y pense, vous avez raison. C'est bien ce que je lui dois.

— Je ne veux pas qu'Eleanor sache que nous avons eu cette petite conversation, déclara Jeremy. Je préférerais qu'elle pense que vous êtes soudain devenu le neveu responsable qu'elle a toujours espéré. Est-ce que ça vous pose un problème ?

— Un problème ? Putain, non, mec ! Bien sûr que non. Je ne dirai pas un mot.

— Une dernière chose, précisa Jeremy en baissant le ton pour prendre une voix grondante et malveillante. Dorénavant, si j'apprends que vous avez dit ou fait quoi que ce soit qui cause ne serait-ce qu'une seconde d'inquiétude, de dégoût ou de consternation à Bernie, je viendrai en personne. Max a des muscles ; moi, j'ai de l'argent, et vous n'imaginez même pas quel genre de service on peut se payer quand on a les moyens. (Pendant un instant, Billy sembla avoir du mal à respirer.) C'est tout, Billy. Ravi d'avoir discuté avec vous.

Billy recula d'un pas, puis d'un autre.

— Disparais, ajouta brusquement Max.

Billy fit demi-tour et détala vers la maison, trébuchant légèrement sur le trottoir fissuré. Il entra et claqua bruyamment la porte.

Max secoua la tête.

— Il n'a même pas besoin de taxer la mère de Bernie. Je le tabasserais volontiers juste pour lui faire regretter d'être un connard. Je ne sais pas pourquoi Bernie ne l'a pas déjà fait.

— Elle se sent pieds et poings liés, expliqua Jeremy. Il fait partie de la famille et le fait que sa mère soit impliquée affecte son jugement.

— Si seulement j'avais connu l'ampleur de la situation, j'aurais viré ce petit merdeux depuis des années.

— Vous l'ignoriez parce que Bernie a la fâcheuse habitude de tout vouloir régler toute seule. Je vais essayer de l'en guérir.

— Et essayer de régler ce qu'elle n'arrive pas à résoudre seule ?

— Je ferai tout mon possible, promit Jeremy. En route, décida-t-il désignant la voiture.

Max s'installa derrière le volant, puis il regarda Jeremy dans le rétroviseur.

— Monsieur ?

— Oui ?

— Si vous avez besoin de mon aide pour éradiquer d'autres problèmes de Bernie, vous n'avez qu'à le dire.

— Merci. Je m'en souviendrai.

— Où va-t-on, monsieur ?

— À la maison.

— Oui, monsieur.

Jeremy soupira.

— Max ? Il me semble vous avoir déjà dit de laisser tomber ces saletés de « oui, monsieur, non, monsieur ».

Lentement, le garde du corps retira ses lunettes de soleil, se redressa légèrement et regarda Jeremy droit dans les yeux à travers le rétroviseur.

— Ce n'est qu'une marque de respect, monsieur.

Max soutint son regard dans le miroir jusqu'à ce que Jeremy lui réponde d'un hochement de tête. Le chauffeur remit alors ses lunettes, sortit la voiture de l'allée et prit la direction de chez Jeremy.

Du respect.

Il semblait que tous les sentiments négatifs qui les séparaient tel un mur de briques venaient d'exploser, laissant à Jeremy une impression de satisfaction encore inconnue.

La confiance de Bernie et le respect de Max. Deux choses dont il ne voulait plus jamais se passer.

Chapitre 24

À 18 heures ce jour-là, Bernie descendit au rez-de-chaussée et trouva Jeremy déjà dans la cuisine. Il tira une chaise pour qu'elle s'installe à la table déjà dressée pour un dîner en tête à tête. Bernie avait l'habitude de réchauffer son repas du soir au micro-ondes avant de le verser dans une assiette ; par conséquent, les jolis sets de table, la nappe et la porcelaine colorée lui paraissaient exagérés, bien qu'agréables. De plus, la présence d'une cheminée lui plaisait énormément. Même en août, cela apportait un caractère chaleureux et confortable à la pièce. Bernie imaginait parfaitement quelle devait être l'ambiance en décembre, avec un feu allumé.

— Le repas sera chaud dans une minute, annonça Jeremy. Attendez un peu de goûter les lasagnes de Mme Spencer. Je ne connais rien de meilleur au monde.

— J'ai hâte, répondit Bernie avec sincérité. (Quand elle partirait, la cuisine de la gouvernante serait l'une des choses qui lui manqueraient le plus.) Alors, comment s'est passé votre journée ?

— Comme d'habitude, dit Jeremy en surveillant le four. Un brin d'enrichissement, une pincée de coups de poignard dans le dos, un doigt de pillage d'entreprises. La routine. Et vous ?

— Charmin est peut-être dans le vrai, avec tous ces feuilletons télévisés, répondit Bernie en dépliant sa serviette sur ses genoux. On a l'impression de regarder la vraie vie, dont on aurait retiré tous les mauvais côtés. En supposant, évidemment, qu'on soit entouré de gens aussi extraordinairement beaux que mauvais acteurs.

— J'en déduis que vous vous ennuyez un peu, présuma Jeremy.

— Vous n'imaginez pas à quel point. L'alitement, ça craint.

— Vous serez bientôt sur pied.

Oh, oui ! Elle y comptait bien. Il fallait toutefois admettre que cette journée avait été la meilleure depuis son arrivée. La simple idée de dîner avec Jeremy lui donnait l'impression d'avoir été libérée de son isolement. Elle se trouvait encore en prison, mais ses privilèges venaient d'augmenter de façon non négligeable.

Bridges sortit enfin le plat chaud du four et l'apporta à table avec une corbeille de pain à l'ail. Il servit à Bernie une bonne grosse part de lasagnes garnies d'une épaisse sauce épicée dégoulinant entre des couches de fromage et de pâte.

— Goûtez, l'invita Jeremy.

Elle prit sa fourchette et dégusta une bouchée en fermant les yeux.

— Oh, mon Dieu ! Que c'est bon ! Tout ce que cuisine Mme Spencer est merveilleux. Vous avez beaucoup de chance.

— Je n'emploie que les meilleurs, déclara-t-il en lui tendant la corbeille de pain. Goûtez le pain à l'ail.

Bernie en prit un morceau, mordit dedans et se crut au paradis.

À son tour, Jeremy se servit une grosse part de lasagnes.

— J'ai rendu visite à votre cousin Billy, aujourd'hui.

La main de Bernie se figea à mi-chemin entre l'assiette et sa bouche.

— Ah bon ? Pourquoi ?

— Je voulais juste régler un petit problème.

— Ah ? Quel problème ?

— Le fait qu'il ne soit qu'un bon à rien de pique-assiette et qu'il mette votre mère à sec. Mais ne vous inquiétez pas, c'est réglé.

— Comment ça, « c'est réglé » ?

— Billy n'embêtera plus jamais votre mère.

Bernie sentit sa gorge se nouer sous le coup de l'appréhension.

— Qu'est-ce que vous avez fait ?

— Il ne faut pas vous soucier de ça.

Bernie porta sa main à son cou.

— Bridges, dites-le-moi.

— Je vous dis que c'est réglé.

— Je le sens mal.

— Quoi ?

— Vous me dites que c'est réglé et que je ne dois pas m'inquiéter : ça sent le plan… glauque.

— Glauque ? Euh… Je ne qualifierais pas ça de glauque, mais vous pouvez me croire quand je vous dis que le problème a cessé d'exister.

— Cessé d'exister ?

— Absolument.

— Oh ! Mon Dieu ! hoqueta Bernie en lâchant sa fourchette. Dites-moi ce que vous avez fait à Billy !

Surpris, Jeremy tourna la tête vers elle.

— Calmez-vous. Je lui ai juste demandé de ne pas approcher votre mère et j'ai suggéré que Max lui arrangerait le portrait s'il désobéissait.

— Mais… mais il ne lui a rien arrangé du tout, au final ? Ni… rien fait de pire ?

— Bien sûr que non ! confirma Bridges avec un mouvement de recul.

Bernie poussa un long soupir en se prenant la tête entre les mains.

— Dieu merci.

— Comment ça ?

Elle lui jeta un rapide coup d'œil, mais se détourna immédiatement.

— Euh… rien.

Jeremy garda son air confus un moment, puis il écarquilla les yeux.

— Oh, mon Dieu !

— Quoi ?

— Vous avez cru que je l'avais tué ?

— Non ! Bien sûr que non !

Jeremy sourit.

— Si.

— Non !

— Dans ce cas, pourquoi étiez-vous aussi inquiète ?

— Je ne m'inquiétais pas. Seulement…

— Oui ?

— Bon, d'accord, marmonna-t-elle. Ça m'a traversé l'esprit, mais rien qu'une seconde !

Le sourire de Bridges s'élargit.

— Vous vous fichez de moi ?

— Non ! C'est comme… comme quand on entend un bruit en pleine nuit et qu'on est persuadé qu'un assassin s'est introduit dans la maison. Évidemment, on sait qu'il n'y a personne, mais pendant une seconde ça vous passe par la tête, et… (Elle s'affaissa, résignée.) Et merde !

— Vous vous enfoncez, Bernie, se moqua Jeremy en riant.

— Eh ! Vous avez dit que le problème était « réglé ».

— Pour l'amour du ciel, Bernie. On n'est pas dans un film de gangsters.

— Ah bon ? Eh bien ! Pendant un quart de seconde, ça en a eu tout l'air.

Le sourire de Jeremy ne s'effaçait pas, comme si la situation prêtait vraiment à la rigolade.

— Vous avez vraiment cru que je pourrais tuer ce type ?

— Pas vous personnellement. Je me suis dit que vous aviez peut-être… vous savez, envoyé un tueur à gages ou un truc dans le genre.

Plus elle parlait, plus elle se sentait bête, et cela ne s'arrangea pas quand Jeremy éclata de rire.

— Vous savez, si je voulais assassiner quelqu'un, je procéderais exactement comme ça. Malheureusement, je ne veux pas risquer l'inculpation qui accompagne un meurtre.

— Donc, vous l'avez seulement menacé ? Même si Billy est typiquement le genre de type qui mérite bien pire ?

— Oui, nous l'avons seulement menacé. On lui a fait une offre qu'il ne pouvait pas refuser. Vous voyez le genre.

— Oh ! Arrêtez avec les films de gangsters ! grommela Bernie.

— Et quand il sera parti pour de bon, je passerai à la phase suivante.

— Quelle phase suivante ?

— Je lui proposerai du travail. Rien de fantastique : juste un poste de gardien sur le site de *Sybersense*. S'il sait tondre la pelouse, je l'embauche.

Stupéfaite, Bernie s'appuya contre le dossier de sa chaise.

— Vous feriez ça, connaissant le personnage ?

— Il n'aura qu'une seule chance, précisa Bridges. S'il déconne, je le vire. Mais je pense que votre mère sera contente de voir qu'il travaille. (Il désigna du menton l'assiette de Bernie.) Maintenant, mangez vos lasagnes, ou je le fais pour vous.

Bernie reprit sa fourchette mais, avant qu'elle puisse reprendre une bouchée, une idée la frappa et lui fit monter les larmes aux yeux.

Il a fait ça pour toi.

— Qu'est-ce qui ne va pas ? s'enquit Jeremy.

— Une allergie, mentit Bernie. Je suis très gênée ces derniers temps.

Bridges se contenta de sourire en avalant une bouchée de lasagnes.

Au bout d'une semaine, passer les soirées avec Jeremy ressemblait à la fois à l'enfer et au paradis. Bernie en appréciait chaque moment, même si elle savait qu'ils étaient comptés.

Tous les soirs, dès que Jeremy rentrait à la maison, Mme Spencer s'échappait par la porte de derrière pour les laisser seuls. Ils mangeaient ce qu'elle leur préparait – poulet et galettes de pomme de terre, pain de viande et haricots verts, linguine aux palourdes –, autant de remèdes culinaires pour réchauffer le corps et le cœur de Bernie. S'y ajoutaient les brownies et autres gâteaux au chocolat qu'elle promettait toujours de ne pas toucher avant d'en goûter une bouchée orgasmique et de plonger dedans tête la première. Et d'en reprendre. Si elle continuait ainsi, elle prendrait dix kilos et ressemblerait à un éléphant, mais elle se disait qu'il lui resterait largement le temps de reprendre une alimentation équilibrée de femme enceinte responsable quand elle vivrait de nouveau seule.

Ensuite, après le dîner, ils regardaient la télévision dans le salon de Jeremy. Au début, Bernie pensait qu'un téléviseur LCD de soixante-dix pouces constituait un gaspillage ridicule de verre, de plastique et de composants électriques coûteux. Et puis, finalement, après quinze minutes de *Monday Night Football*, elle comprit pourquoi on faisait toute une histoire des écrans géants de marque prestigieuse : elle pouvait presque entendre les coups et sentir la sueur. La seule façon de vivre l'action de plus près serait de s'installer au milieu du terrain. Les soirs sans sport, ils découvraient qu'ils aimaient tous les deux la chaîne historique et les séries policières, mais qu'ils détestaient les débats télévisés. En vérité, Bernie aurait même été heureuse de regarder la chaîne météo avec Jeremy.

Pendant tout ce temps, celui-ci insistait pour qu'elle se détende dans le canapé, sous prétexte qu'elle était censée rester au lit. Allongée sur l'immense et moelleuse banquette, Bernie se croyait sur un nuage. Toutefois, ce qui la transportait le plus, c'était de contempler Jeremy, assis de l'autre côté du divan, ses pieds nus croisés sur la table basse, une bouteille de bière à la main. Elle l'avait toujours trouvé décontracté, sans jamais mesurer à quel point il jouait la comédie en public. Sa façon de s'exprimer et de s'habiller affichait une totale décontraction mais, grâce à ces dernières soirées, Bernie le découvrait sous un nouveau jour. Il semblait que ses rides de souci disparaissaient de son front, tandis que des pattes d'oie malicieuses se creusaient autour de ses yeux, et il se déplaçait avec une grâce nonchalante indiquant qu'il se sentait à l'aise, content et détendu.

Exactement comme Bernie.

Ainsi, les jours passaient beaucoup trop vite à son goût. Le mardi soir, Bernie tentait de se concentrer sur l'épisode des *Experts* qu'ils regardaient, mais elle avait la tête ailleurs. Elle pensait à l'échographie de contrôle prévue pour le lendemain. Elle saurait si elle devait rester alitée et, par conséquent, s'il serait encore nécessaire de vivre avec Jeremy. Une part d'elle-même attendait impatiemment de rentrer chez elle, de voir son appartement rénové, et de commencer à préparer l'arrivée de ses enfants. Jeremy l'avait convaincue de s'installer dans un trois pièces et elle avait hâte d'aménager une vraie chambre d'enfants.

Cependant, Jeremy lui manquerait plus qu'elle ne l'aurait cru.

—J'ai mon échographie demain, annonça-t-elle.

Jeremy prit la télécommande et interrompit le programme.

—Oui. Je dirai à Carlos de venir vous chercher et je vous retrouverai là-bas.

Bernie hocha la tête.

—À mon avis, tout sera rentré dans l'ordre, dit-elle.

—Je pense aussi.

—Demain à cette heure-ci, j'aurai peut-être le feu vert pour recommencer à marcher et à travailler. Ce qui signifie que je rentrerai chez moi.

—Oui, je suppose.

—Mon appartement est terminé ?

—Il le sera. Ils posent les équipements aujourd'hui. Mais si vous voulez rester ici un peu plus longtemps, il n'y a aucun problème, ajouta-t-il d'un ton détaché.

Bernie ignorait s'il ne proposait cela que par gentillesse, ou s'il voulait vraiment qu'elle reste. Quelques semaines plus tôt, il prétendait ne pas être doué pour la gentillesse mais, depuis, elle avait découvert à quel point c'était faux. Quoi qu'il en soit, cela n'avait pas d'importance. Au final, leurs vies suivaient des voies différentes et il était temps qu'elles reprennent leur cours.

—Vous plaisantez ? demanda Bernie en souriant. Vous en avez déjà trop fait pour moi. Je suis pourrie à tout jamais par le lit de la chambre d'invités, et je crois que j'ai pris cinq kilos avec la cuisine de Mme Spencer.

Jeremy sourit à son tour.

—D'après vous, pourquoi je passe pratiquement toutes mes pauses-déjeuner à la salle de sport ?

D'un air dégagé, il reprit la télécommande et relança le programme.

Et voilà. Si son échographie était bonne, elle déménageait. Elle songea qu'il valait mieux que les choses se passent ainsi. Qu'arriverait-il si elle restait plus longtemps et ne captait pas les signaux annonçant la fin de l'hospitalité de Jeremy ? Il devrait alors lui demander de partir, et elle en souffrirait atrocement. Bien qu'il ait eu la délicatesse de ne pas inviter de femmes chez lui pendant son alitement, un homme avec l'appétit sexuel de Jeremy ne pouvait pas s'abstenir éternellement. Tôt ou tard, elle le verrait franchir la porte avec une belle blonde à son bras. Voulait-elle vraiment être aux premières loges pour assister à cela ?

Non. Même si vivre ici lui plaisait, y rester indéfiniment conduirait au désastre. Si son médecin la libérait de l'alitement, elle rentrerait chez elle.

À 10 heures, le lendemain matin, l'échographie révéla la bonne nouvelle qu'ils attendaient tous les deux : l'hématome s'était résorbé. Ainsi, le médecin de Bernie annonça la fin de son alitement et l'autorisa à reprendre le travail.

De toute sa vie, Jeremy n'avait jamais été confronté à une situation aussi parfaite de bonne nouvelle / mauvaise nouvelle. Il fallut que le docteur la formule à voix haute pour qu'il mesure à quel point Bernie allait lui manquer. Pourtant, il savait qu'il ne pouvait pas l'obliger à rester, car elle n'avait aucune raison sérieuse de continuer à vivre avec lui. Qu'était-il censé lui dire ? Qu'il ne voulait pas qu'elle vive sa vie parce qu'il détestait dîner tout seul ?

Ce serait vraiment pitoyable.

— Maintenant que je suis de nouveau mobile, annonça Bernie en sortant du bâtiment, j'ai des courses à faire avant de reprendre le travail demain.

— Vous avez entendu le docteur : au moindre saignement, vous devez venir la voir immédiatement.

— Oui.

— Je pense que vous devriez commencer doucement plutôt que de vous agiter comme si rien de tout ça n'était arrivé.

— Je suis d'accord.

— En fait, au moins pour aujourd'hui, vous pourriez laisser Carlos faire vos courses. Vous ferez vos valises et rentrerez chez vous plus tard dans l'après-midi.

— Merci, accepta-t-elle en arrivant à la limousine. Ça me paraît bien. Je pense que je vais faire comme ça.

Jeremy écarquilla les yeux.

— Vous voulez dire que vous êtes d'accord avec tout ce que je viens de vous proposer ? Sans objection ?

— Euh… oui.

— Est-ce que les extraterrestres ont enlevé la véritable Bernie dans mon dos ?

— Eh ! Ce n'est pas parce que je marche dans cette combine que vous aurez toujours le dernier mot. J'ai assez d'arguments en réserve pour qu'on passe une vie entière à se chamailler.

Bernie grimpa dans la voiture et lui décocha un sourire quand il ferma la portière derrière elle. Carlos démarra le moteur et Jeremy resta sur le trottoir à les regarder s'éloigner.

« Une vie entière » ?

En affaires, Jeremy réfléchissait à long terme : il réussissait à prévoir la croissance de sa société pour les dix prochaines années et sa stratégie d'entreprise était planifiée pour une décennie. En revanche, en ce qui concernait sa vie personnelle, il ne s'interrogeait jamais sur ce qu'il ferait dans un mois ou dans un an, encore moins pour le restant de ses jours. À vrai dire, il lui semblait ne pas avoir eu de vie du tout avant l'apparition de Bernie dans son bureau, le jour où le monde s'était mis à tourner à l'envers.

Désormais, il était temps pour lui de prendre les choses en main, comme Bernie. Ces dernières semaines l'avaient tellement distrait que son travail lui avait échappé ; il fallait donc qu'il remette le wagon sur les rails, la main à la pâte, le pied à l'étrier. Là, il serait enfin en mesure de se sortir Bernie de la tête et de se concentrer sur les centaines de choses qui requéraient son attention la plus totale.

Attends une minute. Elle plie bagage cet après-midi. Même si elle n'est plus alitée, doit-elle pour autant trimballer toutes ses affaires ? Je n'avais pas envisagé les choses sous cet angle. Et puis, la voiture de Bernie n'est pas chez moi, donc il faudra l'accompagner chez elle. Je n'avais pas pensé à ça non plus. Ouais ! Carlos peut la conduire à Creekwood et, si je me joins à eux, je pourrai voir le visage de Bernie quand elle découvrira son appartement rénové.

Jeremy se repassa en mémoire son emploi du temps professionnel : chargé. Cela dit, il pourrait certainement rentrer à la maison un peu plus tôt pour aider Bernie à mettre ses affaires en ordre. Après tout, c'était lui le patron, non ?

Ensuite, il remettrait le pied à l'étrier.

Chapitre 25

Bernie demanda à Carlos de la conduire à la supérette la plus proche afin qu'elle puisse acheter quelques provisions, mais elle n'avait pas anticipé le sentiment de ridicule qu'elle éprouverait en se rendant en limousine au supermarché du coin. Dès qu'ils entrèrent sur le parking, les têtes se tournèrent, et certaines personnes s'arrêtèrent même pour la regarder sortir du véhicule. Elle ne pouvait que faire semblant de ne pas remarquer leurs regards curieux tandis qu'elle entrait dans le magasin comme si elle avait l'habitude de baigner dans le luxe.

Bernie parcourut les allées pour y attraper du dentifrice et du shampoing. Sur le chemin, elle passa devant le rayon parfumerie. Pour elle, le parfum représentait le summum de la féminité sophistiquée ; d'ailleurs, en d'autres circonstances, elle aurait filé sans s'arrêter. Seulement, cette fois, sans bien comprendre pourquoi, elle ralentit puis s'arrêta en laissant traîner son regard sur les flacons.

Certains scintillaient comme des cristaux, d'autres étaient ronds, roses et couverts de fleurs, mais tous portaient des noms comme « Beauté fatale », « Radiance pure » ou « Séduction extrême ».

Débile, songea-t-elle. *Pas mon genre.*

Pourtant, étrangement, elle jeta un coup d'œil par-dessus son épaule pour vérifier que personne ne traînait dans les parages et, quand elle fut sûre d'être seule, elle choisit timidement un testeur. Elle sentit l'embout et elle eut un haut-le-cœur, comme si elle venait de tomber la tête la première au milieu d'un char du défilé pour la fête des fleurs.

Bernie en essaya quelques autres ; même résultat.

Puis elle en trouva un dont l'étiquette évoquait le bois de santal et le jasmin, les parfums de l'Orient. Elle le huma. Oui, celui-ci était prometteur : discret, mystérieux et pas trop fleuri.

Elle scruta encore les alentours. Comme elle ne voyait aucun témoin, elle tourna son poignet et appuya sur le diffuseur.

Rien ne sortit.

Elle réessaya, plus fort.

Toujours rien.

Elle appuya de nouveau, encore plus fort, et la bouteille cracha à peu près deux litres de parfum sur sa peau. Horrifiée, elle reposa la bouteille et secoua son poignet loin devant elle, mais elle ne réussit qu'à faire tomber quelques gouttes par terre, tandis que son poignet restait trempé. Elle le frotta donc contre son autre avant-bras en espérant que, si elle étalait l'eau de toilette, celle-ci se dissiperait plus vite, puis elle porta son poignet à son nez.

Oh, mon Dieu ! Je sens comme un bordel de Hong Kong.

Sans réfléchir, Bernie frotta ses poignets sur son jean, mais elle finit par s'apercevoir que cela n'anéantirait pas l'odeur. Au contraire, cela ne servirait qu'à la répandre davantage sur son corps.

Abandonnant le rayon des parfums, elle s'empressa d'attraper son shampoing et son dentifrice et elle fonça à la caisse. La vendeuse l'accueillit avec une grimace éloquente. Bernie donnait toujours l'impression d'être tombée dans une cuve de parfum.

Elle sortit du magasin en vitesse et, quand elle entra dans la limousine, il fallut moins de cinq secondes à Carlos pour regarder dans son rétroviseur avec une mine encore plus dégoûtée que la caissière.

— Nom d'un chien ! Qu'est-ce qui pue comme ça ? lança-t-il avec son tact légendaire.

— Peu importe, répliqua Bernie.

— C'est du parfum ?

— J'ai eu un accident.

— Waouh ! Si c'est un accident, à votre place, je ferais un procès au supermarché.

— Contentez-vous de conduire, d'accord ?

— On va où ?

Bernie lui donna l'adresse de sa mère. Comme il l'entrait dans le GPS, elle s'adossa à son siège, les doigts sur les tempes, dans l'espoir de chasser le mal de tête que sa propre odeur commençait à lui procurer.

Note pour plus tard : ne plus jamais toucher aux trucs de femmes sophistiquées de toute ta vie.

Carlos sortit la voiture du parking et, une minute plus tard, Bernie avisa un *McDonald's* et lui demanda de s'y arrêter, mais elle s'aperçut que, si une limousine était ridicule devant un supermarché, elle avait l'air parfaitement grotesque chez *McDonald's*. Bernie fonça entre les curieux et fila aux toilettes, où elle se lava les poignets pour se débarrasser de l'excès de parfum. Il en restait un peu sur son jean mais, au moins, elle ne faisait plus tomber les oiseaux raides morts en passant sous les arbres.

Quelques instants plus tard, ils arrivèrent chez Eleanor. Bernie frappa à la porte, que sa mère ouvrit avec inquiétude.

— Bernadette ? Qu'est-ce que tu fais là ? Tu n'es pas censée être au lit ?

— Bonne nouvelle, annonça-t-elle. J'ai passé une échographie aujourd'hui, et tout est revenu à la normale.

— Oh ! Comme je suis contente ! s'exclama Eleanor. Je savais que tout irait bien. (Puis, quand Bernie franchit le seuil de la maison, sa mère écarquilla les yeux.) Bernadette ? Est-ce que tu portes… du parfum ?

Laisse tomber. N'essaie même pas d'expliquer.

— Oui, maman. J'ai mis du parfum.

— Eh bien ! Ça sent très bon, la complimenta-t-elle avec un sourire épanoui. (Toutefois, Bernie se demandait comment sa mère captait l'odeur de cette Eau-de-pute-bon-marché par-dessus son Airwick « fraîcheur du printemps ».) Alors ? Tu ne te sens pas plus jolie avec juste une touche de parfum derrière les oreilles ?

« Derrière les oreilles ? » Complètement étalé sur ses cuisses, plutôt ! Au moins, maintenant qu'elle s'était lavé les poignets, l'odeur ne constituait plus un danger d'asphyxie.

En un rien de temps, Bernie se retrouva assise à la table de la cuisine à manger un muffin aux pépites de chocolat accompagné d'une tasse de thé Oolong. Elle avait porté son choix sur une variété asiatique de thé, histoire de ne pas créer de conflit avec le parfum qu'elle se trimballait.

— Je ne vois pas de trace de Billy, remarqua Bernie, l'air de rien.

— Il a déménagé, expliqua sa mère.

— Ah bon ? répondit Bernie en feignant la surprise. Qu'est-ce qui l'a convaincu ?

— Il a trouvé un autre endroit et, mieux encore, un travail. Ton Jeremy l'a embauché.

— Mon Jeremy ?

— Il lui a proposé un poste de concierge à l'endroit où il travaille. C'est gentil, n'est-ce pas ?

— Oui.

— Et il est tellement généreux qu'il a mis une voiture et un chauffeur à ma disposition. Ça m'aide beaucoup, et il avait l'air sincèrement content de le faire.

— Oui, c'est sympa de sa part. Enfin, maintenant que je suis rétablie, je peux t'emmener où tu veux.

— Oh, non ! Jeremy m'a dit qu'il avait prévu que j'utilise la voiture et le chauffeur au moins le temps de ta grossesse. De sorte que, si tu te sens mal de nouveau, ou si tu dois rester couchée pour n'importe quelle raison, tu n'auras pas de soucis à te faire pour moi. C'est un homme charmant, Bernadette, souligna Eleanor en souriant. Tu as beaucoup de chance de l'avoir.

Une sensation d'appréhension s'insinua dans l'estomac de Bernie car, en vérité, elle ne l'avait pas vraiment. Certes, elle le voulait – elle aurait été stupide de le nier – mais Jeremy Bridges n'avait jamais été l'homme d'une seule femme, et elle savait qu'il ne comptait pas le devenir. Pour couronner le tout, Eleanor était tombée sous le charme légendaire de Jeremy, et semblait croire que Bernie était Cendrillon et que son prince charmant venait d'arriver.

— Maman, je crois que tu ne comprends pas, répondit Bernie. Il n'y a toujours rien entre nous. Pas ce que tu penses, en tout cas. Ce n'est pas le genre d'homme qui rêve d'une vie de famille ordinaire. Tu vois ce que je veux dire ?

— À mon avis, c'est toi qui ne comprends pas, la contredit sa mère avec un sourire entendu. Ce garçon tient à toi beaucoup plus que tu ne crois. (Peut-être, mais tenir à quelqu'un et aimer quelqu'un étaient deux sentiments totalement différents.) Donc maintenant que tu ne dois plus rester alitée, est-ce que tu vas rentrer chez toi ? s'enquit Eleanor.

— Oui, bien sûr. Dès cet après-midi, quand j'aurai fait toutes mes courses.

— Ah ! J'espérais que tu resterais chez Jeremy.

— Arrête, maman. Tu savais qu'il m'aidait juste en attendant que je sois rétablie.

— C'est ce que tu m'as dit, mais j'espérais…

— Il sera là pour les bébés, la coupa Bernie.

— Je sais, mais il ferait aussi un merveilleux mari.

Résignée, Bernie soupira.

— Tu ne laisseras pas tomber, hein.

— Dieu n'a pas fini de m'entendre prier, rétorqua Eleanor avec un petit sourire malicieux.

Bernie décida qu'il ne servirait à rien de lutter plus longtemps. Si sa mère voulait continuer à implorer le Seigneur, qu'il en soit ainsi. Bernie espérait simplement qu'elle ne serait pas trop déçue quand celui-ci finirait par lui répondre « non ».

— Est-ce que Jeremy aime ton parfum ? demanda Eleanor.

— Il ne l'a pas senti.

Et ça ne se produira jamais.

— N'oublie jamais qu'aucun homme ne résiste à une femme qui sent bon, lui confia sa mère avec un sourire tendre.

Bernie soupira intérieurement. Depuis toujours, elle correspondait au genre de femme auquel les hommes résistaient sans effort, et une touche de parfum n'y changerait rien.

Après quelques autres commissions, alors que 16 heures allaient sonner, Carlos la raccompagna chez Jeremy. Elle traversa la cuisine et monta les marches menant à la suite des invités. Une fois à l'intérieur, elle prit un moment pour admirer cet endroit une dernière fois. Elle avait dit la vérité à Jeremy : toutes ces nuits dans cet immense lit à baldaquin la pourriraient pour toujours. Et sa télévision trente-deux pouces paraîtrait complètement ridicule après ces deux semaines passées à regarder l'écran géant accroché au-dessus de la cheminée. Et le jacuzzi : il n'y avait rien de mieux pour se détendre. Et le balcon surplombant la propriété…

Elle soupira. Tout cela était vraiment beaucoup trop beau. Enfin, ces choses appartenaient à Jeremy, ce n'était pas sa vie à elle. Il était temps pour Bernie de revenir à sa propre réalité : un appartement de quarante mètres carrés équipé d'une cuisine de la taille d'un timbre-poste et d'une baignoire dotée d'une seule fonctionnalité : celle de contenir de l'eau.

Bernie ouvrit la chaîne hi-fi hors de prix et y introduisit un CD pour se délecter une dernière fois de la musique telle qu'on devrait toujours l'entendre. Tout en fredonnant, elle sortit sa valise de la penderie et y fourra ses jeans, ses tee-shirts et son pyjama.

Puis elle vit les nuisettes et la robe de chambre vert émeraude que sa mère lui avait fourguées en douce.

Laisse-les ici. Ce n'est pas comme si tu allais les porter un jour.

Elle sortit de la garde-robe et s'apprêtait à fermer la porte quand elle se retourna pour jeter un dernier coup d'œil aux nuisettes. Au bout d'un moment, elle finit par retourner les regarder de près. Elle passa sa main sur l'une d'elles. Le tissu soyeux lui procurait une sensation de luxe absolu. Bernie ignorait où sa mère se les était procurées, mais elles ne devaient pas être données. Si Bernie ne se sentait pas vraiment à sa place dans cette maison, ces nuisettes s'y accordaient parfaitement, en revanche.

Sur un coup de tête, elle décrocha un cintre, retourna dans la chambre et se posta devant le miroir en pied. Elle passa la nuisette devant elle et imagina un instant qu'elle la portait. La soie tomberait joliment et son contact si agréable sur sa peau lui donnerait l'impression de commettre un péché.

Elle se tourna d'un côté, puis de l'autre.

Hum ! Ce serait peut-être agréable de porter une nuisette comme ça, après tout. Même si j'ai l'air bizarre dedans, au moins, en fermant les yeux, je me sentirais belle.

— Essayez-la, au lieu de la tenir devant vous.

Surprise, Bernie fit volte-face et découvrit, horrifiée, que Jeremy se tenait juste derrière elle. Elle écarta brusquement la nuisette et le feu lui monta aux joues.

—Qu'est-ce que vous faites ici ? demanda-t-elle.

—Je venais voir si vous aviez besoin d'aide pour faire vos valises. Je n'imaginais pas interrompre un défilé de mode.

—Vous auriez pu frapper.

—Je l'ai fait. Vous n'avez pas dû entendre à cause de la musique. (Il inclina la tête.) Cette couleur vous va parfaitement. Voyons ce que ça donne si vous l'enfilez.

—Soyez réaliste. Je ne mettrai pas ça.

—Où est-ce que vous l'avez trouvée ?

—C'est ma mère. Nous n'avons pas les mêmes goûts en matière de linge de nuit.

—Désolé, je vais devoir me ranger du côté de votre mère. Même si votre robe de chambre en éponge bleue est charmante, elle aussi.

—Oh ! Taisez-vous !

Bernie essaya de passer devant lui, mais il la retint par le bras.

—Attendez, dit-il. Qu'est-ce que c'est que cette odeur ?

—Quelle odeur ?

Il haussa un sourcil.

—Du parfum ?

Oh non ! Pas ça !

—Je ne porte pas de parfum.

—Si, j'en suis sûr, c'est du parfum.

Bernie soupira.

—C'était au supermarché. Je voulais juste... vous savez, m'amuser un peu.

Jeremy se pencha pour sentir son cou avant de reculer, confus.

—Mais où est-ce que vous l'avez mis ?

—Peu importe.

Elle se détourna pour s'éloigner, mais il l'attrapa par le bras et l'obligea à lui faire face. Il renifla l'air encore un instant, puis il baissa les yeux.

— J'en ai renversé un peu sur mon jean, soupira Bernie. Ça vous va ?

— Sur votre jean ? répéta-t-il. Comment c'est arrivé ?

— Si vous voulez savoir, le truc du diffuseur fonctionnait mal.

— Un dysfonctionnement de parfum. Jamais entendu parler de ça.

— Eh bien ! Maintenant, si.

— Vous avez envie de porter du parfum pour de vrai ?

— Non merci.

— Pourquoi pas ?

— Parce que je ne suis pas une minette sophistiquée.

Jeremy sourit.

— Une nuisette en soie... du parfum... bien sûr que si !

— Faux, contredit-elle en rangeant la nuisette dans la penderie. Ces choses ne me ressemblent pas.

— Est-ce que ça vous a ressemblé un jour, au moins ? Comment étiez-vous au lycée ? Vous sortiez avec des garçons ?

Cette conversation commençait vraiment à agacer Bernie.

— Disons que les garçons ne se bousculaient pas tellement autour de mon casier pour me proposer des rendez-vous.

— Pourquoi donc ?

— Ils étaient trop occupés à courir après celles qui passaient leur temps à lire *Glamour* et *Cosmo* et à se vernir les ongles des pieds, expliqua-t-elle en se dirigeant vers l'armoire.

— Alors que toutes ces choses ne vous intéressaient pas, c'est ça ?

— C'est ça. Pourtant, ma mère a essayé de m'y pousser. Tournez-vous. Je range mes sous-vêtements.

— Oh ! Pour l'amour du ciel ! s'exclama Jeremy. Ce n'est pas comme si je n'avais jamais vu de sous-vêtements féminins.

Certes, mais en avait-il vu des blancs en coton aussi simples que pratiques ? Elle en doutait fort.

— Tournez-vous !

Levant les yeux au ciel, il obéit lentement le temps qu'elle transfère toutes ses culottes du placard à sa valise.

— Vous savez ce qu'elle m'a offert pour mes treize ans ? Un pull angora rose.

— Ah oui ? répondit Jeremy en se retournant vers elle. Qu'est-ce que vous en avez fait ?

— Je l'ai porté à un dîner de famille, puis je l'ai rangé au fond de mon armoire en priant pour qu'elle l'oublie.

— Elle s'était peut-être juste trompée de couleur. Est-ce que ça existe en kaki ?

— Je ne corresponds tellement pas à la fille dont elle rêvait, soupira Bernie.

— Vous vous trompez. L'autre soir, elle m'a raconté tout ce que vous faisiez pour elle. Elle vous aime beaucoup.

— Oui, je sais, mais elle ne m'a jamais vraiment comprise. Je pense que c'est pour ça que mon père me manque autant.

— Vous m'avez dit qu'il était mort il y a plusieurs années, mais vous ne m'avez jamais vraiment parlé de lui.

— Il était fantastique, dit-elle avec un sourire attendri. Il m'emmenait souvent à la pêche, à des matchs et au centre de tir. Ma mère détestait ça. (Elle s'interrompit un instant quand les souvenirs doux-amers déferlèrent en elle.) Avec lui, je me sentais bien. Naturelle. Comme si j'étais faite pour les bottes en caoutchouc et la pêche à la mouche, ou pour me salir les mains en l'aidant à changer les bougies de sa voiture. Chaque fois que ma mère râlait, il riait et lui disait de me laisser être moi-même.

— J'imagine que c'était difficile pour elle.

— Ma mère voulait que je sois pom-pom girl, et mon père voulait que je devienne capitaine de l'équipe de basket de la fac.

— Et vous l'avez fait ?

— Quoi ?

— Capitaine dans l'équipe de basket de la fac.

— Oui, répondit Bernie en souriant. Je regrette juste que mon père n'ait pas été là pour me voir.

Jeremy hocha la tête en signe de compréhension. D'après ce qu'il lui avait raconté, elle devinait sans difficulté que lui-même n'avait pas souvent vu son père lors d'événements scolaires.

— Il faut reconnaître à ma mère qu'elle ne manquait jamais un seul match, souligna Bernie. Mais elle faisait surtout attention aux élastiques de ma queue-de-cheval, qui devaient être aux couleurs de l'école. Tout ce qu'elle voulait, c'était que je me marie et que je fonde une famille. Malheureusement, on dirait que cet époux n'est pas près de pointer le bout de son nez. Et, même s'il se montre, croyez-moi, il ne s'arrêtera pas à ma porte.

Jeremy s'approcha de Bernie en se frottant le menton.

— Vous savez, vous êtes plus attirante que vous ne le pensez.

Les épaules de Bernie en tombèrent de consternation.

— Qu'est-ce qui vous prend de raconter des bêtises pareilles ?

— C'est la vérité. Vous avez des yeux magnifiques. Des iris tellement noirs qu'ils se fondent presque dans vos pupilles, des cils pour lesquels la plupart des femmes seraient prêtes à tuer, une peau parfaite, de beaux cheveux, même si vous n'y faites rien de particulier. Pour finir, désolé de le dire, mais vous avez de très jolies fesses.

— J'ai étranglé des hommes pour moins que ça, le menaça-t-elle en le fusillant du regard.

— Du calme ! Un ou deux compliments ne vous feront pas de mal. Ayez confiance en vous, Bernie. Contrairement à ce que vous croyez, vous n'êtes pas du tout repoussante.

— Vous essayez juste de réconforter une femme enceinte qui se sent grosse, rétorqua Bernie en fermant sa valise.

— Je le pense. Arrêtez de vous sous-estimer.

— Les vieilles habitudes ont la peau dure.

— Il va falloir vous débarrasser de celle-ci.

Soudain, Bernie comprit qu'il était vraiment sérieux et cela lui réchauffa le cœur.

— Merci pour tout, dit-elle doucement. Y compris pour le coup de fouet à l'ego.

Jeremy ne l'entendait pas du tout de cette façon. Il ne cherchait pas à la stimuler ; il lui disait simplement la vérité. Ces derniers temps, il s'était demandé comment il avait fait pour ne pas remarquer plus tôt à quel point elle était jolie. Pendant toutes ces années, son attitude de dure à cuire avait dissimulé toute la bonté de son cœur, qui apparaissait pourtant clairement sur son visage.

Tout à coup, Jeremy entendit un moteur ronronner dehors. Bernie se rendit à la fenêtre et regarda dans la cour réservée aux voitures.

— Je dois y aller, annonça-t-elle. C'est pour moi.

— Pour vous ?

— Mon amie Teresa est venue me chercher.

La déception s'abattit sur Jeremy.

— Ah bon ?

— Oui. Elle a quelques affaires à me donner pour les bébés, et elle veut voir mon nouvel appartement.

Certes, mais Jeremy voulait être celui qui accompagnerait Bernie quand elle le découvrirait.

Bon sang ! Qu'est-ce que je suis censé dire, maintenant ? « Allez-vous-en, Teresa. Je m'occupe de tout. »

Il prit la valise, Bernie éteignit la musique et ils descendirent. Elle ouvrit la porte de derrière pour faire entrer son amie dans la cuisine : la jeune femme était grande, jolie et souriante, mais Jeremy souhaitait vraiment qu'elle s'en aille.

— Je n'en crois pas mes yeux, confia Teresa à Bernie avec des yeux ronds. Cet endroit est incroyable. (Elle désigna du pouce le parc, dans son dos.) Sur le lac, là-bas, il y a carrément des cygnes. Et cette maison ! Mon Dieu ! On dirait un château, c'est flippant ! Combien ça fait ? Sept cents mètres carrés ?

— Neuf cents, corrigea Jeremy.

Teresa fit volte-face et le vit pour la première fois. Un sourire éclaira son visage.

— Et la vue est de plus en plus belle, déclara-t-elle en se dirigeant vers lui à grands pas. Salut. Je suis Teresa Ramsey.

— Jeremy Bridges, répondit celui-ci en lui serrant la main.

— Vous êtes donc le roi de ce palais.

— Il faut croire que oui.

— Eh bien ! Je suis réellement enchantée de vous rencontrer, dit-elle avant de se retourner vers son amie. Oh ! Tu sais quoi ? Ma cousine m'a dit qu'elle renonçait définitivement à son berceau, donc elle te le donne.

— C'est génial !

— Bill est justement parti le chercher, il va te l'apporter chez toi. Il est en pièces détachées dans le débarras, donc Bill devra te le remonter.

— Hou là ! Bill ? Monter un meuble ? s'étonna Bernie.

Teresa s'adressa à Jeremy.

—Elle fait référence à la fois où mon mari a essayé de monter un bureau. Quand il a eu fini, il lui restait une poignée de vis, et le tiroir s'est décroché. (Elle reporta son attention sur Bernie.) Ne t'inquiète pas. Lucky et Gabe viennent aussi. Ils s'assureront que Bill fasse ça bien.

Jeremy connaissait Gabe, mais qui donc était Lucky ?

—Max aussi ? s'enquit Bernie.

—Il nous rejoindra plus tard pour le poker.

Le poker ?

—Et ne t'en fais pas, je sais que tu n'as pas encore de provisions, donc j'ai amené deux packs de bière et de quoi faire des *nachos*.

—Merci, tu es un ange.

—On ferait mieux d'y aller. Sinon, Bill arrivera avant nous. (Elle se tourna vers Jeremy.) Contente de vous avoir rencontré.

—Moi aussi.

Il ramassa la valise de Bernie, la porta jusqu'à la voiture de Teresa et la rangea dans le coffre. Ensuite, il ouvrit la portière de devant pour Bernie.

—Merci pour tout, dit-elle.

—À votre service.

Il referma derrière elle et Teresa démarra. Un instant plus tard, elles disparaissaient dans la rue.

Et voilà, l'affaire était close.

Jeremy rentra à l'intérieur. Il resta planté dans la cuisine un long moment, à écouter le silence. Depuis sa rencontre avec Bernie, celle-ci n'avait jamais parlé de sa famille ni de ses amis, donc il l'avait prise pour une personne aussi solitaire que lui. Il comprenait désormais son erreur. Le ton familier qu'elle et Teresa employaient pour parler des hommes témoignait de leur proximité à tous, et Jeremy eut le sentiment de faire tache dans ce décor.

Tout d'un coup, il se vit rentrer chez lui le soir comme à son habitude, dîner seul dans la cuisine, travailler un peu, regarder la télévision et se coucher. Ensuite, il pensa aux femmes avec qui il sortait avant, celles avec qui il n'avait jamais ressenti d'affinités. Il ne comprenait pas comment cela avait un jour pu lui suffire. Et cette maison ! Il en était tellement fier quand il l'avait érigée ; mais, quand il la regardait à présent, il ne voyait plus les hauts plafonds, les beaux meubles et les œuvres d'art de grande valeur. En revanche, il distinguait le vide entre toutes ces choses ; tout cet espace dont il ne s'était jamais préoccupé avant, mais qui semblait à présent l'envelopper comme un linceul.

Si seulement Bernie n'était pas partie ! En même temps, pourquoi serait-elle restée ? Elle n'a plus besoin de moi, après tout.

Jeremy alla s'asseoir dans son salon, où il alluma le téléviseur pour combler le silence. Baissant les yeux vers la table, il s'aperçut que Bernie avait oublié ses chaussons. Une pointe d'excitation le piqua, mais disparut bien vite. Aller lui rendre justifierait une visite de cinq minutes, et après ?

Jeremy tourna les yeux vers la bibliothèque située de l'autre côté de la pièce, et avisa la pile de CV que l'agence lui avait envoyés, avec lesquels il avait essayé d'attirer Bernie le soir où ils avaient fini aux urgences. Il ne s'y était pas intéressé depuis. Son prestataire de services s'en sortait très bien avec le poste de gérant, mais il fallait vraiment que Jeremy embauche quelqu'un à plein temps.

C'est alors qu'il eut une illumination.

Il se dressa dans son fauteuil et examina l'idée sous tous les angles. Il adorait ce genre de plan : toutes les personnes concernées en ressortaient gagnantes. Le lendemain, à cette heure-ci, il aurait exactement ce qu'il voulait, et Bernie aussi.

Seulement, elle l'ignorait encore.

Le lendemain, assise devant ses écrans de surveillance au musée, Bernie louchait sur sa montre toutes les cinq minutes. Malheureusement, cinq minutes semblaient en durer cinquante. Elle regardait les gens défiler dans l'atrium central, manger un morceau au café, parcourir les expositions, flâner dans la boutique de souvenirs, et ainsi de suite. Bernie avait la conviction qu'un chimpanzé plus intelligent que la moyenne pourrait effectuer son travail, mais l'animal finirait certainement par démissionner à force d'ennui.

Dans le dos de Bernie, la porte s'ouvrit soudain. Surprise par le bruit, elle fit volte-face et découvrit avec stupéfaction Jeremy, suivi de près par Max.

Bridges tira une chaise et s'assit à califourchon, les bras appuyés sur le dossier, tandis que Max restait debout contre le mur.

— Qu'est-ce que vous faites ici ? s'enquit Bernie.

— Il faut que je vous parle, annonça Jeremy.

— Comment avez-vous trouvé le chemin pour venir ici ?

— Max l'a deviné.

— Si le chef de la sécurité vous trouve, il vous flanquera dehors.

— J'ai une proposition à vous faire.

— Oh, oh… Ça ne me dit rien qui vaille.

— Écoutez-moi. Vous détestez votre boulot, donc…

— Je n'ai jamais dit ça.

— En effet, mais votre visage ne ment pas.

— Ah ! Vous êtes expert en langage du corps, maintenant ?

— Elle déteste ce job, confirma Max.

Bernie pivota pour lui lancer un regard furieux.

— Je n'ai pas besoin d'aide pour m'exprimer, Max.

— Si, tu es trop évasive, précisa ce dernier.

— Bref, reprit Jeremy. Hier, je regardais les CV pour le poste de gérant de Creekwood, quand j'ai enfin compris qui serait la candidate idéale.

— Qui ?

— Vous.

— Moi ? (Bernie le dévisagea, stupéfaite.) Vous voulez que je gère la résidence Creekwood ?

— Exactement.

— Mais… Mais je n'y connais rien en gérance d'immeuble.

— Charmin non plus.

— Je sais, mais…

— Honnêtement, vous croyez vraiment que vous ne vous en sortiriez pas ?

— Elle peut y arriver, intervint Max.

Bernie le fusilla encore du regard.

— Tu sais, pour une personne peu bavarde, tu as du mal à la fermer. (Max sourit imperceptiblement.) Bien sûr que je peux le faire. Simplement, je ne sais pas si je suis vraiment la meilleure pour ce poste.

— En ce qui me concerne, ça ne fait aucun doute, insista Jeremy. Et tout le monde y gagne : vous obtenez un travail actif, où vous résoudrez des problèmes et où vous vous assurerez que les choses avancent. Pour ma part, je protège mon investissement en embauchant une personne compétente pour le gérer. Est-ce que l'apprentissage d'un nouveau métier serait trop stressant pour vous ?

— Non ! Je suis habituée au stress. C'est pour ça que ce boulot me tue : à cause du manque de stress, je suis à bout de nerfs.

— Même avec les bébés ?

— Même avec les bébés.

— Est-ce que ça vous ferait trop d'activité ?

— Non. Ici, ça manque d'activité. C'est ça, qui ne me convient pas.

— Nous devrons travailler ensemble pour nous assurer que tout roule. Ça vous pose un problème ?

— Un peu, oui ! Vous me rendez dingue.

Jeremy sourit.

— Alors, c'est d'accord ?

— Quel est le salaire ?

— Tout ce que vous voudrez.

Il mentionna ensuite une somme qui assurerait à son investissement une énorme perte de ressource. Bernie devrait en discuter avec lui, car elle n'aimait toujours pas l'idée de gagner plus qu'elle ne méritait. De plus, elle n'était toujours pas complètement sûre de posséder les compétences nécessaires pour cet emploi. Toutefois, si cela lui offrait une issue à cet endroit…

— Bernie, dit Jeremy, vais-je devoir passer encore dix minutes à vous convaincre que c'est la meilleure chose à faire ? Parce que, si c'est le cas…

— Elle accepte, déclara Max.

Bernie s'affaissa, exaspérée.

— Est-ce que tu vas me laisser parler toute seule, oui ? (Elle reporta son attention sur Jeremy.) OK. J'en suis, mais à la minute où vous recommencez à jouer les petits chefs à la noix, je décampe. Si vous me payez pour que je tienne les rênes à Creekwood, alors c'est moi qui tiens les rênes.

— Marché conclu. Vous commencerez dès que vous serez libérée de ce boulot.

Après tout ce temps, cesser de travailler pour Gabe ferait un drôle d'effet à Bernie mais, en toute objectivité, en tant que femme enceinte et bientôt mère, pourrait-elle vraiment rester dans son équipe ?

Il était peut-être temps de s'orienter vers une activité complètement différente.

— Parfait, répondit-elle. Mais je ne comprends toujours pas ce que vous faites ici. Vous ne pouviez pas m'appeler ce soir, tout bêtement ?

— Il fallait que je vous chope dans un moment de vulnérabilité, expliqua Bridges.

— Quoi ?

— Au summum de l'ennui. Je savais que, si je vous trouvais ici en train de rêver d'ailleurs, vous seriez plus susceptible d'accepter ma proposition. (Il se leva et repoussa la chaise contre le bureau.) Venez, Max. Allons-nous-en.

— Et vous allez embêter qui, maintenant ? s'enquit Bernie.

— Euh…, réfléchit Jeremy. J'ai tout un comité de direction qui ne voit pas toujours les choses du même œil que moi. Je pense emmener Max là-bas. Juste comme observateur, si vous voyez ce que je veux dire.

Max contracta les biceps et esquissa un rictus de dur à cuire.

Bernie leva les yeux au ciel.

— Vous êtes tous les deux cinglés. Dehors !

En sortant, Jeremy la gratifia d'un clin d'œil, auquel elle ne put s'empêcher de répondre par un sourire. Après tout, il lui offrait l'opportunité idéale. Elle utiliserait enfin le cerveau qu'elle pensait atrophié à force du manque d'exercice, elle parlerait à des gens, elle résoudrait des problèmes et elle superviserait les travaux de rénovation. De plus, bien qu'elle ait demandé à Jeremy de ne pas se mettre en travers de sa route, il était évident qu'elle discuterait de certaines choses avec lui, qu'elle exécuterait ses plans et qu'elle lui rendrait compte de sa progression. Ensemble, ils changeraient Creekwood en une résidence où il ferait bon vivre. Avec le temps, ils réussiraient peut-être même à la transformer en une affaire rentable.

Bernie avait hâte de commencer.

Chapitre 26

Bernie savait qu'elle avait eu raison d'accepter le poste de gérante de Creekwood, mais elle était loin de s'imaginer combien ce travail lui plairait. En six semaines, elle s'abonna au magazine immobilier commercial *Units*, rejoignit l'association des gérants et propriétaires d'immeubles du grand Dallas, participa à des web-séminaires sur les relations avec les résidents et sur le droit du logement, prépara une enquête de satisfaction qu'elle envoya à tous les habitants pour obtenir des retours sur de futurs services, dirigea les ouvriers, résolut les plaintes des locataires et récolta les loyers. Elle rencontra quelques problèmes, bien sûr, mais elle ne les soumettait jamais à Jeremy sans lui proposer des solutions, auxquelles il n'avait encore rien trouvé à redire. Étant donné le succès incroyable de Bridges en tant qu'homme d'affaires, cela flattait agréablement l'ego de Bernie.

Quand elle repensait à Charmin dans ce rôle, elle devait se retenir d'éclater de rire. L'ancienne gérante passait toutes ses journées à chercher des façons d'éviter le travail, alors que Bernie attendait impatiemment chaque nouvelle tâche. Elle savait qu'elle devrait ralentir tôt ou tard. Quand ce jour viendrait, Jeremy lui enverrait un assistant, qui finirait par occuper son poste jusqu'à la naissance des bébés. Pour l'instant, elle accomplissait son travail, et elle l'adorait de A à Z.

Un après-midi, Jeremy lui rendit visite dans son bureau, à Creekwood, et feuilleta les factures des travaux de menuiserie.

— Ce type coûte horriblement cher, commenta Bernie en désignant l'un des documents. Ça commence à faire vraiment beaucoup. Je peux demander des devis d'autres entreprises, si vous voulez.

— Il fait du bon travail ?

— Impeccable.

— Mieux vaut payer cher pour un boulot bien fait du premier coup, plutôt que devoir payer une seconde fois pour tout refaire.

— Bien vu.

Jeremy jeta un coup d'œil au courrier de Bernie.

— Qu'est-ce que c'est que ça ? demanda-t-il en prenant la brochure posée sur la pile.

— De la pub que j'ai trouvée pour des cours de préparation à l'accouchement.

— C'est là où on apprend les trucs de respiration ? s'enquit Jeremy en s'asseyant sur le bord du bureau.

— Oui. C'est censé aider à gérer la douleur.

— Je croyais que les péridurales servaient justement à éliminer la douleur.

— Pas quand on accouche naturellement.

— C'est ce que vous voulez ? Un accouchement naturel ?

— D'après mon médecin, avec des jumeaux, c'est un rêve chimérique. En fait, je préférerais qu'on m'assomme et qu'on me réveille quand les enfants auront dix-huit ans, mais je ne pense pas que ce soit envisageable.

— Quand commencent les séances ?

— Dans quelques semaines. Je suis censée y aller dès mon deuxième trimestre au lieu du troisième, parce que les jumeaux arrivent rarement à terme.

— La brochure dit qu'il vous faut un coach.

— Oui. Je pensais demander à Teresa. Elle a deux enfants, donc elle sait comment ça se passe. Si elle vient avec moi…

— Attendez. Et moi ?

— Quoi, vous ?

— Vous ne croyez pas que je devrais vous accompagner ?

— Euh…

— Bernie. Je suis le père des enfants.

— Vous voulez venir dans la salle de travail ?

— Pourquoi pas ?

— Vous vous souvenez du documentaire sur l'accouchement que nous avons regardé un soir ? Quand le bébé est sorti, j'ai cru que vous alliez tomber dans les pommes. Vous avez zappé plus vite que votre ombre.

— C'est juste parce que c'était le bébé de quelqu'un d'autre. Il était moche. Voilà pourquoi j'ai failli m'évanouir.

— Tous les nouveau-nés sont moches. C'est la règle.

Jeremy eut un mouvement de recul.

— Mes enfants ne seront pas moches.

— D'accord, mais est-ce que leur père sera inconscient par terre ?

— Non. Les coachs gardent toujours le contrôle, scanda-t-il en souriant. Ça me plaît bien. « Coach. » Si je dois être là-dedans quand les bébés naîtront, autant que je sois le chef.

— Hum… Je crois qu'ils appellent ça un « coach » pour faire référence au sport ; une excellente manière de convaincre les hommes d'y aller.

— Vous êtes déjà inscrite ? demanda Jeremy.

— Pas encore. On peut y aller soit le mardi, soit le jeudi. Deux heures par séance pendant six semaines. Quel jour vous conviendrait ?

— Peu importe. Inscrivez-vous et je m'arrangerai.

— Vous êtes sûr d'en avoir envie ?

— Absolument, assura-t-il en lâchant la brochure sur la pile de courrier. Il faut que je retourne au bureau. Prévenez-moi quand ce sera réglé et quand vous aurez le calendrier.

Abasourdie, Bernie regarda Jeremy sortir. Viendrait-il vraiment dans la salle de travail pour la naissance des bébés ? Elle n'aurait jamais cru qu'il en aurait envie, et ne s'était pas préparée à se sentir ainsi submergée par les sentiments que cette idée provoquait en elle.

Elle prit la brochure. Sur la première page, une photo représentait un homme et une femme. Cette dernière se trouvait sur la table d'accouchement et son compagnon lui tenait la main en souriant. Tout d'un coup, Bernie ressentit la même chose que le jour où elle avait vu le jeune couple s'extasier devant les mouvements de son bébé, dans la salle d'attente du médecin. Une pointe d'envie l'avait alors éperonnée et presque paralysée, exactement comme maintenant.

Parfois, le soir, avant de sombrer dans le sommeil, Bernie s'imaginait tendant le bras à côté d'elle et y trouvant un homme bon, gentil, fiable et qui l'aimerait toujours. Elle le voyait se retourner et l'attirer contre lui, la serrer et, pendant quelques instants, elle baissait la garde et s'abandonnait au réconfort et à la sécurité. Elle se détendait dans la chaleur de ses bras, et tous ses problèmes disparaissaient. Depuis quelques années, ce rêve se voilait tellement qu'elle n'y pensait presque plus, mais l'idée de devenir mère célibataire le ravivait étrangement.

Jusque-là, elle n'avait jamais visualisé clairement cet homme. Il incarnait plus un concept, un idéal. Toutefois, ce soir-là, quand elle se coucha et que ce rêve flou lui revint, les bras qui la serrèrent appartenaient à Jeremy, de même que la chaleur à laquelle elle s'abandonna.

Elle s'endormit totalement sereine.

Deux semaines plus tard, un mardi soir, Bernie et Jeremy arpentaient un couloir de l'hôpital pour se rendre dans la salle 202, où ils regardèrent à travers la porte vitrée. Quatre couples étaient déjà là, assis en cercle au milieu de la pièce. Bernie ne put s'empêcher d'y voir des baleines échouées à côté desquelles quatre demeurés attendaient, sans la moindre idée de comment les remettre à l'eau. Dès qu'elle et Jeremy les auraient rejoints, ils auraient l'air tout aussi perdus et empotés.

— Nous sommes en retard ? demanda Bernie. Je déteste être en retard.

— Oui, donc nous ferions mieux d'entrer.

Jeremy lui ouvrit la porte et la suivit. Une femme se trouvait là, en plus des quatre couples ; n'étant ni accompagnée ni enceinte, elle devait être l'animatrice. Assise par terre avec les autres, elle croisait les jambes en une position étrange de yoga que seules les femmes horriblement maigres pouvaient adopter. Elle inclina la tête, cligna de ses immenses yeux bleus et gratifia Bernie d'un sourire béat.

— Bonsoir. Tu dois être Bernadette.

Celle-ci ne put réprimer un agacement immédiat. Elle connaissait ce genre de femmes : elles s'appelaient toutes Lilith, Harmonie ou Saphir et passaient leur temps à imaginer la paix sur la terre.

— Euh… oui, confirma la nouvelle arrivante. Bernie, en fait.

— Bernie, répéta la femme sans se départir de son sourire. Je suis Crystal. *(Évidemment !)* Et ce monsieur est ton coach ? s'enquit-elle en se tournant vers Jeremy.

— Oui. C'est Jeremy.

— Bonsoir, Jeremy. Je vous en prie, joignez-vous à nous.

À cet instant, le téléphone de ce dernier se mit à sonner. Comme il s'apprêtait à décrocher, le visage angélique de Crystal se crispa d'un air réprobateur.

— Éteignez ça, chuchota Bernie. (Il la dévisagea comme si elle lui demandait de se couper un bras.) Tout de suite.

Jeremy fit une grimace agacée mais il mit son portable hors tension et le rangea dans sa poche.

— Je suis désolée, Jeremy, intervint Crystal. Mais nous apprenons à mettre un enfant au monde dans le calme et la sérénité. Une sonnerie de téléphone détruit instantanément cette tranquillité.

Bernie n'avait jamais appréhendé l'accouchement comme un événement particulièrement serein. Toutefois, si Crystal lui montrait comment refréner son envie de taillader la jugulaire de Bridges pendant le travail pour le punir de l'avoir mise dans cette situation, elle la suivrait à cent pour cent.

Elle choisit un emplacement libre par terre, et Jeremy l'aida à s'asseoir, ce qui devenait de plus en plus difficile. Si elle avait déjà autant de mal à se mouvoir au bout de dix-huit semaines, à quoi ressemblerait-elle dans un mois ou deux ?

Elle ne voulait même pas y penser.

Crystal proposa que chacun se présente. Heureusement, seulement deux couples appartenaient à la catégorie traditionnelle « mari et femme ». Les autres couples étaient constitués d'une femme et de sa compagne, et d'une femme avec son petit ami. Ainsi, Bernie ne se sentit pas trop décalée. Toutefois, elle sentit le regard des autres qui les toisaient. Comme toujours, ils devaient se dire : « Elle est avec lui ? Qu'est-ce que ça cache ? »

— Et maintenant, reprit Crystal, est-ce que quelqu'un peut me dire quelle est la chose la plus importante qu'on puisse emmener avec soi en salle de travail ?

— Je parie que ce n'est pas un iPhone, marmonna Jeremy.

Bernie haussa un sourcil.

Pas de blagues. C'est du sérieux.

— La réponse est : un état d'esprit positif, déclara Crystal. Partant de ce principe, nous allons apprendre quelques affirmations positives. Mesdames, répétez après moi. (Elle prit une profonde inspiration et souffla lentement avant de parler comme si Confucius lui-même s'exprimait à travers sa voix.) Je crois en ma capacité à donner la vie.

Jeremy reporta son attention sur Bernie et fronça les sourcils, l'air de dire « Est-ce que cette femme plaisante ? », mais Bernie lui retourna un regard mauvais pour lui répondre : « Si je suis obligée de dire ces idioties, la moindre des choses, c'est de m'écouter. »

Elle répéta la phrase demandée, même si elle avait l'intime conviction que ses bébés sortiraient, quoi qu'il arrive.

— Mon corps fera naître mon bébé ; je lui fais confiance, dit Crystal.

Bernie l'imita, mais sa pensée resta la même.

Sérieusement, croire en mon corps ne changera rien.

— J'inhale la paix, psalmodia Crystal en inspirant une bouffée d'air par le nez.

— « J'inhale la paix » ? murmura Jeremy.

Bernie récita le mantra et aspira sa propre bouffée d'air sans sentir un iota de paix.

Crystal leva les yeux vers le plafond et ferma les paupières.

— Mon bassin est une fleur qui s'ouvre au soleil.

— Le bassin ? Une fleur ? susurra Jeremy. Eh ben ! Qu'est-ce qu'il ne faut pas entendre !

— C'est fini, oui ? répliqua Bernie à voix basse.

— Bernie ? appela Crystal. Jeremy ? Il y a un problème ?

— Ouais, répondit celui-ci. Je me demandais comment on faisait, exactement, pour inhaler la paix. Et cette histoire de bassin en fleur…

— Ne faites pas attention, intervint Bernie en plantant ses ongles dans la cuisse de Jeremy. Je lui expliquerai plus tard.

Pendant un quart de seconde, l'expression exagérément mystique de l'animatrice laissa place à un air d'institutrice revêche ; certainement une manière d'indiquer à Jeremy que, même si elle inhalait la paix, elle n'aurait aucun problème à botter le train à un petit merdeux. Puis elle se transporta de nouveau au royaume de la félicité.

— Le plus efficace au moment difficile de l'accouchement, continua-t-elle, c'est de vous changer les idées en vous projetant mentalement. Imaginez que vous vous promenez sur une plage des tropiques où les vagues caressent vos pieds. Transposez-vous dans un beau jardin de campagne, en train de cueillir des fleurs…

Mouais… Et, pendant ce temps, j'aurai l'impression que mon corps tout entier se fait tabasser à coups de marteau.

— Après la pause, nous travaillerons sur la visualisation de ces images en parallèle avec nos exercices de respiration, annonça Crystal. Donc, parlons maintenant des différents types de respiration à chaque étape du travail…

Ah bon ? On peut respirer autrement qu'en inspirant et en expirant ? pensa Bernie tandis que l'animatrice discourait.

Une heure et demie de torture plus tard, Jeremy et elle quittèrent le cours, armés de deux livres de conseils et d'exercices respiratoires à effectuer à la maison. Max avança la voiture.

— Vous n'avez pas l'air d'adhérer à notre animatrice, commenta Bernie en montant dans le véhicule.

— Non. C'est quoi, son problème ? répondit Jeremy. Elle ne devrait pas plutôt être dans une secte à siroter du thé vert bio en attendant le retour de la Grande Mère ?

— Eh ! Vous disiez que vous vouliez assister à ces séances.

— Oui, mais je pensais qu'elles seraient vraiment utiles. Tous ces trucs d'illuminés auront ma peau. Et puis, je me disais que, si je m'ennuyais, je pourrais envoyer des textos ou regarder l'état de la Bourse, mais Attila le Hun hippie m'a obligé à éteindre mon téléphone.

— Vous avez la capacité de concentration d'un moucheron. La prochaine fois, vous voudrez bien au moins essayer d'être attentif ? Si je n'apprends pas à respirer correctement, je sais de source sûre que je souffrirai la martyre et que je hurlerai à m'en décrocher la mâchoire.

— Vous savez, les femmes mettaient des enfants au monde bien avant qu'on invente les cours de préparation à l'accouchement, rétorqua Jeremy. Elles faisaient ça par terre, dans des grottes, sous le vent et par des températures inférieures à zéro pendant qu'un T-Rex grognait à l'extérieur, et aucune d'elles n'inhalait la paix ou ne fleurissait du bassin. Alors à quoi peut bien nous servir ce ramassis de conneries ?

— Qui « nous » ?

— Eh ! Je serai là et je partagerai votre douleur. En tout cas, je la verrai.

Max leur jeta un coup d'œil dans le rétroviseur.

— Mais qu'est-ce que vous racontez, tous les deux ?

— Croyez-moi, Max, vous ne voulez pas savoir, répondit Jeremy en secouant la tête tristement.

Quand ils arrivèrent chez Bernie, Jeremy sortit de la voiture pour l'aider à monter l'escalier.

— Bon, dit Bernie en déverrouillant sa porte avant de laisser Bridges l'accompagner à l'intérieur. Maintenant que vous voyez comment ça va se passer, est-ce que vous êtes toujours sûr de vouloir être là pour l'accouchement ?

— Pas de problème, acquiesça Jeremy. Ce n'est pas ma fleur pelvienne qui va s'ouvrir.

— Avec elle, tout a l'air tellement facile ! Vous ne trouvez pas ?

— Si. Jardiner, accoucher… même combat.

En l'écoutant plaisanter sur le festival de hurlements qui l'attendait, Bernie se sentit moins seule, et un sentiment de satisfaction l'enveloppa comme une chaude couverture.

— Allez, décida-t-il. Je ferais mieux de partir. J'ai un avion tôt demain mat…

Tout d'un coup, Bernie sentit quelque chose se retourner dans son ventre. Elle ne put réprimer un léger hoquet et dut se retenir à la porte. Un instant, elle crut avoir un problème, mais elle s'aperçut finalement qu'il s'agissait juste des bébés qui bougeaient.

« Juste les bébés qui bougent. » C'est comme si on disait qu'un tsunami était juste une grosse vague.

Jeremy la prit par les épaules.

— Bernie ? Qu'est-ce qui ne va pas ?

— Ne vous inquiétez pas. Ce sont juste les bébés qui bougent.

— Qui bougent quoi ? Un piano ?

— On dirait ! Tenez. Touchez.

Elle prit la main de Jeremy et la posa sur son ventre. Un instant plus tard, le phénomène se reproduisit : un grand mouvement ondulant sous sa peau qui fit même bouger la main du futur père. Le médecin avait prévenu Bernie qu'elle sentirait franchement quelque chose, vu qu'elle attendait des jumeaux, mais elle ne s'attendait pas à une telle sensation.

— Waouh ! murmura-t-elle en riant un peu. Vous avez vu ça ?

Bernie s'imaginait qu'il ferait une mauvaise blague, ou une référence au film *Alien*, ou déclarerait que, s'ils étaient déjà turbulents, ça promettait pour l'adolescence.

Il n'en fit rien.

En revanche, il garda les yeux rivés sur la main qu'il avait posée sur le ventre de Bernie. Il avança d'un pas, s'approchant tellement qu'elle aurait juré sentir la chaleur de leurs deux corps se mêler. Puis il posa son autre main sur elle, écarta les doigts et attendit un autre mouvement. Quand celui-ci se produisit, un minuscule sourire se dessina au coin de ses lèvres.

— Incroyable ! souffla-t-il.

Les secondes suivantes semblèrent s'étirer à l'infini. À peine capable de respirer, Bernie couvrit les mains de Jeremy avec les siennes. Quand elle le toucha, il leva lentement les yeux pour croiser son regard. Alors, elle replia les doigts autour des siens, en un geste tendre. Ils restèrent ainsi à se dévisager jusqu'à ce que l'émotion devienne presque insupportable. La contemplait-il ainsi à cause des bébés ?

Ou pour elle ?

Jeremy retourna ses mains pour serrer doucement celles de Bernie sans détacher d'elle son regard profond. Elle avait l'impression qu'il lisait chacune de ses pensées, de plus en plus érotiques. Elle n'avait jamais éprouvé un tel désir ; jamais eut envie des caresses d'un homme au point d'en avoir le souffle coupé. Il semblait que toutes les pensées charnelles et torrides qu'elle avait eues pour lui prenaient vie.

Jeremy lui prit une main et l'appuya contre son torse, où elle sentit son cœur tambouriner. Il glissa son autre main le long du bras de Bernie, passant sur son épaule et s'arrêtant sur sa nuque. Quand il approcha ses lèvres à quelques centimètres des siennes, elle le sentit presque frémir de retenue.

— J'ai tellement envie de vous, murmura-t-il. Je vous en prie, ne me repoussez pas.

— Aucune chance, répondit-elle.

— Merci mon Dieu, souffla-t-il avant de poser sa bouche sur celle de Bernie.

Chapitre 27

Le contact de Jeremy était si agréable et Bernie avait une telle envie de lui qu'elle en cria presque de soulagement. Il l'embrassait comme s'il en avait été privé depuis dix ans ; avec une brutalité et un empressement tellement plaisants que Bernie crut fondre. Le désir presque paralysant qu'elle ressentait pour lui depuis tellement longtemps se heurtait aux sensations qui déferlaient en elle – le goût, le toucher et l'odeur de Jeremy – et elle voulait se noyer dans cet érotisme. Quelle idiote elle avait été de lui dire qu'elle n'en avait pas envie !

Au bout d'un moment, il la prit par la main et, sans qu'elle sache comment, ils se retrouvèrent devant sa chambre. Il ouvrit la porte, l'attira à l'intérieur et referma derrière lui avec son talon. Puis il l'embrassa encore et tous les doutes qui subsistaient en elle s'évanouirent, cédant la place à son rêve de vivre enfin une relation aussi intime.

Tout d'un coup, il recula, le souffle court.

— Une seconde.

Bernie se figea.

— Quoi ? Qu'est-ce qu'on attend ?

— Il faut y aller doucement, et prudemment.

— Pourquoi ?

— Parce que vous êtes enceinte, répondit-il, toujours essoufflé. Mais ne vous inquiétez pas. Je sais comment faire. Je me suis documenté.

— À propos de quoi ?

— Du sexe pendant la grossesse. Ne vous fâchez pas. Je ne prévoyais rien. Je voulais juste me préparer.

— Euh… d'accord.

— Vous en êtes à votre deuxième trimestre. Vous saviez que c'était le meilleur moment pour avoir des rapports ? En général, les femmes sont malades pendant le premier, et fatiguées pendant le troisième. Le deuxième est le moment idéal. Donc, nous sommes parfaitement dans les temps.

— Alors, on ferait mieux de s'y mettre, non ?

— Je ferai très attention, car je sais que je pourrais faire certaines choses gênantes pour vous. (La seule chose qui la gênait, pour l'instant, c'était justement qu'il ne lui faisait rien.) Donc il faut réfléchir à nos positions, continua-t-il. C'est important, quand on est enceinte. J'en ai appris trois, mais elles sont un peu difficiles à décrire. Attendez… il y a des photos sur un site. Regardons sur mon téléphone.

Non ! C'est impossible. Dites-moi qu'il n'est pas en train de chercher son portable. Je vous en supplie…

Bon Dieu ! Si !

Jeremy sortit son iPhone de sa poche, tapota l'écran et promena son pouce dessus plusieurs fois.

— Bridges. Posez ce téléphone.

— Ça ne prendra que quelques secondes. Je l'ai dans mes favoris.

— Vous allez vraiment me montrer des photos de gens en train de faire l'amour ?

— Ils sont habillés, précisa Jeremy. Les photos ne servent qu'à illustrer le propos.

Bernie lui prit le téléphone des mains et le posa au-dessus de son armoire.

— Je veux faire l'amour et, vous, vous voulez réviser. Cherchez l'erreur.

— Je veux juste faire les choses bien.

—Il n'y a pas de mauvaise façon de le faire.

—Ah bon ? Vous devriez lire ces sites. Les femmes changent beaucoup pendant leur grossesse. Certaines zones sont particulièrement sensibles et envoient plein de messages contradictoires. Pour info, les hommes n'aiment pas les messages contradictoires. Ça leur complique pas mal… euh… la tâche.

Bernie ne put retenir un rire.

—« La tâche » ?

—Et voilà ! Maintenant, vous riez, commenta-t-il en se détournant. Génial !

Bernie en resta sans voix. Cette attitude absolument inhabituelle de la part de Jeremy la déroutait. Puis un éclair de compréhension la frappa.

—Est-ce que ça vous rend nerveux ? s'enquit-elle, étonnée.

Il se retourna vivement vers elle.

—Moi ? Nerveux ? répéta-t-il avec un petit rire. Vous savez à qui vous parlez ?

—Oui : à un homme qui a couché avec des dizaines de femmes mais jamais avec une qui soit enceinte.

—Euh… oui, c'est vrai, mais… (Sans finir sa phrase, il se détourna, la bouche pincée de contrariété. Puis il soupira, résigné.) Bon, d'accord, vous avez raison. J'ai dit savoir quoi faire mais, en fait, je n'en ai pas la moindre idée. C'est un territoire inconnu pour moi. J'avais tellement envie de vous que c'en était palpable, et nous y voilà, mais… je n'arrête pas de me dire que je vais tout faire de travers.

—Tout faire de travers ?

Il poussa un long soupir.

—J'ai peur de vous gêner, ou de vous faire mal, ou de vous donner envie d'arrêter.

Elle n'en croyait pas ses oreilles. Jeremy Bridges, qui avait laissé dans son sillage des centaines de femmes satisfaites, était stressé à l'idée de coucher avec elle ? Bernie eut soudain envie de l'embrasser et de ne jamais arrêter.

Elle s'approcha de lui, posa les mains sur son torse et déposa un baiser sur ses lèvres.

— Ça n'arrivera pas. Et, pour info, je suis nerveuse aussi.

— Ah oui ? Pourquoi ?

— Parce que vous avez fait l'amour à des dizaines de femmes, dont aucune n'était enceinte.

— C'est vrai, mais…

— Je ne ressemble pas aux femmes parfaites avec qui vous avez l'habitude de sortir.

Il l'embrassa dans le cou.

— Et j'en remercie le ciel tous les jours.

— Je ne veux pas que vous soyez déçu par ce que vous verrez. Donc, nous devrions peut-être éteindre la lumière.

— Bernie…

— J'ai trente-six ans, je suis enceinte, la gravité et moi ne sommes pas en très bons termes, et je pourrais remplir les Grands Lacs avec ma rétention d'eau.

— Je m'en fiche, susurra-t-il à son oreille. Je veux vous voir.

— Vous voulez aussi voir mes sous-vêtements en coton blanc ? demanda-t-elle avant de lever les yeux au ciel. Bon sang ! Pourquoi est-ce qu'il faut que je pense à des détails pareils ?

Jeremy rit doucement en secouant la tête.

— Vous êtes un sacré numéro, vous savez.

— Et voilà, c'est vous qui riez, murmura-t-elle. Fantastique !

— Si vous saviez à quel point j'ai envie de vous, vous devineriez à quelle vitesse ces sous-vêtements vont finir par terre.

Tenant parole, il lui retira son tee-shirt en un clin d'œil et, d'un claquement de doigts, il dégrafa son soutien-gorge et le jeta au sol. Il prit ses seins au creux de ses mains et les serra délicatement. Bernie passa les bras autour du cou de Jeremy et pencha la tête en arrière pendant qu'il l'embrassait le long de son cou et de l'épaule.

— Vous dites n'importe quoi, chuchota-t-il. Vous êtes magnifique.

C'était la première fois que Bernie entendait ces mots dans la bouche d'un homme, et elle refusait d'y croire. Cependant, quand Jeremy enleva le reste de ses vêtements et qu'il se déshabilla, il la regardait avec une telle fascination qu'elle commença à songer qu'il était sincère. Les vagues soupçons de méfiance auxquelles elle s'accrochait encore disparurent, et elle sentit son cœur déborder de chaleur. Jeremy passa une main dans les cheveux de Bernie et ils partagèrent un baiser profond et fort, chargé d'une passion dont elle avait rêvé éveillée pendant des nuits entières.

Bernie l'embrassa dans le cou avant de murmurer à son oreille, d'une voix essoufflée :

— J'ai trop envie de toi. Je t'en prie, fais-moi l'amour.

Jeremy s'approcha du lit, dont il ouvrit les couvertures pour aider Bernie à s'allonger. Elle s'apprêtait à lui dire qu'il n'avait pas besoin de prendre autant de précautions, qu'elle ne risquait pas de se briser, mais elle se rendit compte qu'elle se sentait unique à l'idée qu'il croie le contraire.

Il s'étendit à côté d'elle, appuyé sur un coude. Il prit l'un de ses seins dans sa main puis il passa son pouce sur son mamelon. Elle avait la poitrine tellement sensible qu'elle eut d'abord mal, mais la douleur disparut et laissa place au plaisir. Quand Jeremy vint titiller son téton avec sa langue, décrivant des cercles autour, Bernie ressentit une satisfaction si intense qu'elle crut en mourir.

— J'ai envie de toi, répéta-t-elle, le souffle court. S'il te plaît. Ça fait tellement longtemps que j'attends ça. Je t'en prie !

Il déposa un baiser au creux de son épaule et glissa ses lèvres contre son oreille.

— Dis mon nom, murmura-t-il.

— Quoi ?

— Tu ne dis jamais mon nom. Dis-le.

— Bridges.

— Tu sais ce que je veux dire.

Bernie déglutit.

— Jeremy.

La dernière syllabe fut presque étouffée par la brève inspiration qu'elle prit pour la prononcer. Elle aimait le rythme de ce prénom, avec ses trois syllabes et sa façon de sonner quand il passait sur ses lèvres.

— Je préfère ça, susurra-t-il. Vraiment.

Bernie lui caressa la joue en plongeant son regard dans ses beaux yeux, puis elle enfouit ses doigts dans les cheveux de Jeremy et l'attira vers elle pour l'embrasser avec une telle fougue qu'ils semblèrent se fondre l'un dans l'autre. Soudain, il s'écarta et elle comprit qu'il cherchait un préservatif.

— Tu sais que tu n'as pas vraiment besoin de ça, lui rappela-t-elle. Je ne peux pas tout à fait retomber enceinte.

— Je veux juste te protéger. J'ai couché avec beaucoup de femmes.

— Ouais, je suis au courant.

Dans la seconde où ces paroles sortirent de sa bouche, elle regretta de les avoir prononcées. Pourtant, Jeremy se contenta de lui caresser le bras en la regardant avec un air des plus honnêtes.

— Je ne suis pas sorti avec une seule femme depuis plusieurs mois, Bernie. Depuis le jour où tu as débarqué dans mon bureau pour m'annoncer que tu étais enceinte, tu es la seule que je désire.

Bernie n'en croyait pas un mot. Pendant tout ce temps ? Pas d'autre femme ?

Toutefois, le regard de Jeremy n'avait pas flanché, comme pour lui garantir la sincérité de ses propos. Il l'embrassa tendrement, puis il l'aida à se retourner afin qu'elle s'allonge dos contre lui. Toujours appuyé sur son coude, il passa son avant-bras sous sa tête et il posa son autre main sous ses seins.

— Allongée comme ça, dit-il, tu devrais être à l'aise mais, si ce n'est pas le cas, il y a d'autres possibilités. Nous trouverons la bonne position, d'accord ?

Quand elle sentit son membre rigide, elle comprit combien il avait envie d'elle en dépit des minutes interminables qu'il perdait à embrasser son cou et ses épaules tout en lui caressant la poitrine. Le corps de Bernie semblait se dissoudre au contact de Jeremy. Puis, lorsqu'il insinua sa main entre ses cuisses, il dut sentir son excitation, son impatience à le sentir en elle.

Effleurant le cou de Bernie du bout des lèvres, Jeremy murmura :

— Tu es prête, ma chérie ?

Un frémissement d'appréhension courut le long de son échine, suivit par une explosion de pur désir. Avant que tout cela n'arrive, Bernie ne voyait Jeremy que comme un homme exigeant, directif et égocentrique qui se servait des femmes pour son propre plaisir.

Elle n'aurait pas pu être plus éloignée de la vérité.

— Oh oui ! répondit-elle.

Il lui fit plier légèrement le genou afin de pouvoir pénétrer en elle. En même temps que son inspiration rauque et soudaine, Bernie perçut en lui un tremblement de retenue. Elle était tellement excitée qu'il glissa en elle sans rencontrer de résistance, mais il la comblait entièrement et lui procura un plaisir immense dès qu'il commença à remuer les hanches. Pourtant, bien qu'il s'enfonce profondément, il procédait avec une lenteur si exaspérante que Bernie crut devenir folle.

— Encore. S'il te plaît, Jeremy. Plus vite !

— Non, ma chérie. Il faut que j'y aille en douceur. On va y arriver, je te le promets.

Bernie ne s'attendait pas à cela. Avant cela, elle présumait qu'il préférait les rapports rapides, ardents et libérateurs, et elle pensait que c'était aussi ce qu'elle voulait. Lors de leur première fois, il n'avait été question que de colère, de pouvoir et de contrôle, et cela avait été tellement torride que le canapé était presque parti en fumée. Cette nuit, ils vivaient l'exact opposé de ce soir-là. À présent, seules régnaient la douceur et la tendresse. Chacun des gestes et des mots de Jeremy témoignait de l'affection qu'il éprouvait pour Bernie et de sa volonté de lui donner du plaisir.

De nouveau, il glissa sa main entre les cuisses de Bernie et se mit à la titiller en même temps qu'il allait et venait en elle, en lui susurrant des mots doux. Il décryptait les moindres de ses mouvements, chaque gémissement de délectation, et ajustait ses caresses, jusqu'à ce qu'elle devienne folle de plaisir.

Une douce plainte s'éleva dans sa gorge.

— Oui, murmura Jeremy. Je veux t'entendre. Dis-moi ce que tu aimes.

Elle contracta ses muscles autour de lui, et la chaleur de sa présence en elle la rendit folle d'impatience.

— Oh ! Jeremy ! Oh mon Dieu !

La puissance de la première onde de choc lui coupa le souffle. S'ensuivit une succession de spasmes ; de brusques vagues de jouissance, vibrantes et interminables. Jeremy se mit à bouger plus vite et plus fort, perdant toute retenue, et Bernie l'entendit gémir. Il lui empoigna la cuisse et, au coup de reins suivant, il appuya son front contre l'épaule de Bernie et crispa tous ses muscles dans un grondement sourd. Ses hanches convulsèrent tandis qu'il s'enfonçait davantage en elle en lui arrachant jusqu'au dernier soubresaut d'orgasme possible.

Finalement, il s'effondra contre elle, comme soûl de plaisir. Sa peau était chaude contre celle de Bernie, qui sentait son souffle tiède dans son cou. Ils restèrent ainsi un long moment, revenant peu à peu à la réalité. Enfin, Jeremy retomba sur le dos et prit Bernie dans ses bras, l'attirant contre lui. Ainsi, ils succombèrent à une fatigue béate. Leur respiration s'apaisa, retrouva un rythme mesuré, et l'ardeur de leur étreinte charnelle s'atténua en un halo de chaleur.

— J'ai un vol pour Atlanta tôt demain matin, se souvint Jeremy.

— Tu seras absent combien de temps ? demanda Bernie avec déception.

— Trois jours. Je n'ai pas envie d'y aller. En fait, je crois que je vais annuler mon billet et nous enfermer dans cette chambre pour toujours.

— Ça me plaît, répondit Bernie. Ah ! Problème : tôt ou tard, on devra manger.

— On laissera entrer Mme Spencer pour qu'elle nous apporte nos repas, mais c'est tout.

— Et *Sybersense* ? Comment vont-ils s'en sortir sans leur P.-D.G. ?

— À ton avis, combien de temps leur faudra-t-il pour qu'ils s'aperçoivent de ma disparition ?

— Environ cinq minutes.

Il soupira exagérément.

— Bon, d'accord. Ce plan n'est pas applicable.

— Mais j'aime ta façon de voir les choses.

Bernie se pelotonna davantage contre Jeremy, qui resserra ses bras autour d'elle. Tout à coup, une pensée lui traversa l'esprit.

— Oh mon Dieu ! s'exclama-t-elle. Max ! Il est toujours dehors.

Jeremy attrapa son téléphone et appela le garde du corps pour lui indiquer de rentrer chez lui pour la nuit et de revenir à 6 heures du matin. Bernie avait une vague idée de ce que Max pouvait s'imaginer, mais elle ne voulait pas y penser tout de suite. Elle n'avait qu'un seul désir : s'endormir dans les bras de Jeremy.

Celui-ci éteignit la lumière et revint se coucher. Tandis qu'il s'enfonçait dans son oreiller, Bernie alla poser sa tête sur son épaule. Elle inspira profondément et, quand elle souffla, elle se sentit tellement détendue que le simple fait de lever un doigt aurait été une épreuve.

— Je t'ai rendue dingue quand j'ai acheté cette résidence. Mais est-ce que tu es encore fâchée ? demanda Jeremy.

— Oh non ! répondit Bernie avec un petit rire. J'adore mon appartement. Toute la résidence est belle. Tu as fait du bon travail, Jeremy. Je sais que les habitants sont contents.

— Je suis conscient d'avoir déconné en insistant pour que tu déménages. En fait, cet endroit me rappelait trop celui où je vivais dans mon enfance. Ce n'était pas aussi infect que là-bas, mais ça en a ravivé le souvenir.

Bernie était loin d'imaginer à quoi cela ressemblait.

— C'était comment ?

Un instant, elle crut qu'il ne répondrait pas. Puis il reprit la parole, d'une voix basse et lointaine.

— La seule peinture qui subsistait sur les murs était celle des graffitis, les volets étaient pourris, de l'herbe poussait dans toutes les fissures des trottoirs ; il y avait des dealers et des guerres de gangs. Parfois, quand j'entendais des coups de feu, je dormais par terre au cas où les balles traverseraient ma fenêtre.

— C'est horrible, murmura Bernie.

— Mon père était pire. Il passait le plus clair de son temps à picoler au point de s'évanouir, mais, de temps en temps, l'alcool le rendait mauvais. Depuis l'âge de six ans, je surveillais toujours mes arrières.

—Il te maltraitait ?

—De toutes les manières possibles et imaginables.

—Je suis désolée, chuchota-t-elle.

—Je rêvais qu'il vienne aux événements organisés par l'école. Tout ce que je voulais, c'était voir son visage au milieu de l'assemblée. Un jour, il est allé à une réunion parents-professeurs. Il était ivre mort et a dragué ma prof. J'aurais voulu me cacher dans un trou et attendre la mort. (Un frisson d'empathie parcourut Bernie, même si elle ne mesurait pas pleinement ce que Jeremy avait dû ressentir.) Il me reprochait toujours d'aller dans l'école de mon choix, comme si j'avais tort de préférer recevoir une instruction de qualité. En vérité, il se défoulait sur moi à cause de l'image merdique qu'il avait de lui.

—Au moins, tu as eu la chance de fréquenter une école sympa.

—Non. Une bonne école, oui, mais sûrement pas sympa. Je m'y rendais en bus, tandis que les autres arrivaient en Lexus ou en Mercedes. Les mecs me traitaient comme de la merde et les filles, comme un pestiféré, juste parce que mon père n'avait pas les moyens de payer mes frais de scolarité. En quatre ans, ils ne m'ont jamais permis d'oublier que j'étais le pauvre de l'école.

—C'est horrible. Qu'est-ce qui t'a permis de tenir ?

—C'était plus fort que moi, expliqua-t-il d'une voix rauque. Il fallait que je survive pour réussir et faire fortune afin de mener ma propre barque et de ne plus jamais être à la merci de quiconque. Donc je me suis accroché, j'ai eu mon bac, je suis allé à l'université et j'ai obtenu un diplôme.

—Et tu as monté une entreprise épatante.

—Je savais que je serais incapable de travailler pour quelqu'un d'autre mais, quand j'ai fait mes demandes de prêts, les banquiers m'ont envoyé balader. D'autre part, les spécialistes voulaient s'approprier toutes mes idées les plus rentables. J'avais l'impression que le monde entier était contre moi. Finalement, j'ai réussi. J'en suis enfin arrivé au point où plus personne ne peut m'atteindre.

Bernie s'était vraiment trompée à son sujet. Le passé dont elle le pensait débarrassé le hantait toujours. Elle comprenait désormais pourquoi il tentait de contrôler la moindre situation. Il avait grandi dans un environnement terrible, où il avait très vite appris à se protéger de la douleur, du trouble et du chaos par tous les moyens possibles.

— Parfois, quand j'étais petit, reprit Jeremy d'une voix basse, j'imaginais qu'un homme viendrait frapper à la porte pour m'annoncer qu'il était mon vrai père, qu'il allait m'emmener avec lui et qu'il serait toujours là pour moi. Je veux devenir cet homme. Ce père. Celui que les enfants rêvent d'avoir.

Incroyable ! Bernie n'en revenait pas : c'était donc lui, l'homme qu'elle avait voulu évincer de la vie de ses enfants pour toujours ? Elle tourna la tête pour l'embrasser dans le cou, et posa sa joue contre celle de Jeremy.

— Je ne supportais pas l'idée que mes enfants grandissent dans un endroit qui me rappelait mon père ou le quartier d'où je viens, conclut-il. Je veux que leur foyer soit parfait.

— Il l'est, maintenant. C'est superbe.

Bernie se mit à suivre du doigt les contours du visage de Jeremy. Un minuscule rayon de lune filtrait à travers les volets, produisant une pâle lueur qui permit à Bernie de voir ses paupières tomber lentement. Quelques minutes plus tard, son souffle régulier lui indiqua qu'il s'était endormi.

Bernie resta éveillée un long moment. Elle cherchait à reprendre le contrôle de ses émotions, essayant de se convaincre que cela ne signifiait rien alors qu'elle ressentait tout le contraire. Elle ne s'attendait pas à autant de chaleur humaine, de douceur et de tendresse de la part de Jeremy. Elle se sentait plus comblée que toutes les femmes du monde. Cette nuit en sa compagnie venait de retirer une brique de plus au mur qu'elle avait désespérément tenté de maintenir entre eux et, à ce rythme, celui-ci finirait tôt ou tard par s'effondrer complètement. Quand cela se produirait, soit elle vivrait une expérience formidable, soit elle affronterait la plus grosse peine de cœur de toute sa vie.

Quoi qu'il en soit, il n'était plus envisageable de faire marche arrière.

Quand Bernie se réveilla le lendemain matin, elle se retourna et tâtonna à la recherche de Jeremy, mais elle ne trouva qu'un lit vide à côté d'elle. Il lui fallut un moment pour se souvenir qu'il s'était envolé pour Atlanta très tôt. Il s'était levé et il était parti sans même qu'elle se réveille.

Trois jours. Bon sang ! Il va tellement me manquer !

Après cette nuit fantastique, elle avait hâte qu'il revienne.

Bernie prit sa douche, attrapa un bagel pour son petit déjeuner et partit pour son bureau. Un résident l'attendait déjà devant la porte pour l'informer d'une panne de réfrigérateur. La gérante était impatiente que tous les bâtiments reçoivent leur nouvel équipement. Alors, le nombre de demandes de réparations dégringolerait. Toutefois, elle ne rechignait pas à la tâche, contrairement à Charmin, qui n'avait pas tenu compte de toutes ces personnes pendant plusieurs années. Bernie se réjouissait de pouvoir les aider, désormais.

Quand elle eut noté la plainte du locataire et qu'il quitta son bureau, la porte s'ouvrit sur Max, tenant une enveloppe en papier kraft.

— Max ? Qu'est-ce que tu fais là ? Je croyais que vous étiez partis tous les deux pour Atlanta ce matin ?

— Bridges a dû gérer une urgence au bureau, donc on part cet après-midi, expliqua-t-il en lui tendant l'enveloppe.

— Qu'est-ce que c'est ?

— Aucune idée.

Bernie l'ouvrit et en sortit un autre pli ivoire adressé à Jeremy, mais celui-ci avait écrit son nom à elle par-dessus. À l'intérieur, elle trouva une invitation de la part de la Texas Southwestern University pour participer à une soirée organisée en l'honneur de leurs plus importants donateurs. Apparemment, Jeremy en faisait partie, mais ce qui causa presque un infarctus à Bernie, ce fut la phrase manuscrite en travers : « Tu viens avec moi ? »

Elle mit quelques minutes à comprendre qu'il l'invitait, elle, à l'accompagner. Comme sa compagne. Cette simple idée la terrifiait.

Bon, la question ne se posait pas. Elle devait refuser. Bien qu'elle ait déjà participé à des événements de ce genre avec lui, les circonstances étaient alors totalement différentes. Elle n'avait rien à se mettre, ne savait pas comment se comporter vis-à-vis des gens fortunés, et ferait forcément une gaffe avant la fin de la soirée. Alors, Jeremy souhaiterait ne jamais l'avoir invitée. Bernie avait fréquenté la Texas Southwestern University, comme des milliers d'autres Texans, mais elle ne savait pas si cela jouait en sa faveur ou non.

Puis elle découvrit une petite flèche au coin inférieur droit de l'invitation, au bout de laquelle figurait le mot « tourner ». Bernie obéit donc. La page suivante était blanche à l'exception d'une phrase écrite de la main de Jeremy.

« Ne m'oblige pas à te supplier. »

Quand elle vit le dessin tracé à côté de ce message, elle en resta bouche bée d'incrédulité.

Un smiley ?

Elle n'en croyait pas ses yeux. Jeremy Bridges en personne lui avait dessiné un smiley ?

Le sournois.

Bernie n'était pas du genre cucul la praline, mais le fait que Jeremy ait recours à une fantaisie aussi ridicule pour la convaincre de venir lui réchauffait le cœur et la troublait. Comment pouvait-elle lui dire « non », maintenant ?

Elle prit un stylo et inscrivit un unique mot au recto de l'invitation : « Oui », auquel elle ajouta son propre smiley. Ensuite, elle remit le carton dans l'enveloppe en kraft et la rendit à Max.

— Est-ce que tu peux lui rapporter ça pour moi ? demanda-t-elle avec un sourire.

Max prit le pli avant de reporter son attention sur Bernie.

— J'espère que tu fais attention.

— De quoi tu parles ?

— Tu couches avec lui.

Bernie s'accorda un instant de réflexion.

— Quel esprit de déduction !

— Ouais, je suis un malin.

Pendant un long moment, ils gardèrent tous les deux le silence, mais Bernie devinait ce qu'il pensait.

— J'ai peur qu'il finisse par te faire souffrir, avoua finalement Max.

Bernie n'avait pas prévu une telle franchise.

— C'est toi qui trouvais que c'était une bonne idée que je travaille pour lui.

— C'était pour ta propre santé mentale. Si tu n'avais pas lâché ce boulot au musée, tu aurais fini par péter un câble et prendre des otages, rétorqua-t-il avant de marquer une pause. Je ne te parle pas de travail, là. On ne peut pas s'attendre à ce qu'un type comme lui change du jour au lendemain, Bernie. Ou qu'il change, tout court.

Bernie déglutit.

— Je n'attends rien de lui.

— J'espère.

— Il n'est pas comme je croyais.

— Il n'est pas non plus comme je croyais, mais il a toujours le pouvoir de t'en faire voir de toutes les couleurs.

— Ne t'inquiète pas pour moi, Max. Je ne crois pas aux contes de fées.

Les yeux de Max la passèrent au rayon X pendant un long moment, et Bernie fit tout pour ne pas ciller. Finalement, il hocha la tête.

— Sois prudente, d'accord ?

Elle acquiesça et Max sortit.

Bernie s'assit derrière son bureau tandis que les paroles de Max résonnaient encore dans sa tête. Ces mots, elle se les répétait toute seule depuis plusieurs semaines, mais elle avait dit la vérité à Max : elle ne croyait pas aux contes de fées et elle avait parfaitement conscience des défauts de Jeremy. Toutefois, s'il s'avérait qu'ils n'avaient aucun avenir ensemble, elle profiterait au maximum de tout ce que le présent pouvait lui apporter.

Bon, si elle allait à cette soirée, elle avait trois jours pour faire disparaître la femme enceinte mal fagotée et se transformer en… elle ne savait pas exactement mais, en tout cas, en une créature un peu plus attirante.

Une fois là-bas, elle sourirait, s'amuserait et ferait de son mieux pour oublier qui elle était et pour avoir l'air d'être à sa place au côté d'un homme tel que Jeremy. Elle ignorait totalement comment en arriver là, mais il voulait qu'elle l'accompagne, donc fini de geindre et au boulot !

Quand elle eut avancé dans son travail, elle appela Teresa pour lui demander de l'aide pour les vêtements, le maquillage et tout le reste. Malheureusement, ce fut Bill qui répondit, lui expliquant que Teresa avait emmené les enfants passer une semaine chez sa mère aux chutes de Wichita. En raccrochant, Bernie s'aperçut qu'elle n'avait qu'une seule autre amie sur qui compter pour ce genre de coup de main. Cette pensée l'effrayait un peu, mais avait-elle le choix ?

Elle composa donc le numéro de Lawanda et lui annonça qu'elle avait besoin d'aide.

— Pour quoi ? s'enquit sa collègue.

— Je dois me rendre à une soirée habillée et je n'ai rien à me mettre. Je me disais que tu pourrais peut-être m'aider à trouver quelque chose.

Bernie sentit presque le sourire de Lawanda à l'autre bout du fil.

— Du shopping ? Tu veux que je fasse du shopping ? Tu sais bien que je suis la reine du shopping !

— Bon, écoute-moi bien, répondit Bernie. Il me faut une tenue discrète, sinon, je me sentirai ridicule. Je sais que tu aimes t'habiller de façon un peu… extravagante.

— Parce que je choisis des vêtements en concordance avec ma personnalité flamboyante, expliqua Lawanda. Les habits doivent correspondre à celles qui les portent. Mais tu auras beau me supplier, tu n'iras pas là-bas en vert kaki.

— Et souviens-toi que je suis enceinte et grosse et…

— Tu oublies que tu t'adresses à une ronde. Est-ce que ça m'empêche d'avoir du goût et du style ? Non.

— Est-ce que je peux juste porter du noir ?

— Tu as autre chose que des fringues noires ?

— Euh… Je suis sûre que oui. (Elle réfléchit un instant.) Je dois avoir ça quelque part.

— S'il te voit tout le temps en noir, il faut que tu portes autre chose. Secoue-le un petit peu.

— Et j'ai aussi besoin de quelques conseils en matière de maquillage. Discret.

— Ah ! s'exclama Lawanda sur un ton malicieux. Donc, tu veux la totale. Tu es très maligne. Ça me plaît.

Bernie songea aux faux cils de son amie et elle se mit à prier intérieurement.

— T'inquiète, reprit Lawanda. Quand j'en aurai fini avec toi, tu seras belle à tomber par terre.

Chapitre 28

Trois jours plus tard, Jeremy et Max prenaient un avion pour Dallas. Leur vol avait une heure de retard, ce qui contrariait Jeremy au plus haut point. Cela signifiait qu'il aurait à peine le temps de repasser chez lui pour enfiler son costume avant de partir pour l'université avec Bernie.

Quand il lui avait envoyé l'invitation, il s'était attendu à devoir insister pour qu'elle vienne, mais il avait été agréablement surpris de constater qu'elle acceptait immédiatement.

Tout se passe bien, se dit-il. *Extrêmement bien.*

Dès que l'avion atteignit son altitude de croisière, Jeremy ferma les yeux, posa la tête sur le dossier et repensa à sa dernière nuit d'amour avec Bernie. L'idée de coucher avec elle une deuxième fois l'obsédait depuis la première, mais il n'avait pas prévu que les choses se passeraient ainsi. Ils y étaient allés lentement, en douceur, comme dans un rêve ; chaque moment était unique et intense ; mais tous ses chuchotements, ses petits cris et ses frissons de plaisir lui avaient indiqué combien elle avait envie de lui. Il revoyait encore son expression quand elle avait levé les yeux sur lui en susurrant son nom, et il lui tardait de l'entendre encore des centaines de fois.

S'il était obsédé avant cela, à présent, son sentiment relevait du fanatisme. Ce soir, dès qu'ils rentreraient de la soirée, il entraînerait Bernie à l'étage, tout droit dans son lit.

— Puis-je vous proposer un coussin, monsieur ?

Agacé qu'on interrompe le fil de ses pensées, Jeremy ouvrit les yeux. Depuis l'embarquement, l'hôtesse de la première classe lui tournait autour. Cette blonde splendide, aux seins refaits mais néanmoins spectaculaires, avait récité ses consignes de sécurité sans le quitter du regard avec un sourire subtilement engageant.

— Non merci, refusa Jeremy.

Il entreprit de refermer ses paupières, mais le jeu de séduction démarra sérieusement. Tout d'abord, elle posa des questions classiques d'hôtesse de l'air, mais sur un ton aguicheur. Ensuite, elle s'aventura dans des domaines plus personnels afin de découvrir où il habitait, quel était son statut marital et à combien chiffrait son compte en banque. Quand ils entamèrent leur descente vers Dallas, Jeremy s'étonna qu'elle ne l'ait pas encore pris par la main et entraîné dans les toilettes pour un voyage au septième ciel.

L'avant-bras posé sur l'appuie-tête du siège situé en face de Jeremy, elle se pencha vers lui.

— Je m'appelle Jennifer, se présenta-t-elle d'une voix basse et sensuelle. Si ça vous tente, passez-moi un coup de fil.

Elle lui remit un bout de papier avant de s'en aller pour se préparer à l'atterrissage.

Jeremy ne comptait plus ce genre d'anecdotes. La plupart du temps, si les femmes lui plaisaient suffisamment, il acceptait leur proposition.

Il se souvint alors de l'époque où Bernie était encore son garde du corps. Elle le regardait collectionner ces petits morceaux de papier, généralement en levant les yeux au plafond et en ajoutant une ou deux réflexions sarcastiques. Jeremy sourit intérieurement. Ce trait de caractère lui plaisait : il ne se posait aucune question sur ce qu'elle pensait, car elle était toujours prompte à le lui dire.

Sans même déplier le petit billet, il le chiffonna dans son poing avant de le fourrer dans le range-magazines à l'arrière du siège de devant.

— Vous devriez garder ça, murmura Max. Elle était canon.

— Non. Elle ne me dit rien.

— Si je puis me permettre, je ne suis pas d'accord. Elle vous dirait – et vous ferait – beaucoup de choses.

— Max, vous me poussez au vice.

— Oui, monsieur.

— J'ai l'impression que vous testez l'intérêt que je porte à une femme d'un tout autre ordre.

— Dites-moi si c'est déplacé de ma part.

Étrangement, Jeremy ne le ressentait pas du tout ainsi. À une certaine époque, les réflexions du garde du corps l'auraient excédé, mais Jeremy appréciait désormais de constater que Bernie bénéficiait du soutien d'autres personnes.

— Vous tenez beaucoup à elle, n'est-ce pas ? s'enquit-il.

— On se connaît depuis très longtemps.

— Elle compte énormément pour moi aussi, Max. Ne vous inquiétez pas.

Max hocha la tête et retourna à son état comateux, permettant à Jeremy de refermer les yeux pour laisser son esprit vagabonder une dernière fois en attendant de revoir Bernie. Celle-ci lui avait dit qu'elle le retrouverait chez lui et qu'ils partiraient de là.

Il avait hâte d'y être.

Il dut patienter encore une heure et demie. En arrivant, il se doucha rapidement, enfila son smoking et redescendit au rez-de-chaussée. Quand il entra dans la cuisine, il découvrit Bernie assise à la table du coin petit déjeuner. Elle se contemplait dans un petit miroir de poche. Dès qu'il entra dans la pièce, elle leva les yeux et, d'un air gêné, elle ferma l'objet et le rangea dans son sac à main. Elle se leva en s'agitant et en se renfrognant. Jeremy savait qu'elle s'attendait à une remarque de sa part, mais il resta sans voix. La femme qui se tenait devant lui était toujours Bernie, mais dans une version différente dont on aurait arrondi les angles, et cela lui plaisait.

Ses cheveux étaient relevés en un de ces chignons un peu lâches et terriblement sexy, attachés avec deux barrettes en strass qu'il ne l'aurait jamais crue capable de porter. Son maquillage, très discret, suffisait pourtant à faire ressortir ses traits, en particulier ses longs cils noirs. Sa robe en satin bleu roi moulait sa poitrine, ses hanches et son ventre arrondi, puis elle retombait jusqu'à ses chevilles en plissant légèrement. Le décolleté était bas, mais pas plongeant. Jeremy remarquait pour la première fois ses jolies épaules, mises en valeur par le diamant qui pendait à son cou.

— Waouh ! s'exclama-t-il.

— C'est un bon « waouh » ou un mauvais « waouh » ? demanda Bernie en tressaillant.

— Disons que tu es tellement ravissante dans cette robe que je n'ai qu'une envie : te la retirer, expliqua-t-il en s'approchant d'elle.

Bernie ne se défaisait pas de sa mine inquiète.

— Tu es sûr que ça va ?

— Oh oui ! Sûr et certain.

— Et les cheveux ? Je ne suis pas coiffée trop bizarrement ? C'est mon amie Lawanda qui m'a aidée. Je lui ai dit que c'était bizarre, mais elle a répondu que c'était parfait.

— Lawanda est une femme bien avisée.

Jeremy se pencha pour l'embrasser, mais elle posa la main sur son torse.

— Non, tu ne peux pas faire ça, sinon tu vas étaler mon rouge à lèvres et je n'arriverai pas à le remettre.

— Et si je t'embrasse là, plutôt ? demanda-t-il en déposant un baiser dans le cou de Bernie.

— C'est bon. Même moi, je sais qu'on ne met pas de rouge à lèvres dans le cou.

— Quelle intelligence !

— Tu es sûr que je suis bien ?

— Allons demander un second avis.

Ils sortirent de la maison et prirent la direction de la limousine, où Max attendait, appuyé contre la portière arrière. Comme ils approchaient, Jeremy détecta le moment exact où le garde du corps avisa Bernie. Ce dernier s'écarta de la voiture et, comme au ralenti, il retira ses lunettes de soleil d'un air époustouflé.

— Putain de merde ! jura-t-il. Bernie ?

— Voyons, Max, le rabroua Jeremy. On ne reluque pas la copine du boss.

— Si tu ne veux pas qu'elle te mette une raclée, ajouta Bernie.

— Ne faites pas attention à ce qu'elle dit, reprit Jeremy. Elle ne se rend pas compte de sa beauté.

— Est-ce qu'elle s'est regardée dans un miroir ?

— Blocage psychologique, expliqua Jeremy en se tapotant la tempe.

— Vous voulez bien vous taire, tous les deux ? intervint Bernie. On va être en retard.

Max leur ouvrit la portière et ils entrèrent dans la voiture. Le garde du corps s'assit à l'avant, à côté de Carlos, laissant Jeremy et Bernie seuls à l'arrière. Tandis qu'ils se dirigeaient vers l'entrée du domaine, Jeremy se pencha vers Bernie pour lui parler tout bas.

— Je te sens un peu tendue, dit-il. Il n'y a pas de raison.

— C'est juste que je n'ai pas l'habitude de fréquenter ce genre de personnes, lui confia-t-elle dans un profond soupir.

Tu es sûr que ma tenue convient ? J'ai l'impression que vous essayez seulement de me rassurer, toi et Max.

— Bernie, quand Max t'a vue, sa langue pendait tellement bas que j'ai cru qu'il allait marcher dessus. Tu es magnifique. Et j'ai vraiment envie que tu t'amuses ce soir.

Elle acquiesça, mais il comprit qu'elle était toujours mal à l'aise. Au même moment, elle regarda le cou de Jeremy et, troublée, elle fronça les sourcils.

— Attends une minute. Tu as noué ta cravate ?

— Ça fait des années que tu me répètes de le faire, non ?

— Euh… si.

Pourtant, elle ne le quittait pas des yeux. Finalement, elle tira dessus jusqu'à ce que le nœud se défasse.

— Eh ! protesta-t-il. Ça m'a pris dix minutes pour le réussir. J'étais fier de moi.

Bernie saisit les deux extrémités de la cravate, tira Jeremy vers elle et l'embrassa.

— Si tu la noues, comment on va faire pour te reconnaître ?

Elle conclut par un sourire, dont il se délecta pendant un long moment d'insouciance en se demandant pourquoi elle avait toujours été aussi avare de sourires alors que cela illuminait son visage comme un rayon de soleil. Il y avait bien longtemps que Jeremy n'attendait plus les soirées de ce genre avec impatience, mais aujourd'hui…

Aujourd'hui, ce serait magique.

Vingt minutes plus tard, Carlos engageait la limousine sur la propriété de la Texas Southwestern University, jusqu'à l'entrée du bâtiment dans lequel se tenait la célébration. D'un bond, il sortit de la voiture et ouvrit à Bernie avec une déférence qu'il ne lui avait jamais témoignée auparavant. Carlos craignait un peu trop son patron pour s'attarder sur les attributs physiques de sa compagne, mais Jeremy comprit qu'il la voyait sous un nouveau jour. Il espérait simplement qu'elle appréciait ce comportement.

Quand ils pénétrèrent dans la salle de bal, Bernie écarquilla les yeux d'émerveillement.

— Mon Dieu ! s'exclama-t-elle. Comme c'est beau !

En réalité, rien ne changeait vraiment des autres événements du genre auxquels il avait assisté : des tissus vaporeux recouvraient les murs, parsemés de minuscules lumières blanches ; un quartette d'instruments à cordes jouait un classique apaisant ; les sculptures de glace abondaient ; un buffet gargantuesque s'étendait d'un mur à l'autre. Pourtant, à en juger par le regard de Bernie, celle-ci s'imaginait avoir passé les portes du paradis.

— Tu as déjà assisté à des soirées comme celle-ci avec moi, lui rappela-t-il.

— J'étais en position de spectatrice, précisa-t-elle d'une voix étouffée. Aujourd'hui, c'est différent.

Durant l'heure qui suivit, une dizaine de personnes vint discuter avec Jeremy. Quand ce dernier présenta Bernie, il vit plus d'un regard la balayer de la tête aux pieds. Après cette nuit, les rumeurs iraient bon train à propos de sa venue en compagnie d'une femme enceinte, et il n'en espérait pas moins.

— Tout le monde se pose des questions sur nous, commenta Bernie tandis qu'ils s'éloignaient du groupe avec qui ils venaient de discuter.

— Pourquoi ? Parce que tu es enceinte ?

— Euh… oui.

— Ça te dérange ?

— Non, mais je croyais que ça t'ennuierait, toi.

— Tu te trompais. Allons danser.

Elle lui décocha un coup d'œil stupéfait.

— Est-ce que j'ai l'air de savoir danser ?

— Viens, c'est facile, répondit-il en la prenant par la main.

— Jeremy…

Il inclina la tête et susurra à son oreille.

— C'est la seule façon que j'aie de poser mes mains sur toi en public sans qu'on me jette à la porte.

— J'ai changé d'avis, déclara-t-elle. Allons danser.

Une fois sur la piste, il la fit tourner face à lui. Il la vit regarder brièvement les autres femmes avant de poser une main sur son épaule de la même façon qu'elles. Il prit son autre main dans la sienne et bougea en musique. Une minute après, il la sentit se détendre.

— Tu vois ? Ce n'est pas si difficile, si ?

— Non, tant que je te suis.

Pendant qu'ils dansaient sur la piste, Jeremy caressait délicatement le dos de Bernie en imaginant déjà à quelle vitesse il pourrait l'extraire de cette robe quand ils rentreraient à la maison. Songeant qu'il pourrait bien découvrir autre chose que des sous-vêtements en coton blanc en dessous, l'impatience s'empara de lui. Et si cela l'aidait à se sentir jolie, il lui en achèterait un camion entier.

Quand des applaudissements polis ponctuèrent la chanson, Bernie fit une grimace.

— Il faut que je m'asseye un peu, déclara-t-elle. Ces chaussures me font un mal de chien.

— Dans ce cas, pourquoi tu les portes ?

— Parce que, d'après Lawanda, il faut souffrir pour être belle.

— Débarrasse-t'en.

— Non. Si je me promène pieds nus, je ressemblerai à ton amie de l'Arkansas.

— Trouvons une table.

Jeremy tira une chaise pour Bernie, qui s'y assit avec un soupir libérateur.

— Voilà. C'est mieux. Mais je suis sûre que j'ai des ampoules sur mes ampoules.

— Je vais chercher à boire, annonça Jeremy. Tu veux que je te rapporte quelque chose ?

— Non merci.

— Je reviens tout de suite.

Il serpenta à travers la foule pour atteindre le bar, au coin de la pièce, où il demanda au barman un whiskey et un verre d'eau.

— Dieu merci, tu es venu.

Jeremy se tourna et se retrouva nez à nez avec Phil.

— Deuxième martini, indiqua celui-ci en levant son verre et en désignant Alexis, au milieu d'un groupe de femmes. Tu savais que cinq femmes qui parlent ne sont pas cinq fois plus bruyantes qu'une seule, mais cinq fois au carré ?

— N'arrête pas de boire, lui conseilla Jeremy. Tu vas bientôt t'évanouir et tu ne les entendras plus.

— J'y travaille.

Jeremy prit son whiskey et l'eau sur le bar avant de se retourner vers Phil.

— Alors comme ça, tu es venu avec Bernie, commenta Phil.

— Exact.

— Alexis est aux anges. Elle veut la rencontrer.

— Et j'aimerais que Bernie la rencontre.

— Et il n'y a toujours rien entre vous ?

— Je ne dirais pas ça, répondit Jeremy en buvant une gorgée.

— Ah ! Tu as enfin compris, lança Phil avec un large sourire.

Peut-être.

De toute sa vie, Jeremy n'avait jamais été aussi captivé par une femme, au point de ne plus pouvoir détacher son regard d'elle. En revanche, il n'avait pas quitté Bernie des yeux plus de quelques secondes de toute la soirée.

— Elle est splendide, ce soir, non ?

— Je dois avouer que oui. Je l'ai à peine reconnue. Et dire qu'elle était sous ton nez depuis le début.

Jeremy non plus n'en revenait pas. Toutefois, elle ne correspondait plus à la femme tendue et sérieuse qu'il connaissait depuis tant d'années. Celle-ci semblait s'être évanouie dans la nature pour être remplacée par une personne rayonnante de joie et de légèreté.

— Désolé, Phil, s'excusa Jeremy. Il faut que j'y retourne.

Phil soupira.

— Tu veux dire que je vais passer la soirée seul à écouter ces poules caqueter ?

— J'en ai bien peur.

Phil regarda Bernie avec un sourire.

— Je te comprends parfaitement, vieux.

Jeremy repartit à travers l'assemblée, vers leur table. À mi-chemin, il vit un homme s'approcher de Bernie et lui tapoter l'épaule. Elle pivota légèrement et un grand sourire éclaira son visage. Bernie se leva et, sans que Jeremy ait le temps de dire « ouf », elle serra l'inconnu dans ses bras.

Transpercé par un éclair de jalousie, Jeremy s'arrêta net. Grand, pas vilain, ce type devait approcher de la quarantaine, et Bernie semblait extrêmement contente de le voir. Que Max et Carlos apprécient la splendeur de Bernie, d'accord – Jeremy avait une emprise sur leur comportement –, mais ce type... D'où sortait-il, d'abord ?

Jeremy poursuivit son chemin à travers la foule et se posta à côté de Bernie.

— Jeremy ! s'exclama-t-elle. Où étais-tu ? Il faut que je te présente Kyle.

Non, ne te sens pas obligée.

L'inconnu le gratifia d'un grand sourire et lui serra la main.

— Kyle Davenport.

Enchanté. Maintenant, dégage, songea Jeremy.

— Kyle était dans ma classe à la fac, expliqua Bernie. Nous vivions dans la même résidence universitaire.

Le type se détourna de Jeremy comme si celui-ci n'existait même pas et reporta son attention sur Bernie avec un sourire approbateur.

— C'est tellement bon de te revoir. Je t'ai à peine reconnue. Tu es magnifique.

— Merci, répondit-elle, radieuse. Toi aussi.

— Oh ! Tu te souviens du jour où le docteur Perez a mis le feu à ses cheveux, en cours de microbiologie ? lui demanda Kyle.

Bernie éclata de rire.

— Comment oublier ça ?

Ils se mirent à rire en stéréo et, sans savoir pourquoi, Jeremy en fut excédé.

— Ça alors ! ironisa-t-il. Ça devait être hilarant.

Bernie se tourna vers lui.

— Le docteur Perez s'est penchée pour regarder dans un microscope. Elle n'avait pas remarqué que le bec Bunsen était si près. Du coup, quand elle s'est redressée, ses cheveux étaient en feu.

— Elle n'a pas compris ce qui lui arrivait quand Bernie s'est mise à lui taper sur la tête avec un cahier, gloussa Kyle.

Ouais, bon, c'est vraiment tordant. Je suis sûr que tu en as des millions, comme ça. Va les raconter ailleurs.

Mais non. Ils continuèrent leur conversation. Jeremy dut supporter des souvenirs en tous genres, de la machine à laver de leur résidence qui mangeait les pièces de monnaie à une fête au cours de laquelle un étudiant était tellement ivre qu'il avait jeté son propre matelas par la fenêtre du deuxième étage.

Jeremy entendit qu'on l'appelait. Il fit volte-face et découvrit le président de l'université derrière lui, en train de parler à deux autres donateurs.

— Pouvez-vous vous joindre à nous un instant ? s'enquit-il.

Jeremy leva le doigt en se tournant vers Bernie.

— Le président souhaite me parler.

— Vas-y, l'encouragea-t-elle. Ne t'en fais pas pour moi.

Non. Ce n'était pas la réponse qu'il attendait. Il espérait davantage quelque chose du genre « au revoir, Kyle » tandis qu'elle l'aurait accompagné auprès du président.

— Ne vous en faites pas, intervint Kyle en souriant avec un entrain irritant. Je prendrai bien soin d'elle. Nous avons beaucoup de temps à rattraper.

Un picotement de jalousie aiguë crispa tous les muscles de Jeremy, mais il ne le montrerait pas pour tout l'or du monde. Il se contenta de hocher la tête comme si cela lui était égal, et rejoignit le groupe du président. Durant les dix minutes qui suivirent, il dut écouter des bavardages interminables à propos du projet de construire une nouvelle aile qui hébergerait l'école de commerce. Jeremy, quant à lui, ne rêvait que d'une chose : empoigner Bernie, l'emmener chez lui et la traîner directement dans son lit pour s'assurer qu'elle oublie jusqu'au nom de ce type avant que le jour se lève.

Du coin de l'œil, il vit Kyle sortir de son portefeuille deux cartes de visite qu'il remit à Bernie. Celle-ci en rangea une dans son sac et retourna l'autre pour écrire au verso avant de la rendre à son propriétaire.

Bon, ça suffit. J'en ai marre.

Au moment où il s'extirpait de la conversation avec le président, Kyle serra encore Bernie dans ses bras et s'éloigna. Jeremy revint au côté de sa compagne, qui le prit par le bras.

— Il est sympa, ce Kyle, hein ? avança Jeremy.

— Oui !

— Vous sortiez ensemble, à la fac ?

— Non. Nous étions seulement amis.

— Il ne porte pas d'alliance.

— Il a divorcé il y a quelques années.

Alerte rouge !

— Il t'a laissé sa carte, souligna Jeremy.

— Ouais. On va prendre un café ensemble jeudi pour discuter un peu plus longuement.

Jeremy faillit s'étrangler. Un café ? Un café ! Ignorait-elle qu'il s'agissait d'un message codé pour dire « j'ai envie de coucher avec toi » ?

Peut-être le savait-elle.

Alors, Jeremy comprit l'horrible vérité : il n'avait pas la moindre emprise sur Bernie. Absolument aucune. Certes, il était le père de ses enfants, mais elle restait aux commandes de sa propre vie et elle lui avait bien fait comprendre qu'elle entendait la mener comme il lui chantait.

Une question demeurait : quelle place occuperait Jeremy ?

Il devinait ce qui se passerait après le rendez-vous de Bernie avec ce type. Ils commenceraient à sortir ensemble, ils se fianceraient, ils se marieraient et, bientôt, Jeremy ne représenterait rien d'autre que le père du week-end qui viendrait chercher les enfants le vendredi et les ramènerait le dimanche, encaissant les regards noirs de l'époux, en faisant des tonnes avec les gosses et les rendant pourris-gâtés. Il serait la cinquième roue du carrosse ; le père biologique, mais pas essentiel dans le quotidien de ses enfants, et virtuellement inexistant aux yeux de Bernie. Pire : pour le restant de ses jours, il serait condamné à l'imaginer faisant l'amour avec un autre homme... C'était absolument intolérable.

Jeremy considérait toutes les autres femmes comme des conquêtes. Dès qu'il couchait avec elles, tout désir pour elles disparaissait. En revanche, faire l'amour avec Bernie avait littéralement attisé son attirance pour elle. Cette réaction le troublait, le perturbait, comme si ses émotions ne lui appartenaient plus. Désormais, Bernie les contrôlait, et chaque sourire qu'elle accordait à un autre homme fendait le cœur de Jeremy comme un coup de couteau. Les moments de complicité partagés ensemble ne semblaient plus rien signifier pour elle.

Quand ils quittèrent l'université, une demi-heure plus tard, il avait les nerfs en pelote. Une fois dans la limousine, Bernie se débarrassa de ses chaussures avec un sourire satisfait. Jeremy regarda ses pieds et fut abasourdi.

—Du vernis rouge ? s'étonna-t-il.

—C'est Lawanda qui me l'a mis. Elle a utilisé du nacré pour mes mains, mais elle a décidé que je devais porter du rouge aux pieds même si ça ne se voyait pas. D'après elle, le simple fait de le savoir doit m'aider à me sentir plus tigresse.

—Et c'est le cas ?

—Quoi ?

—Tu te sens plus tigresse ?

Elle éclata de rire.

—Oui, un peu. (Elle se tourna légèrement, croisa les bras et posa sa joue sur le dossier en cuir.) Merci beaucoup de m'avoir invitée ce soir, reprit-elle avec un sourire. J'ai passé une soirée merveilleuse.

Dès qu'elle ouvrait la bouche, elle ne parvenait qu'à l'énerver davantage. La Bernie qu'il connaissait aurait dû être écœurée par le vernis à ongles et se sentir mal à l'aise dans une réception formelle. Cette Bernie-ci était belle, bavardait avec d'autres hommes et se sentait plus tigresse.

— Quel est le problème ? s'enquit-elle en perdant son sourire.

— Rien.

— Tu boudes.

— Ma journée a été longue.

— Comment s'est passé le voyage de retour d'Atlanta ?

— Bien.

— Et tes réunions ?

— Je te dis que tout va bien, mentit Jeremy. Je suis juste pressé de rentrer et de me débarrasser de ce costard. Je t'assure, j'ai juste eu une longue journée.

Dix minutes plus tard, leur voiture arrivait chez lui. Carlos et Max partirent. Jeremy et Bernie entrèrent par la cuisine. Elle posa son sac sur la table du petit déjeuner et il l'attira dans ses bras pour l'embrasser.

— Merci pour cette merveilleuse soirée, dit-elle.

— Ce n'est pas encore fini, objecta Jeremy. Reste avec moi cette nuit.

— D'accord, accepta Bernie en souriant. Mais il faut que je parte aux premières lueurs du jour demain.

— Pourquoi ? demanda Jeremy en fronçant les sourcils.

— Les gars viennent m'aider à peindre la chambre pour les enfants.

Cela intrigua Jeremy.

— Cette pièce vient d'être repeinte.

— Je sais, mais pas dans des couleurs de bébés.

— Tes amis n'ont pas besoin de faire ça. Choisis une couleur et envoie les ouvriers. Ils s'en chargeront.

— Arrête, Jeremy. Ce n'est pas drôle si des professionnels s'en occupent. En plus, ça coûte les yeux de la tête, alors que les gars ne me réclament que deux boîtes de donuts.

Comme Jeremy imaginait tout le groupe chez Bernie, un sentiment des plus étranges l'envahit. Elle allait s'amuser avec ses amis, peindre la chambre de ses enfants à lui, et où serait-il ?

Chez lui, tout seul.

— OK, rétorqua-t-il en haussant les épaules d'un air dégagé. Fais ce que tu veux.

Que pouvait-il dire d'autre ?

Le regard scrutateur de Bernie reparut.

— Bon, tu te comportes bizarrement depuis qu'on a quitté l'université. Qu'est-ce qui se passe ?

Pendant tout le trajet, les « si » s'étaient accumulés dans l'esprit de Jeremy et menaçaient désormais de le faire exploser. Bernie pensait que les hommes ne s'intéressaient pas à elle, mais elle se fourvoyait. Elle pouvait avoir des centaines de types sur cette planète et Jeremy était certain que, quand elle s'en apercevrait, elle voudrait rattraper le temps perdu en goûtant à certains d'entre eux. Très vite, un type s'accrocherait à elle – peut-être Kyle, après leur café – et Jeremy resterait en plan. De plus, Bernie avait des amis ; des amis de longue date, proches et qui savaient monter des berceaux et peindre des chambres de bébés. Elle avait aussi une mère qui l'aimait. À la lumière de tous ces éléments, Jeremy ne voyait pour lui qu'une seule façon de rester dans sa vie sans être mis de côté et finalement jeté aux oubliettes : en lui proposant ce qu'aucune femme saine d'esprit ne pouvait refuser.

Il retira son manteau et le posa sur le dossier d'une chaise avant de faire face à Bernie.

— J'ai une proposition à te faire.

Elle s'approcha de lui en souriant et elle lui passa les bras autour du cou.

— Je t'écoute.

— Je crois que nous devrions nous marier, annonça-t-il.

Chapitre 29

Bernie n'avait jamais été aussi si sidérée de toute sa vie. Les bras lui en tombèrent et elle recula.

— Qu'est-ce que tu as dit ?

— Je crois que nous devrions nous marier, répéta Jeremy.

Quand elle réussit à surmonter sa stupéfaction, une part d'elle voulut se jeter au cou de Jeremy en criant : « Oui ! Bien sûr que je veux t'épouser ! » Après tout, n'y avait-elle pas songé des dizaines de fois depuis leur nuit d'amour, trois jours plus tôt ? N'avait-elle pas rêvé qu'il tombe soudain amoureux d'elle, qu'ils se marient et qu'ils vivent heureux à tout jamais ?

Pourtant, bien qu'elle entretienne ces pensées, elle connaissait le danger des fantasmes ; il ne fallait surtout pas espérer qu'ils se réalisent. Tout se passait bien entre eux, mais une proposition de mariage ne cadrait pas avec la situation présente.

— Je ne suis pas sûre d'avoir bien entendu, déclara Bernie. Est-ce que tu me demandes de t'épouser ?

— J'y ai réfléchi et j'en ai conclu que c'était logique.

— Logique ?

— Tu dis que tu risques de ne jamais te marier, et ça ne semble pas écrit pour moi non plus. Nous avons deux bébés à élever. Si nous formons un seul foyer, ce sera plus facile.

— Voyons si je pige tout, répondit Bernie. Tu veux te marier avec moi parce que ça te faciliteras la vie ?

— Notre vie à tous les deux.

— C'est de la folie.

— Tu crois ? demanda-t-il en retirant sa cravate pour la jeter sur la table. On est bien ensemble, non ?

— Oui, mais…

— Et tu aimais habiter ici, pas vrai ?

— Bien sûr que oui, mais…

— Je t'offrirai tout ce dont tu auras envie ou besoin, ainsi qu'à nos enfants, promit-il en s'approchant de quelques pas. Réfléchis-y, Bernie. Pense aux avantages que t'apporterait un mariage avec un homme comme moi.

Elle imaginait sans peine ces avantages, mais cela ne ressemblait pas à une demande en mariage. Jeremy donnait l'impression de négocier la fusion de deux entreprises, ce qui gênait Bernie. Malgré son manque de sentimentalisme, elle imaginait les demandes en mariage avec une bague et au moins une petite allusion à ce qu'il éprouvait pour elle, mais Jeremy ne lui proposait rien de tel.

Loin de là.

— Je vois d'ici le contrat de mariage que tu voudras me faire signer, répliqua-t-elle. Est-ce qu'il y aura assez de papier sur la planète pour l'imprimer ?

— C'est une nécessité. Sinon, tu pourrais demander le divorce dans un mois et prendre la moitié de ce qui m'appartient. Dans ma situation, il faudrait être stupide pour foncer tête baissée dans un mariage.

— Dans n'importe quelle situation, il faudrait être stupide pour foncer tête baissée dans un mariage.

— Si c'est la meilleure chose à faire, le temps n'y changera rien.

— Non. Je te dis que c'est de la folie.

— Je t'ai expliqué la logique.

— Génial ! Rappelle-moi quand tu auras rédigé un plan de développement pour cette petite histoire.

— Tu es aussi pragmatique que moi. Pourquoi es-tu surprise ?

— Je ne comprends pas. Si tu veux juste que les bébés et moi habitions ici, nous n'avons pas besoin de nous marier.

— Ah bon ? Tu dis que tu risques de ne jamais te marier mais, si ça se produit, qu'est-ce que tu feras de moi ? Je n'aurai les petits que le week-end ? Je n'ai pas l'intention de laisser un autre homme avoir plus d'emprise que moi sur mes enfants.

Tout d'un coup, la lumière se fit et Bernie comprit le véritable fond du problème.

— OK, je vois. C'est une affaire d'emprise. Jeremy, il faut que tu dépasses ça.

— Je n'ai rien à dépasser.

— Je t'en prie. Je n'ai jamais vu quelqu'un s'acharner autant à obtenir ce qu'il voulait, quel qu'en soit le prix. Tu veux gérer ma vie et celle des bébés, mais tout ne peut pas toujours être comme tu veux.

— Tu auras tout ce que tu voudras aussi.

— Comme quoi ?

— Comme un bel endroit où vivre. Tout ce dont toi et les enfants pourriez rêver. Tu ne travailleras que si tu en as envie.

— Et où est-ce que je dormirai ? s'enquit-elle.

Pour la première fois, Jeremy parut légèrement troublé.

— Où tu voudras.

— Et si c'est dans le lit d'un autre homme ?

— Quoi ? Alors que nous serons mariés ?

— Mais tu ne me proposes pas un vrai mariage, si ?

— Je te propose ce qu'il y a de mieux. Tu ne comprends pas ? Pour toi, pour nos enfants…

— Ça ne m'intéresse pas.

— Bon sang, Bernie ! s'exclama-t-il en levant les mains au ciel. Je t'offre l'univers entier, et tu ne veux pas m'épouser ? Qu'est-ce qui ne va pas chez toi ?

— Je mérite mieux que ça.

— Mieux que cette saleté d'univers ?

— Tu rapportes tout à l'argent, rétorqua-t-elle. Tu crois que si tu en jettes assez à la tête des gens, ils obéiront à tes ordres. Je sais que tu n'y crois pas, mais l'argent ne peut pas tout acheter.

— Putain ! Tu veux bien arrêter de jouer les moralisatrices ? Tu fais comme si l'argent n'était pas important pour toi, mais c'est faux. Tu en as besoin, et pas qu'un peu.

— Et tu crèves d'envie que j'accepte ton fric parce que tu n'as rien d'autre à donner.

Jeremy leva lentement le menton en plissant les yeux. Depuis qu'elle le connaissait, Bernie ne l'avait jamais vu vraiment en colère. Agacé, peut-être ; contrarié, oui ; mais son visage n'avait jamais manifesté la fureur qu'il exprimait en cet instant.

— Si tu avais dû t'extraire du cloaque dans lequel j'ai grandi, tu comprendrais comment ton regard sur le monde peut changer, lança-t-il avec feu. Je me suis construit cette vie à la sueur de mon front et je ne m'en excuserai pas.

— Oui, ta vie est incroyable. Exactement celle dont un enfant démuni et désespérément malheureux pourrait rêver.

— Qu'est-ce que tu racontes ? demanda Jeremy en fronçant les sourcils.

— Quand tu parles, on t'écoute. Personne ne te refuse rien. Tu possèdes tous les jouets dont tu as toujours rêvé. Tu t'es bâti un château plein de jolies choses sur un domaine qui ressemble à *Disney World*. Tu conduis des voitures de rêve, tu voyages en jet, tu t'entoures de belles princesses blondes qui répondent à tes moindres caprices et tu continues à construire parce que c'est tout ce que tu sais faire, en attendant le jour où tu en auras enfin assez et où le bonheur frappera à ta porte.

— Tu ne sais pas de quoi tu parles, rétorqua Jeremy en la fusillant du regard.

Elle avança d'un pas vers lui, la gorge serrée par l'émotion. Elle leva la tête pour le regarder droit dans les yeux.

— Tu n'as jamais aimé personne, n'est-ce pas ? Même pas quand tu étais petit. (Les yeux de Bernie s'emplirent de larmes et sa voix mua en un murmure plaintif.) Tu n'avais personne pour te montrer comment faire.

— Je n'en ai pas besoin, répliqua-t-il sur un ton de plus en plus menaçant.

— Donc, tu t'es forgé un monde où l'argent et le sexe facile tiennent lieu de relations, et tu ne comprends pas pourquoi tu es encore malheureux.

— Bernie…

— Et les femmes. Mon Dieu, Jeremy ! Ça ne fait qu'aggraver les choses. Tu ne peux pas tenir les gens à distance pendant toutes ces années sans que ça te nuise.

— Je t'ai dit d'arrêter.

— Tu vas avoir des bébés, maintenant. Tu as une chance de vivre quelque chose de bien, de vrai et de durable. Avec eux, tu peux être le papa que ton père n'a pas été avec toi, mais j'ai peur de ce qui arrivera. Je crains que, si tu ne baisses pas ta garde et si tu ne te concentres pas sur ce qui est important en apprenant à vraiment les aimer…

— Mais laisse-moi tranquille, putain !

Le hurlement de Jeremy résonna dans la cuisine. Choquée par cette soudaine explosion, Bernie eut un mouvement de recul, mais le lourd silence qui s'ensuivit fut pire encore. Jeremy avait beau être en colère, elle souffrait intérieurement pour lui. Elle savait qu'au fond il était bon et compatissant, mais tant qu'il ne se verrait pas lui-même sous cet angle, il serait à jamais prisonnier d'un cercle vicieux consistant à chercher le bonheur de la mauvaise manière. Et la dernière chose dont Bernie avait besoin était de s'y enfermer avec lui.

— Je sais que, à cause de ce que tu as traversé, le mariage ne signifie rien pour toi, reprit-elle, mais c'est essentiel pour moi. Étant donné ma situation, j'ai sûrement plus de chances d'être frappée par la foudre que de trouver un autre homme qui voudra m'épouser. Pourtant, sache que, si ça arrive, je ne ferai pas semblant. Je choisirai un homme bien, gentil, fiable et qui m'aimera pour la vie. Voilà quand je me marierai, Jeremy. Pas avant. (Elle ramassa son sac sur la table et partit vers la porte de derrière, mais elle s'arrêta et fit volte-face.) Tu veux que je te dise un truc marrant ? demanda-t-elle à travers ses larmes. (Il se retourna lentement vers elle.) Cet homme que je cherche ; celui qui m'aimera pour la vie…

— Quoi ?

Bernie marqua une pause, le temps que l'émotion cesse de l'étrangler.

— Je pensais que c'était peut-être toi.

Elle examina le visage de Jeremy pour déceler rien qu'une infime faille dans la façade derrière laquelle il se cachait, mais elle ne trouva qu'un déni stoïque.

— Eh bien, répondit-il d'une voix empreinte de sarcasme, il faut croire que tu ne me connais pas aussi bien que tu crois.

Bernie cligna des yeux tandis que les larmes coulaient sur ses joues.

— Ouais. Il faut croire. Au revoir, Jeremy.

— Les bébés…

— Je te tiendrai au courant.

Sur ce, elle ouvrit la porte, sortit de la maison et fila vers sa voiture. Elle réussit presque à arriver avant de se mettre à pleurer si fort que ses larmes l'aveuglèrent au point de gêner sa conduite. Elle prit un mouchoir sur son tableau de bord pour se tamponner les yeux, et elle continua à rouler, pressée de s'éloigner le plus possible.

Max avait raison. Jeremy avait le pouvoir de lui en faire voir de toutes les couleurs, et il venait de l'utiliser.

Depuis la fenêtre, Jeremy regarda la voiture de Bernie disparaître au bout du chemin. Bientôt, il ne vit plus que ses phares arrière, de plus en plus petits, puis la nuit finit par les absorber totalement. Il resta un long moment derrière la vitre, avec un tel sentiment de solitude qu'il avait du mal à respirer. Une sensation de vide lui tenaillait le ventre. Le silence de la maison planait sur lui. Désormais, il n'entendait plus que le « tic-tac » incessant de l'horloge du coin petit déjeuner, ainsi que son pouls qui battait dans ses oreilles.

Il ne comprenait pas. Ça le dépassait complètement. N'importe quelle femme se serait considérée comme la plus chanceuse du monde face à sa demande, mais Bernie réagissait comme s'il avait fait quelque chose de mal en lui offrant la lune et quelques lointaines galaxies en prime.

Il s'empressa d'allumer la musique sur sa station iPod de la cuisine, puis il fila dans le salon, où il mit le son de la télévision au maximum. Tout sauf ce satané silence. Ensuite, il s'installa sur le canapé et se prit la tête entre les mains tandis que la musique et les voix des présentateurs du journal tambourinaient dans son crâne.

Son désespoir se mua progressivement en une colère noire. Il se leva, se rendit au bar et se servit un verre, qu'il avala cul sec. Avant que la brûlure ait disparu de sa gorge, il s'en versa un autre, mais il finit par reposer violemment la bouteille et par jeter son verre à travers la pièce. Celui-ci éclata en une nuée d'échardes et d'alcool.

Le souffle court et rauque, Jeremy agrippa le rebord du bar et baissa la tête.

Elle m'a laissé tomber. Je lui ai offert tout ce que je possède, mais elle m'a plaqué. Qu'est-ce que je suis censé faire, maintenant ?

Il avait travaillé comme un fou pour en arriver là, pour bénéficier du style de vie dont la plupart des hommes ne pouvaient que rêver. Pourtant, Bernie se comportait comme si ce n'était pas suffisant, et il avait eu envie de la prendre dans ses bras, de la serrer fort et de lui expliquer qu'il ne voulait que ce qu'il y avait de mieux pour eux. Il voulait la garder près de lui jusqu'à ce qu'elle accepte tout ce qu'il lui offrait.

Au lieu de cela, il l'avait repoussée.

Jeremy sentit un frisson de désespoir s'insinuer jusque dans son cœur.

Bon sang ! Qu'est-ce que j'ai fait ?

Le cœur battant la chamade, il se rassit sur le divan, rejeta la tête en arrière et ferma les yeux. Il se rappela ce que Bernie lui avait raconté à propos de son père. Pas une seule fois elle n'avait mentionné ce qu'il lui avait donné. Pour elle, leur relation n'était qu'une affaire d'amour, de tolérance et de moments partagés. Jeremy ne lui avait rien proposé de tout cela. Qu'elle refuse son argent aurait dû lui mettre la puce à l'oreille ; comme un énorme feu rouge lui indiquant de s'arrêter et de réfléchir à ce qu'il faisait. Au lieu de cela, il s'était embourbé dans son passé avec l'intime conviction qu'il menait une vie merveilleuse, refusant de remarquer combien elle était en réalité pitoyable.

Il avait construit cette maison parce qu'il en avait les moyens. Elle était devenue la projection de tous les ressentiments accumulés en lui au fil des années, des poings qu'il n'avait pas collés dans la figure de ceux qui le regardaient de haut et qui tentaient de le décourager. Nul ne pouvait passer devant sa propriété sans comprendre l'ampleur de son succès.

Pourtant, à quoi cela lui servait-il s'il ne le partageait avec personne ?

Écœuré, il se redressa et inclina la tête en avant. Il avait proposé à Bernie ce qui représentait pour lui toutes les meilleures raisons du monde pour rester, et elle avait tout rejeté en bloc. Il savait pourquoi : parce qu'elle ne ressemblait pas aux autres femmes qu'il avait connues, qui ne tenaient qu'à l'argent, à sa puissance et à son prestige, et qui auraient accepté de devenir Mme Jeremy Bridges sous n'importe quelles conditions.

C'était précisément pour cette raison qu'il aimait Bernie.

Quand ce constat s'imposa à lui, il eut l'impression d'être frappé par la foudre. Cette vérité planait au-dessus de sa conscience depuis plusieurs semaines, peut-être plus, mais il lui refusait l'entrée. Elle était présente lors des soirées qu'ils avaient passées ensemble sur le canapé, pendant les repas qu'ils avaient partagés dans la cuisine, et dans la chaleur du lit de Bernie quand ils avaient fait l'amour. Comment était-ce possible ? Comment avait-il pu passer autant de temps avec Bernie sans s'apercevoir de ce qu'il ressentait réellement pour elle ?

Bernie avait essayé de lui expliquer ce qu'elle attendait d'un homme, et cela ne comprenait ni le pouvoir, ni l'argent, ni le prestige.

« Je choisirai un homme bien, gentil, fiable et qui m'aimera pour la vie… »

Après ce qu'il venait de faire, il se sentait loin de ces notions, mais il tenterait de s'en approcher chaque jour du reste de sa vie. D'une manière ou d'une autre, il devait dire à Bernie qu'il l'aimait car, sans elle auprès de lui, sa vie ne vaudrait pas la peine d'être vécue.

Mon Dieu, je vous en prie, dites-moi que je ne l'ai pas perdue pour toujours.

Soudain, il entendit une sirène. Il crut un instant que cela venait de dehors, puis il se rendit compte que c'était le son de la télévision. À l'écran, il vit des flammes, des véhicules d'urgence et, devant, un journaliste criant dans un micro par-dessus le vacarme.

Puis une adresse apparut au bas de l'image et le cœur de Jeremy bondit dans sa poitrine.

Non. Impossible.

Il regarda plus attentivement.

Si.

Il se leva du canapé, courut dans la cuisine, attrapa ses clés et sortit à toute vitesse.

En quelques minutes, Bernie arriva devant chez elle. Quand elle sortit de sa voiture, elle avait tellement mal aux pieds qu'elle crut devoir les amputer. Maudites chaussures ! Songeant à son immense bien-être quelques heures plus tôt et au malaise qu'elle éprouvait désormais, elle se dit qu'elle n'arrêterait jamais de pleurer. Depuis le début, elle savait que cette histoire risquait de mal finir, mais elle ne s'attendait pas à un tel dénouement ; que Jeremy la demande en mariage et que cela s'avère plus odieux que tout ce qu'il avait jamais commis. Il lui offrait monts et merveilles, mais pas l'unique chose dont elle avait besoin. S'apercevoir qu'il était incapable de lui donner ça brisait le cœur de Bernie.

Elle entra dans son appartement. Elle n'avait toujours pas l'habitude de vivre dans un si bel endroit et, dorénavant, elle savait que chaque instant passé ici lui rappellerait Jeremy. Avec les événements de la soirée, tous ses sentiments pour lui auraient dû s'évanouir mais, pour l'instant, le chagrin dû à leur séparation était encore trop frais, et sa blessure à vif.

Pour couronner le tout, elle ne pouvait pas couper les ponts et aller de l'avant. Il était le père de ses enfants, donc il ferait toujours partie de sa vie. Le seul espoir de Bernie résidait dans l'idée qu'un jour elle puisse le voir sans souffrir et sans imaginer la tournure que leur vie aurait pu prendre.

Comme elle envoyait valser ses chaussures et s'effondrait sur le canapé, son téléphone sonna. Elle se releva pour aller le chercher dans son sac à main et, voyant le nom du correspondant, elle poussa un grognement.

Sa mère. La dernière personne à qui Bernie avait envie de parler en cet instant. Son esprit imagina immédiatement la conversation qu'elles allaient devoir tenir à propos de Jeremy, au cours de laquelle elle apprendrait à Eleanor que l'homme qu'elle croyait incapable de mal agir venait de commettre une erreur si blessante que sa fille ne pourrait plus jamais le fréquenter.

Certes, cette discussion aurait lieu, mais pas ce soir. Bernie attendrait le lendemain pour parler de Jeremy, quand elle maîtriserait de nouveau ses émotions et que son cœur aurait cessé de saigner.

Elle décrocha.

— Salut maman. Ça va ?

— Bernadette ? dit sa mère d'une voix tremblante. Tu… tu es là ?

Une vague de panique submergea Bernie.

— Maman ? Qu'est-ce qui se passe ?

— Il y a le feu, annonça-t-elle. Ma maison est en feu.

— Le feu ? répéta Bernie en redescendant brusquement sur terre. Maman, tu es sortie de chez toi ?

— Oui, je suis dehors. Les pompiers sont là, mais ça brûle toujours. Ma maison brûle. Je t'en prie, Bernie, tu veux bien venir ? S'il te plaît ?

Chapitre 30

Bernie enfila un jean et un tee-shirt avant de sauter dans sa voiture. Quand elle arriva chez sa mère, les pompiers avaient éteint l'incendie, mais la fumée s'échappait toujours par la porte d'entrée et quelques fenêtres cassées. Un camion rouge, une ambulance et plusieurs véhicules de police étaient garés devant la maison, ainsi que deux vans de journalistes locaux. Bernie dut donc laisser sa voiture en bas de la rue et finir à pied. Comme elle s'approchait de chez sa mère, l'odeur âcre de la fumée lui emplit les poumons.

Elle commença à s'inquiéter quand elle ne trouva pas sa mère au premier coup d'œil, puis elle l'aperçut dans le jardin d'à côté, entourée de trois voisins. Quand Eleanor vit Bernie, elle vint à sa rencontre, des larmes ruisselant sur ses joues.

Bernie la prit dans ses bras.

— Maman ! Tu vas bien ?

— Oh ! Bernadette ! Je suis désolée. Excuse-moi !

Bernie la prit par les épaules.

— Quoi ? Pourquoi es-tu désolée ?

— C'est ma faute ! confessa Eleanor. C'est moi qui ai provoqué l'incendie.

— Qu'est-ce que tu veux dire ?

— J'ai mis quelque chose à cuire, mais j'ai dû l'oublier, expliqua-t-elle d'une traite. Ensuite, j'ai senti de la fumée.

Quand je suis retournée dans la cuisine, il y avait le feu. Je ne savais pas comment l'éteindre, alors j'ai pris mon sac et je suis sortie en courant.

— Tu as fait ce qu'il fallait. Le plus important, c'est que tu sois saine et sauve.

— Mais qu'est-ce que je vais faire, maintenant ? Ma maison ! Qu'est-ce que je vais faire ?

— Calme-toi, maman. C'est à ça que servent les assurances. Tout se répare.

— Toutes nos photos de famille se trouvaient dans la bibliothèque du salon. Et si elles ont brûlé dans l'incendie ?

— Nous ne saurons pas ce qui a été endommagé avant un ou deux jours. On s'en occupera à ce moment-là, d'accord ?

— Je n'ai nulle part où aller, se plaignit Eleanor.

— Tu vas venir chez moi en attendant que les dégâts soient réparés.

Tandis qu'elle rassurait sa mère, Bernie eut un horrible pressentiment : elle avait cru qu'Eleanor serait encore en sécurité dans sa propre maison pendant quelque temps, mais si elle ne pouvait pas allumer la cuisinière sans déclencher un incendie, comment pourrait-elle vivre seule ?

Et si elle est incapable de vivre seule, qu'est-ce que je suis censée faire, bon sang ? Merde ! Ce n'était pas censé arriver aussi vite !

Le poids de ses responsabilités l'écrasa. S'il fallait que Bernie travaille, elle devrait trouver quelqu'un pour s'occuper de sa mère en journée. Où trouverait-elle les moyens de payer cette personne ?

Tout d'abord, l'assurance prendrait en charge les réparations de la maison. Ensuite, si Bernie la vendait, elle toucherait un bon pécule, mais le prix d'un aménagement un minimum correct ou d'une aide à domicile absorberait tout cet argent en un rien de temps.

Lorsqu'un pompier au front dégoulinant de sueur s'approcha d'elles, Bernie l'interrogea sur l'ampleur des dégâts.

— En fait, ce n'est pas si grave, répondit-il. On est arrivés tôt et le feu est resté circonscrit à l'avant de la maison. Les dommages viennent surtout de l'eau et de la fumée. (Il reporta son attention sur Eleanor.) Cela dit, vous ne devriez pas rester ici pour l'instant. Avez-vous un endroit où dormir cette nuit ?

— Oui. C'est ma fille. Je peux aller chez elle.

— Bon. Vous ne pouvez rien faire de plus ce soir. N'hésitez pas à aller vous reposer chez votre fille dès que vous voudrez.

Quand le pompier s'éloigna, Eleanor se tourna vers Bernie.

— Bernadette ? Où est Jeremy ?

Le simple fait d'entendre ce nom la rendait malade. Elle pressentait que sa mère lui poserait cette question à laquelle elle n'avait pas de bonne réponse. Au moment où elle s'apprêtait à inventer quelque chose, Eleanor scruta les environs et son visage afficha un air soulagé.

— Ah ! Dieu merci ! Il est là !

Bernie pivota et constata avec stupeur que Jeremy traversait le jardin à grands pas dans leur direction. Il portait toujours son pantalon de smoking et sa chemise et, même de loin, elle le trouvait tellement beau qu'elle en eut le souffle coupé. Elle posa sa main sur sa poitrine pour essayer de calmer son cœur, qui battait à tout rompre.

— Il faut que je lui parle, annonça-t-elle à sa mère. Tu veux bien rester avec les voisins un instant ?

Eleanor hocha la tête et Bernie se tourna vers Bridges. Elle ignorait la raison de sa présence, comment il avait su ce qui se passait et ce qu'il allait lui dire. Elle avança d'abord d'un pas hésitant, contrairement à lui et ses grandes enjambées décidées. Plus elle se rapprochait, plus son cœur se serrait. Comme les ombres masquaient le visage de Jeremy, Bernie ne le vit clairement que lorsqu'elle fut plus près de lui. Il ne portait plus aucune trace de l'air cynique qu'il affichait quand elle était sortie de chez lui ; ses traits trahissaient désormais une profonde inquiétude qui toucha Bernie en plein cœur.

Les tourbillons de suie et de cendre semblèrent chasser le souvenir des mots blessants qu'ils avaient échangés et, alors que plusieurs pas les séparaient encore, il tendit les bras vers elle. Bernie arrêta de marcher.

Elle se mit à courir.

Quand elle tomba enfin contre lui, il la serra dans ses bras et Bernie ne pensa plus à autre chose que « Il est là ! Dieu merci ! Il est là. »

— J'ai vu les infos à la télé, expliqua Jeremy. Je suis venu aussi vite que j'ai pu. Est-ce que ta mère va bien ?

— Elle est un peu chamboulée, mais elle va bien.

— Qu'est-ce qu'il s'est passé ?

— Oh ! Jeremy… c'est horrible…

Il la relâcha et la prit par les épaules.

— Raconte.

Bernie eut l'impression de s'enliser dans des sables mouvants où le poids de chaque parole l'entraînait davantage vers le fond.

— C'est elle qui a déclenché l'incendie.

— Quoi ?

— Elle a laissé quelque chose sur la cuisinière et l'a oublié. Quand elle est retournée dans la cuisine, il y avait le feu. Elle a oublié. Elle a oublié qu'elle avait mis quelque chose à cuire. Elle aurait pu se faire tuer. Si elle était allée se coucher sans rien remarquer…

Bernie s'étrangla. Elle porta sa main à sa bouche, ferma les yeux et elle serra les dents pour réprimer les larmes qu'elle sentait monter en elle.

— Du calme, ma chérie. Ça va aller.

— Non ! C'est ma faute ! J'aurais dû savoir que sa mémoire était trop fragile, mais avec tout ce qui s'est passé, je n'ai pas fait suffisamment attention. Je ne peux pas rester avec elle, parce que je dois travailler, mais je ne peux pas me permettre de payer une aide à domicile. En tout cas, pas longtemps. Et puis les bébés vont naître, et…

— Bernie, écoute-moi. Je vais m'occuper de tout, d'accord ? De tout. Je ferai en sorte que tu n'aies plus jamais à t'inquiéter de rien de toute ta vie. Tu comprends ?

— Pour l'instant, tu es tout ce qu'il me faut, lui confia-t-elle. Rien que toi.

Il l'attira de nouveau contre lui, l'enveloppant de cette chaleur et de ce sentiment de sécurité dont elle avait besoin par-dessus tout.

— Je suis là, ma chérie, susurra-t-il contre sa joue. Je serai toujours là pour toi.

Jeremy insista pour ramener Bernie et sa mère chez lui pour la nuit, prétendant qu'elles s'y trouveraient plus à leur aise toutes les deux. Bernie ne protesta pas. Pour elle, la maison de Jeremy était désormais synonyme de confort, de détente et de contentement – exactement ce qu'il lui fallait cette nuit. Mme Spencer les accueillit et leur annonça que la suite pour les invités était prête : draps propres, tasses de thé et vêtements de nuit pour Eleanor et Bernie. Cette dernière envoya sa mère à l'étage avec la gouvernante en promettant de la rejoindre plus tard.

Tandis qu'elles disparaissaient en haut de l'escalier, Jeremy prit la main de Bernie pour l'attirer dans le salon, où il s'assit sur le canapé en la prenant dans ses bras.

Elle appuya la tête sur son torse, bercée par les battements de son cœur.

— Comment vont les petits avec toute cette fatigue ? s'enquit-il en posant la main sur son ventre.

— Ils sont plutôt calmes. Je pense qu'ils dorment.

Un long silence tomba entre eux.

— Je suis désolé, s'excusa-t-il doucement. Vraiment.

— Je sais.

— Non. Il faut que je le dise. Tu avais raison pour tout. Je me suis lancé à la poursuite de choses qui ne feront jamais mon bonheur. Mais c'est fini. J'ai découvert ce qui me rendait vraiment heureux, et ça ne rapporte pas un rond. (La voix chargée d'émotion, il marqua une pause.) C'est toi, Bernie.

À ces mots, celle-ci sentit un frisson lui parcourir l'échine : elle prenait conscience, avec le plus grand étonnement, qu'elle était là, avec lui, à l'écouter lui dire ces choses, malgré tout ce qui s'était passé. Lentement, elle se redressa et se tourna pour le regarder dans les yeux et vérifier qu'ils reflétaient la sincérité de sa déclaration.

Ils brillaient de larmes.

— Je suis vraiment désolé pour ce soir, répéta-t-il. Pour ce que je t'ai dit. Tu as tout pour toi. Tu ne le sais pas, mais c'est vrai. J'avais tellement peur de te perdre que j'ai réagi bêtement et que je t'ai repoussée. Ça ne se reproduira jamais. Tu me crois ?

Son sérieux la fit frémir.

— Oui.

— Tu m'as dit que tu cherchais un homme bien, gentil, fiable et qui t'aimeras pour la vie. Je veux être cet homme. (Il prit le visage de Bernie entre ses mains, ses pouces lui caressant les joues, et la regarda comme si rien n'existait de plus précieux sur terre.) Je t'aime, Bernie. Et toi, est-ce que tu m'aimes ?

La réponse était tellement évidente que Bernie fut surprise qu'il pose la question. Oui, elle l'aimait. Pas pour sa beauté, même si elle manquait défaillir dès qu'elle posait les yeux sur lui. Ni pour son intelligence ; le monde était truffé d'hommes intelligents mais incapables d'affoler son cœur par de simples paroles. Et certainement pas pour son argent, car il pourrait bien être fauché comme les blés, elle l'aimerait toujours.

Il représentait tellement plus que toutes ces choses.

Il avait volé au secours de sa mère au supermarché. Il avait remis son cousin sur la bonne voie pour la première fois dans la vie d'adulte de celui-ci, de sorte que Bernie pouvait arrêter de s'inquiéter pour lui. Il avait recherché des positions sur Internet pour lui procurer du plaisir en lui faisant l'amour.

Il était venu ce soir et lui avait dit qu'il serait toujours là pour elle.

— Oui, répondit-elle. Oh, oui ! Je t'aime !

— Je veux t'épouser.

Elle se redressa avec surprise.

Il veut m'épouser ?

— Ne t'inquiète pas, la rassura-t-il. Ce n'est plus comme tout à l'heure. Je parle d'un vrai mariage. (Abasourdie, Bernie en restait sans voix.) Je parle de t'aimer, de t'honorer, de te chérir, jusqu'à ce que la mort nous sépare. Tout ça. (Elle était toujours bouche bée.) Et pas de contrat. Les contrats de mariage sont pour les gens qui prévoient de divorcer. Bernie, je possède énormément de choses, mais je n'ai jamais eu personne avec qui les partager. À partir de maintenant, ce qui est à moi est à toi.

Bernie déglutit pour essayer de parler, mais sa voix l'avait complètement abandonnée.

— Mademoiselle Hogan ? (Celle-ci leva les yeux et vit Mme Spencer dans l'encadrement de la porte.) Votre mère vous demande.

— J'arrive tout de suite.

— Je sais que ça fait beaucoup d'un coup, donc ne dis rien pour l'instant, déclara Jeremy. On en reparlera demain. Viens, je t'accompagne.

Il l'aida à sortir du canapé et la conduisit à l'étage. En arrivant devant la porte de la suite, il glissa ses doigts dans les cheveux de Bernie, la paume sur sa nuque, et lui déposa un tendre baiser sur le front. Elle ferma les yeux pour savourer la chaleur de ses lèvres et la douce pression de sa main.

— Bonne nuit, murmura Jeremy.

Pendant qu'il disparaissait dans le couloir, Bernie baissa de nouveau les paupières et se toucha le front, là où il venait de l'embrasser. Une telle vague d'amour la submergea qu'elle crut tomber dans les pommes. Puis elle posa ses doigts sur ses lèvres.

Il est encore mieux que tu ne le pensais. Beaucoup mieux.

Quand les battements de son cœur retrouvèrent un rythme normal, elle ouvrit la porte et entra dans le salon de la suite, puis dans la chambre, où elle trouva sa mère étendue sur le lit, en pyjama, une tasse de thé à la main.

— Mme Spencer est une femme charmante, déclara Eleanor.

— Oui, elle est adorable, confirma Bernie en souriant.

— Elle a quatre petits-enfants, tu sais.

— Oui, je sais.

— Elle est enchantée à l'idée que vous ayez des jumeaux. D'après elle, Jeremy aussi.

— C'est vrai.

— Tu as l'air fatiguée, ma chérie. Il faut que tu te reposes.

— Je sais. Je vais me changer.

Bernie alla chercher une nuisette vert émeraude dans le dressing, puis elle s'enferma dans la salle de bains pour l'enfiler. Quand elle revint dans la chambre, sa mère porta une main à sa poitrine et poussa un soupir de ravissement.

— Oh ! Bernadette, cette nuisette te va à ravir.

— Merci, maman.

— Je suis tellement contente qu'elles te plaisent ! Être enceinte ne signifie pas qu'on ne peut pas être jolie.

Bernie ne put s'empêcher de sourire en allant s'asseoir sur le lit, à côté de sa mère.

— Sacrée nuit, hein ?

— Oui, mais Jeremy a été merveilleux. Il t'aime énormément, non ?

— Oui, maman, confirma Bernie avant de marquer une pause. Il veut même m'épouser.

Eleanor en resta bouche bée.

— T'épouser ?

— Oui. Il a fait sa demande ce soir. Qu'est-ce que tu en penses ? Je dois accepter ?

Bernie discerna presque le tremblement de retenue de sa mère.

— Eh bien… je ne sais pas. Tu as toujours su ce que tu voulais, Bernadette. Je n'aurai pas la prétention de m'immiscer dans une décision aussi importante.

— D'accord.

— Mais tu devrais peut-être te poser quelques questions, s'empressa-t-elle d'ajouter.

— Comme quoi ?

— Eh bien… par exemple, est-ce que tu l'aimes ?

— Oui, répondit Bernie en souriant tendrement.

— Penses-tu qu'il fera un bon mari ?

— Le meilleur.

— Un bon père ?

— Absolument.

— Bon ! Voilà de très bons points, non ? Je suis sûre que tu en tiendras compte quand tu…

— Je vais l'épouser, maman.

À cet instant, la retenue d'Eleanor s'envola. Elle jeta ses bras autour du cou de sa fille et la serra fort en se balançant d'avant en arrière, rayonnante de joie et d'entrain.

— Je savais que ça arriverait ! s'écria-t-elle. Je le savais ! J'étais sûre que vous finiriez par former une famille.

Bernie ne pouvait pas en dire autant, mais elle ne s'en réjouissait pas moins.

— Est-ce que vous vivrez ici ? l'interrogea sa mère.

— Oui, sûrement.

— Ça alors ! s'exclama Eleanor. On dirait un conte de fées !

En effet, Bernie pensait ne pas croire aux histoires pour enfants, mais elle avait changé d'avis sur pas mal de choses depuis deux mois, et tout cela s'était avéré bénéfique.

Sa mère passa encore un bon moment à discourir sur les robes, les fleurs, la musique et tout ce qui avait trait au mariage. Bernie l'écouta consciencieusement, mais un bâillement finit par lui échapper.

— Mince ! Je n'arrête pas de te parler alors que tu devrais dormir. Tu as l'air exténuée. Viens te coucher, l'invita-t-elle en lissant les draps du plat de la main. Dieu sait que ce lit pourrait accueillir une famille de quatre personnes.

— Je crois que je vais aller dormir avec Jeremy.

Eleanor se renfrogna un instant, un mince voile d'inquiétude sur le visage ; puis elle haussa les épaules.

— Bon, étant donné les circonstances, j'imagine qu'il serait idiot d'attendre le mariage pour passer la nuit ensemble.

— En effet.

— Et ne t'en fais pas pour moi, Bernadette. Je n'ai pas l'intention de descendre cuisiner de sitôt.

— Je ne veux pas que tu t'inquiètes pour ce qui s'est passé ce soir, maman. Jeremy s'occupera de tout.

— Je sais, répondit sa mère avec un hochement de tête.

Bernie n'aurait jamais cru qu'il lui plairait autant de dire cette phrase et de savoir que l'homme en question ferait tout pour les aimer et les protéger.

— Maintenant vas-y, l'encouragea Eleanor avec un signe de la main. J'ai deux mots à dire au bon Dieu. (Elle réfléchit un instant.) Non, un seul, en fait.

— Ah ? Et lequel ?

— Merci, répondit sa mère, les yeux brillants de larmes.

— Bonne nuit, maman, lui souhaita Bernie en souriant.

— Bonne nuit, Bernadette.

Bernie sortit et parcourut la longue distance qui la séparait de la chambre de Jeremy. Devant la porte, elle prit une profonde inspiration avant de toquer.

Quelques instants après, Jeremy ouvrit. Il portait toujours son pantalon de costume, mais avait retiré sa chemise. Bernie le trouva si attirant qu'elle se retint de justesse de bondir dans la chambre en arrachant le reste de ses vêtements. Il la toisa de la tête aux pieds, un sourire malicieux se dessinant sur ses lèvres.

— J'avais raison, dit-il. La couleur de cette nuisette est faite pour toi.

— N'est-ce pas ?

— Et pour ma demande ? avança-t-il. Dois-je prendre ça pour un « oui » ?

— Oui, confirma-t-elle. Tu peux prendre ça pour un « oui ».

Il la prit par le poignet, l'attira dans sa chambre et referma la porte. Avant le lever du jour, à l'aide de mots doux, de ses mains délicates et de ses yeux aimants, il lui dit cent fois combien il l'aimait. Quand Bernie se réveilla blottie dans ses bras le lendemain matin, elle sut qu'elle était chez elle.

Chapitre 31

— Si tu envisages une seule seconde de me toucher encore, je jure que je t'étripe !

Sans prêter attention à Bernie, Jeremy lui reprit la main et retint un cri de douleur quand elle lui planta ses ongles dans la peau. N'était-ce pas justement le rôle d'un coach ? Toutefois, il ne comprenait pas pourquoi on appelait cela un « coach » alors que personne n'écoutait le moindre mot sortant de sa bouche.

— Tu as toujours été grande gueule, dit-il en souriant à Bernie.

— Je ne plaisante pas, Jeremy. C'est ta faute. C'est toi qui as commencé. La prochaine fois que tu voudras coucher avec moi… Oh, putain !

— Pense aux projections, lui rappela-t-il. Imagine-toi dans un beau jardin de campagne en train de cueillir des roses…

— Mais tais-toi ! Cette Crystal n'était qu'une hippie farfelue. Elle cueillerait des fleurs, elle, si elle avait une saloperie de nœud à la place de l'utérus ?

Jeremy l'aida à surmonter une nouvelle contraction en respirant, puis la douleur s'atténua. À peine. À ce stade, elles se chevauchaient presque.

— Oh mon Dieu ! Jeremy ! s'écria-t-elle d'un air inquiet en hoquetant légèrement. Je crois que je ne vais pas y arriver. Tu es sûr que tout va bien ?

— Tiens bon, mon cœur, l'encouragea-t-il en lui caressant les cheveux pour l'embrasser sur le front. Tout se passe exactement comme il faut. Nos bébés seront bientôt là.

— Je sais. On va avoir des bébés. Deux bébés.

— Tout à fait.

— Ça fait cent pour cent de bébés de plus que la moyenne.

— Exact.

— Un chacun. Comme un Twix.

— Mais on pourra échanger, ajouta-t-il en souriant.

Bernie fronça les sourcils.

— Mais ils ne peuvent pas arriver maintenant. Je ne suis pas prête à être mère.

— Bien sûr que si. Tu seras la meilleure maman du monde.

— Non, contredit-elle, le souffle court. Quand ils seront sortis, je les remettrai dedans.

— Tu es sûre de vouloir faire ça ? demanda-t-il, amusé.

— Oui, mais ne t'inquiète pas. Ça ne durera pas éternellement. Juste le temps que je me sente prête. Un an ou deux. Ou peut-être vingt.

Jeremy lui serra la main.

— Mais je serai là pour t'aider, ma chérie. On y arrivera ensemble.

Elle respira profondément, souriant même un peu.

— Ah oui ! Ensemble, ça ira.

Jeremy n'aurait jamais cru pouvoir aimer autant une personne.

Un mois plus tôt, dans la fraîcheur d'un samedi après-midi, ils s'étaient mariés au temple de l'église baptiste de Sunnyside. Bernie avait choisi Teresa pour témoin tandis que Phil assurait ce rôle pour Jeremy. Eleanor avait pleuré toute la journée sans discontinuer. Jeremy avait engagé le meilleur photographe de la ville et s'était assuré que sa belle-mère obtiendrait toutes les photos qu'elle voudrait montrer à sa famille, à ses amis, aux dames de l'église, au facteur, à la caissière du supermarché et à la pauvre femme qui promenait son chien sans rien demander à personne.

Depuis sa première nuit dans la chambre d'amis de Jeremy, Eleanor n'était plus repartie. Elle avait d'abord hésité à accepter son invitation, prétendant que l'endroit était beaucoup trop luxueux pour une personne aussi ordinaire qu'elle. Et puis, elle n'avait pas tardé à se sentir chez elle dans le lit moelleux, à s'extasier sur les bienfaits du jacuzzi sur son arthrite, et à prendre son thé tous les matins sur le balcon. À ses heures perdues, elle bavardait longuement avec Mme Spencer et, ensemble, elles établissaient un programme précis de tout ce qu'elles mettraient en œuvre pour gâter les jumeaux dès leur arrivée dans le monde. Jeremy avait tenu à ce qu'Eleanor accepte de ne jamais abandonner le confort de son nouveau foyer le jour où elle aurait davantage besoin d'aide.

Bernie supervisait toujours les travaux de Creekwood, qui étaient sur le point de s'achever quand les contractions avaient commencé, trois semaines avant le terme. Les résidents étaient ravis de vivre dans un endroit aussi charmant. D'après eux, leur propriétaire était le type le plus fantastique de la planète, et Jeremy n'aurait jamais cru éprouver autant de plaisir à incarner ce personnage.

La vie était belle, et elle s'apprêtait à le devenir encore davantage.

Bernie essuya une nouvelle contraction, puis une autre. Elle jurait qu'elle n'y arriverait pas, mais Jeremy lui tenait la main et l'encourageait à respirer avec lui. Une demi-heure après, leurs bébés venaient au monde – un garçon et une fille – et, d'un seul coup, Jeremy se retrouva membre d'une famille qu'il n'aurait jamais imaginée.

Et son amour pour eux n'aurait pu être plus grand.

Une heure plus tard, Bernie se reposait dans son lit d'hôpital, à la fois épuisée et extatique. Assis auprès d'elle, Jeremy lui tenait la main avec une expression béate. À côté des couveuses, Eleanor contemplait ses nouveaux petits-enfants.

— Ils sont beaux, les complimenta-t-elle en caressant du bout du pouce la main de l'un des bébés. Je n'arrive pas à croire que je suis vraiment grand-mère.

Bernie, quant à elle, n'en revenait toujours pas de la suite d'événements qui l'avait conduite à ce moment : la nuit avec Jeremy dans la chambre forte, une grossesse imprévue, l'insistance de Jeremy pour rester dans sa vie quoi qu'il arrive, deux personnes diamétralement opposées tombant amoureuses et s'apercevant qu'elles n'étaient finalement pas si différentes.

La mère de Bernie avait raison : c'était une bénédiction.

— Et pour leurs noms ? s'enquit Eleanor. Vous êtes-vous décidés ?

— Notre fils s'appelle Jeremy junior, annonça Jeremy.

Bernie leva les yeux au ciel.

— Cette discussion est close depuis des semaines. Il adore l'idée d'avoir un « mini-moi », expliqua-t-elle en soupirant. Deux comme lui dans la même maison. Tu te rends compte ?

Du bout du doigt, Eleanor caressa le visage de l'autre bébé.

— Et cette petite fille-là, rappela-t-elle à Bernie. Comment avez-vous choisi de l'appeler ?

— Malheureusement, c'est encore en discussion, répondit Bernie en regardant Jeremy.

— Non, contredit celui-ci.

— Jeremy…, commença Bernie en fermant les yeux.

— C'est moi qui choisis son nom.

Bernie reporta son attention sur sa mère.

— Il n'arrête pas de me sortir des noms bizarres, mais ne t'inquiète pas, il croit qu'il aura le dernier mot, mais j'ai toujours un droit de veto. Si c'est un truc horrible…

— Elle s'appelle Eleanor.

Bernie se figea. Lentement, elle pivota vers Jeremy, qui, tout d'un coup, devint flou à cause des larmes qui lui brouillaient la vue.

— Vous l'appelez comme moi ? demanda la nouvelle grand-mère.

— Si ça vous va, déclara Jeremy. On l'appellera peut-être Ellie, pour aller plus vite.

— C'est comme ça qu'on m'appelait quand j'étais petite, leur confia Eleanor avant de fondre en larmes.

Bernie tira Jeremy vers elle et le serra dans ses bras.

— Je t'aime, murmura-t-elle dans son oreille. Je t'aime tellement.

Il lui rendit son câlin et lui caressant les cheveux et en lui disant tout bas qu'il l'aimait aussi. Quand elle le lâcha enfin, il prit la petite Ellie dans ses bras. Le voyant observer sa fille et l'embrasser délicatement sur le front, Bernie crut mourir d'amour pour lui. Eleanor s'assit sur une chaise et Jeremy lui donna le bébé, qu'elle tint comme s'il s'agissait de la chose la plus précieuse au monde. Ensuite, il alla chercher Jeremy junior en lui offrant un sourire digne du fier papa qu'il était ; un papa qui serait là pour ses enfants chaque jour de leur vie, Bernie en avait la certitude.

Alors, il confia le bébé à sa mère. Tandis que Bernie le berçait, le petit cligna des yeux plusieurs fois, ses paupières s'alourdirent, puis il fourra son poing dans sa bouche et s'endormit.

— Eh bien ! Une chose est sûre : il ne tient pas de son père, plaisanta Bernie. Il ne réclame rien.

— Laisse-lui du temps. Tu trouveras bien assez tôt qu'il est le fils de son père.

Jeremy s'installa à côté d'eux et posa la main sur les langes du bébé.

— Ma famille, dit-il tendrement avant de déposer un baiser sur la joue de Bernie.

Celle-ci n'en revenait pas. Et dire qu'à une époque son seul objectif était de l'écarter de sa vie ! Désormais, elle n'imaginait plus passer un jour sans lui. Finalement, il incarnait tout ce dont elle rêvait depuis toujours : un homme bien, gentil, fiable et qui l'aimerait pour la vie.

CENTRAL PARK

DÉCOUVREZ AUSSI DANS LA MÊME COLLECTION :

Chez votre libraire

Jill Shalvis Lucky Harbor : *Tendrement*

13 juillet 2012

Joan Reeves *Mariés à tout prix*

Jill Shalvis Lucky Harbor : *Éperdument*